# MANUAL JOSLIN PARA LA DIABETES

## UN PROGRAMA PARA EL MANEJO
## DE SU TRATAMIENTO

DR. RICHARD S. BEASER,
con la colaboración de Joan V. C. Hill
y el Comité de Educación de Joslin

Traducción: Adriana Hierro de Campos

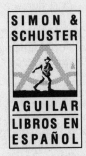

**SIMON &
SCHUSTER**

**AGUILAR
LIBROS EN
ESPAÑOL**

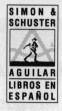

SIMON & SCHUSTER
Rockefeller Center
1230 Avenue of the Americas
New York, NY 10020

Impreso en los Estados Unidos de América

3  5  7  9  10  8  6  4

Datos de catalogación de la Biblioteca del Congreso:
puede solicitarse informacion

ISBN 0-684-82387-X

En virtud de la naturaleza compleja, individual y específica de los problemas de
salud, este libro no pretende sustituir la consulta médica. Tanto los autores
como la casa editora se deslindan de cualquier responsabilidad de riesgo, pérdida
o daño personal ocurrido como consecuencia, directa o indirecta, del uso o aplicación de cualquiera de los contenidos del libro. Si usted está en tratamiento médico, su doctor deberá guiarlo acerca del contenido de este libro.

Los autores agradecen cumplidamente el permiso para usar los siguientes materiales:
*The Restaurant Companion,* © 1995 Hope Warshaw, Surrey Books
*Outsmarting Diabetes,* Richard Beaser, Chronimed, Inc, 1994;
*Joslin Diabetes Manual,* 12th edition, © Lea & Febiger, 1989.

## MANUAL JOSLIN PARA LA DIABETES
Título original en inglés:
*The Joslin Guide to Diabetes*

# ÍNDICE

# AGRADECIMIENTOS

La preparación de un libro como éste representa un trabajo de equipo verdaderamente monumental que requiere la ayuda de diferentes tipos de especialistas. A medida que escribíamos este libro y debíamos decidir qué poner en blanco y negro sobre cómo tratar un aspecto específico de la diabetes, tomamos conciencia de que la medicina es un arte imperfecto y también una ciencia exacta.

Agradecemos a todos los integrantes del personal de Joslin —actuales y pasados— que nos ayudaron a preparar, revisar y analizar el contenido de este libro. Incluimos a los miembros actuales del Comité de Educación Joslin, que nos brindaron sus conocimientos y experiencia al revisar varias secciones del libro: Laurinda Poirier, Barbara Anderson, Cynthia Pasquarello, Melinda Maryniuk, Joy Kistler.

En la revisión de otros capítulos participaron las siguientes personas: Sue Ghiloni, John Hare, Florence Brown, Julie Goodwin, Carol Jensen, Annette Alderman, Jerry Cavallerano y Beverly Halford. La ayuda de Donna Richardson en la preparación de los dos primeros borradores de este libro fue muy valiosa, así como de Chris Aho, quien trabajó árduamente para ayudarnos a reunir nuestros puntos de vista. Cuando finalmente llegó el momento de llevar el libro a la imprenta, Ray Moloney, Julie Rafferty y Tom McCullough trabajaron incansablemente corrigiendo las pruebas y revisando los manuscritos para que cumpliéramos con las fechas de entrega y la información fuera clara. Brenetta Ingram proporcionó un importante apoyo secretarial a nuestro proyecto.

A todos los colaboradores antes mencionados, agradecemos que nos hayan permitido ofrecer este libro a las personas con diabetes, para ayudarlas a vivir mejor con esa enfermedad.

Dr. Richard S. Beaser
Joan V.C. Hill, instructora

# INTRODUCCIÓN

**S**i usted es diabético, tiene muchas razones para sentirse confiado y optimista, ya que en los últimos años la ciencia médica ha logrado importantes avances que pueden ayudarle a disfrutar de una vida activa, larga y productiva. Sin embargo, no tome a la ligera su estado de salud porque la diabetes es una enfermedad compleja. A diferencia de muchos padecimientos que pueden curarse por completo con un tratamiento adecuado, la diabetes es incurable. Es una condición que deberá afrontar el resto de su vida. Si usted es diabético, procure estar lo mejor informado posible para tomar decisiones atinadas con respecto a su salud.

Las estadísticas son bastante desalentadoras de por sí. La diabetes es la tercera enfermedad mortal en los Estados Unidos, después de los padecimientos cardiacos y el cáncer, que cobra anualmente cerca de 150,000 vidas en los Estados Unidos y millones más en el resto del mundo. Es la causa principal de ceguera entre los estadounidenses en edad productiva, la primera causa de insuficiencia terminal, de amputación de las extremidades inferiores y un importante factor de riesgo de enfermedades cardiacas e infartos. Además de las complicaciones médicas propias de la diabetes, debemos considerar las repercusiones financieras. La enfermedad cuesta a los contribuyentes estadounidenses más de 92 mil millones de dólares al año por concepto de gastos del sector salud y merma de la productividad. El costo emocional que la enfermedad representa para el paciente, su familia y amigos no puede cuantificarse.

No obstante, hay buenas noticias. El estudio realizado a escala nacional a lo largo de 10 años y finalizado en 1993, conocido como Experimento sobre el Control y las Complicaciones de la Diabetes (DCCT, por sus siglas en inglés), demostró que las personas con diabetes Tipo I podían reducir un 50 por ciento o más el riesgo de desarrollar complicaciones graves a largo plazo manteniendo los niveles de azúcar sanguíneo tan cercanos a lo normal como fuera posible. Muchos médicos e investigadores opinan que los resultados de dicho estudio muestran que cualquier diabético puede eliminar el riesgo de presentar complicaciones manteniendo los niveles de azúcar sanguíneo dentro de los límites normales en la medida de lo posible.

El *Manual Joslin para la Diabetes* se escribió con la idea de reducir el riesgo de convertirse en una estadística más. A medida que usted vaya leyendo esta guía irá aprendiendo el funcionamiento del organismo y qué deficiencias presenta cuando hay diabetes, así como lo que puede hacer para que el cuerpo trabaje normalmente en la medida de lo posible.

La finalidad de este libro es servir como fuente de consulta a los pacientes cuyo cuidado está en manos de un médico y de otros profesionales de la salud. Fue escrito por un equipo de especialistas del Centro de Diabetes Joslin de Boston, Massachusetts, fundado en 1898 por el doctor Elliott P. Joslin, pionero en la investigación y el cuidado de la diabetes. El Centro de Diabetes Joslin es una filial de la Escuela de Medicina de Harvard que durante el siglo pasado dio tratamiento a más de 180,000 enfermos, con gran experiencia en el cuidado de pacientes diabéticos y en la educación sobre el padecimiento. Es una de las instituciones de mayor prestigio en el mundo en el cuidado y la investigación de la diabetes.

## ASPECTOS GENERALES Y CIFRAS

**¿Qué es la diabetes?** Es un trastorno de la forma en que el organismo transforma el alimento en energía. El problema se centra en una sustancia llamada *insulina* y en su producción y utilización en el organismo. La insulina ayuda a transformar en energía el alimento que usted come.

Veamos el proceso completo. La comida digerida entra al torrente sanguíneo en forma de azúcares. Una de las fuentes de azúcar más obvia es el azúcar de mesa. Los alimentos como el pan o la pasta también contienen almidón que se convierte en azúcares en el organismo. Incluso la carne y la margarina que usted le unta al pan contribuyen a la producción del azúcar sanguíneo. Sin embargo, si el azúcar sólo circula por el torrente sanguíneo no le sirve a las células del organismo. Algo hace falta para que las células reciban el mensaje y asimilen el azúcar. Es entonces cuando la insulina aparece en escena; es la "llave" que abre la cerradura de las células para que entre el azúcar. Una vez que el azúcar pasa del torrente sanguíneo, a las células, éstas la aprovechan para obtener la energía necesaria para un funcionamiento normal.

Ahora veamos el escenario sin la estrella principal: la insulina. Sin ella, las células no pueden aprovechar el azúcar en forma normal y, por lo tanto, no obtienen suficiente energía. Por otro lado, el azúcar "regresa" a la sangre; el nivel de azúcar se eleva demasiado y permanece alto casi todo el tiempo. Esta condición se conoce como diabetes.

**Tipos de diabetes.** Se distinguen dos tipos de diabetes, Tipo I y Tipo II, y la diferencia principal entre ambos depende de la capacidad del organismo para producir insulina. Las personas que padecen la diabetes Tipo I, también denominada diabetes *insulinodependiente* o "diabetes juvenil", producen muy poca insulina o nada en absoluto. Si usted padece este tipo de diabetes, su organismo depende para sobrevivir de inyecciones diarias de insulina.

En cambio, las personas que padecen la diabetes Tipo II, también conocida como diabetes no *insulinodependiente*, producen por lo menos algo de insulina en su organismo. El problema de esas personas es que la insulina no trabaja adecuadamente y, por lo tanto, no son capaces de aprovechar el azúcar como es debido. No requieren inyectarse insulina todos los días para sobrevivir y, en muchos casos, pueden controlar la diabetes mediante el ejercicio y la alimentación apropiados. También pueden tomar medicamentos o píldoras para incrementar la cantidad de insulina que produce el organismo o para mejorar su aprovechamiento. Sin embargo, algunas personas con diabetes Tipo II sí necesitan inyectarse insulina a diario para conservar una buena salud, incrementando la pequeña cantidad de insulina natural que produce su organismo. Quizá no precisen insulina para sobrevivir, pero sí para mantenerse saludables.

## ENFERMEDAD ANTIGUA, REMEDIO NUEVOS. 

Más de 120 millones de personas en todo el mundo padecen diabetes. Cerca de 13 millones viven en los Estados Unidos, lo que significa que uno de cada 20 habitantes es diabético. La gravedad y la proliferación de este trastorno ha llevado a los científicos a profundizar sus investigaciones en búsqueda de formas para prevenirla y tratarla. El trabajo de los investigadores de todo el mundo ha generado importantes avances, en particular en el siglo veinte, aunque las descripciones médicas de la diabetes datan por lo menos del año 1500 antes de la Era Cristiana, hace casi 3500 años. Escritos de antiguas culturas de China y Medio Oriente describen los signos clásicos de la diabetes, como la eliminación de grandes volúmenes de orina. Los antiguos griegos nos legaron el nombre de diabetes, que significa "pasar a través". Posteriormente se agregó el vocablo latino *mellitus*, "dulce o amielado", para formar el término médico actual de *diabetes mellitus.*

Pese a que la diabetes es un trastorno que se conoce desde hace miles de años, el tratamiento era muy rudimentario. Hasta hace poco tiempo, el único tratamiento posible era seguir una dieta especial, hacer ejercicio y controlar el peso. Pero en 1921, se pudo obtener una sustancia notable: la insulina. El descubrimiento de la insulina fue un importante avance en la medicina moderna que salvó la vida de millones de diabéticos. (En la Tercera Parte de esta guía, usted aprenderá a hacer uso de la insulina en su programa de tratamiento). Las investigaciones sobre la diabetes continúan avanzando a pasos agigantados. Continuamente se desarrollan nuevos procedimientos para ayudar a las personas a controlar la enfermedad. Por ejemplo, ya es posible que el enfermo compruebe por sí solo el nivel de azúcar en la sangre, uno de los progresos más importantes en el cuidado de la diabetes desde el descubrimiento de la insulina. En vez de depender de la consulta médica para conocer el nivel del azúcar sanguíneo con cierta regularidad, el diabético se vale de un mecanismo de prueba sencillo para llevar un control del nivel del azúcar sanguíneo con la frecuencia necesaria, incluso varias veces al día. Esto significa que puede controlar mejor la diabetes, obtener mayor energía y llevar una forma de vida más libre y flexible.

El buen control de la diabetes trae consigo otras ventajas, ya que mantener los niveles adecuados de azúcar sanguíneo puede prevenir o aminorar la progresión de las complicaciones a largo plazo de la enfermedad, tales como problemas de ojos, nervios, riñones, pies, piel y sistema cardiovascular. Un mayor control reduce los riesgos de desarrollar tales complicaciones.

## CÓMO DESCUBRIR QUE TIENE DIABETES

Si se remonta a la época en que no sabía que tenía diabetes, recordará que empezó a percatarse de cambios en su salud; en el caso de la diabetes Tipo I o insulinodependiente, sed excesiva, micción frecuente, pérdida de peso inexplicable y hambre constante. Es probable que se sintiera muy cansado y perezoso debido a que el organismo no podía transformar correctamente los azúcares de los alimentos en energía. También pudo haber tenido otros trastornos físicos como náusea, vómito, dolor abdominal, debilidad y respiración rápida. Algunas personas incluso llegan a experimentar un *coma diabético*, trastorno que pone la vida en peligro y que ocurre cuando son excesivos los niveles de cetonas en la sangre, sustancias que produce el organismo cuando sólo puede quemar grasa para generar energía.

Si usted padece diabetes Tipo II, o no insulinodependiente, quizá le tomó completamente por sorpresa enterarse de que estaba enfermo. Tal vez lo descubrió mientras se sometía a algún estudio de rutina o durante una consulta médica que no tenía relación alguna con la diabetes y sin haber experimentado los síntomas propios de la enfermedad. Por ejemplo, en una biometría hemática pueden detectarse altas concentraciones de azúcar en la sangre. Quizá usted se haya sentido cansado por un tiempo y haya acudido al médico para determinar la causa. Si es mujer, tal vez sufría de infecciones vaginales frecuentes y fue al doctor para recibir tratamiento; o es posible que haya ido al médico por algún trastorno inesperado, como visión borrosa o una infección persistente.

Sin embargo, algunas personas con diabetes Tipo II descubren que padecen la enfermedad porque presentan síntomas similares a los de los pacientes con diabetes Tipo I, como hambre y sed excesivas, micción frecuente y, en ocasiones, pérdida de peso inexplicable. El paciente no sospecha que algo anda mal porque estos síntomas con frecuencia son leves.

De vez en cuando, la diabetes Tipo II se diagnostica cuando las personas contraen otra enfermedad, como un resfriado severo. Todas las enfermedades someten al organismo a cierto grado de tensión y pueden llegar a incrementar el nivel de azúcar en la sangre. Las personas que ignoran que tienen altas concentraciones de azúcar sanguíneo pueden presentar un aumento excesivo, repentino y quizá experimenten muchos de los síntomas propios de la diabetes Tipo I. De no corregirse este trastorno, puede agravarse y terminar en coma diabético.

## ¿CÓMO INTERPRETAR LO QUE SIENTE?

Sin duda usted estaba sometido a algún tipo de tensión aun antes de descubrir que era diabético, ya que los síntomas de la enfermedad —como sed, micción frecuente y pérdida de peso inexplicable— pueden ser muy preocupantes. Después de todo, a quién le gusta experimentar cambios en su organismo sin saber por qué. Una vez que descubrió que padecía diabetes —Tipo I o Tipo II— es probable que la tensión asociada a los síntomas no haya desaparecido, sino cambiado. Tal vez le acosaban preguntas sobre su salud y su futuro. ¿Cómo sucedió? ¿Qué causa la diabetes? ¿Es curable? ¿Cómo va a afectar mi vida diaria? ¿Seguiré trabajando? ¿Es una enfermedad costosa? ¿Qué me espera?

El planteamiento de esas preguntas es un paso en la dirección correcta porque significa que le interesa su salud. Después de todo, es válido que se sienta preocupado; la diabetes es un trastorno grave e incurable. Los médicos no saben a ciencia cierta qué la causa o cómo prevenirla. Sin embargo, las investigaciones realizadas durante las últimas décadas nos acercan más a la respuesta a esas preguntas de importancia vital. Es por ello que pese a la gravedad de la diabetes, hay muchas razones para sentirse optimista.

Sin embargo, el control de la diabetes será difícil y exigirá cuidados especiales. Nadie puede prometerle una vida completamente normal. Tendrá que hacer ciertas cosas y evitar otras para mantener la situación bajo control. Al enfrentarse al problema a veces se sentirá desanimado o frustrado, y a fin de ver con objetividad la situación, deberá evaluarla con honestidad. Ese punto intermedio se encuentra entre dos extremos; imagínese sentado muy cerca o muy lejos de una fogata. Cualquiera de las dos posiciones puede ser mala. Usted puede llevar el problema a niveles "candentes" preocupándose excesivamente por la diabetes, es decir, tratando de hacer demasiadas cosas. Por otro lado, no es bueno "enfriarse demasiado", evadiendo, negando o soslayando la situación al punto de no tomar en serio los cuidados especiales que requiere. Es mejor ubicarse en un punto intermedio.

Es muy recomendable buscar a alguien de confianza —quizá su médico, un profesional de la salud, un familiar o un buen amigo— que le brinde su apoyo y le ayude a manejar los sentimientos que experimenta en torno a la diabetes. Esa persona puede ser muy valiosa para ayudarle a desarrollar una mentalidad positiva con respecto a su condición.

Una vez que se le ha diagnosticado diabetes, es igualmente importante que usted comprenda cabalmente sus causas y los métodos de tratamiento. La diabetes es un trastorno eminentemente personal y usted está a punto de embarcarse en un esfuerzo diario de cuidados personales. En muchos sentidos, no es nada nuevo, puesto que desde el nacimiento, usted ha aprendido a cuidarse a sí mismo: cómo comer, vestirse según el clima y protegerse de los peligros. Ahora que tiene diabetes, quizá sea útil pensar que ese cuidado personal es un ajuste a los hábitos ya arraigados. De hecho, usted cambiará algunos aspectos de su forma de vida.

Al principio tal vez se pregunte si realmente podrá manejar la situación. Recuerde, su habilidad y confianza aumentarán con el paso del tiempo, y el *Manual Joslin para la diabetes* le ayudará a desarrollar esa confianza y a comprender la fisiología de su organismo; le mostrará cómo cambia el cuerpo con la diabetes y cómo puede usted aprovechar la dieta, el ejercicio y los medicamentos para controlar este trastorno. Además de la atención de su médico personal y del grupo de especialistas que cuidan de su salud, este manual le ofrece los conocimientos y lo ayuda a adquirir las habilidades necesarias para hacerse cargo de su diabetes.

La diabetes es un trastorno complejo. Comprenderla y aprender a cuidarse a sí mismo son tareas permanentes. Esta guía, junto con su médico y otros profesionales de la salud, le ayudará a aprender lo que necesita saber para su bienestar inmediato y a largo plazo. Si no comprende ciertos conceptos o cursos del tratamiento, haga las preguntas necesarias a su médico o a los especialistas que lo están atendiendo. Con gusto lo ayudarán en su esfuerzo por controlar la diabetes. Recuerde, el conocimiento que usted tenga sobre la enfermedad representa mucho más que una parte del tratamiento, *es* el tratamiento.

# PARTE I

# ¿QUÉ SABE USTED SOBRE LA DIABETES?

# CAPÍTULO 1

## ¿QUÉ ES LA DIABETES?

**S**iempre que quiera entender un problema médico, abórdelo en dos etapas. Primero, conozca la fisiología normal del organismo; después céntrese en lo que sucede cuando hay alguna anomalía. Éste también es el mejor camino para entender qué es la diabetes. En primer lugar, debe comprender la forma en que el organismo produce energía en condiciones normales y, después, cómo una anomalía en ese proceso provoca los dos tipos principales de diabetes que se conocen: cuando el organismo no produce insulina o no la suficiente, o cuando no usa adecuadamente la que produce.

### ¿CÓMO PRODUCE EL CUERPO ENERGÍA NORMALMENTE?

En pocas palabras, no podemos vivir sin alimentarnos, ya que el cuerpo necesita comida para nutrirse y mantenernos vivos. Los alimentos son el "combustible" y el "material de construcción"; producen energía, forman y reparan los tejidos del cuerpo, y controlan las funciones del organismo. Pero antes de que las células aprovechen los alimentos, éstos pasan por determinados procesos biológicos. Primero, el organismo debe transformar la comida que ingerimos en ingredientes básicos o nutrientes. Éstos se clasifican en tres categorías principales: carbohidratos, proteínas y grasas.

Los *carbohidratos* se encuentran en la mayoría de los alimentos, como el pan, las pastas, las frutas y las verduras, pero se les conoce más comúnmente como "almidones" y "azúcares". Las *proteínas* se encuentran en la carne, la leche y el pescado; las *grasas*, en alimentos como los aceites vegetales, la carne, el queso y otros productos lácteos. Todos estos nutrientes se digieren o descomponen en el estómago y los intestinos. Los carbohidratos se descomponen en un azúcar simple llamado *glucosa*, que atraviesa la pared intestinal y pasa a la sangre. Ésta es la forma de azúcar que con frecuencia se denomina "glucosa sanguíneo" o, de manera más sencilla, "azúcar en la sangre". La diabetes es un trastorno en la forma en que el organismo *utiliza* el azúcar en la sangre o glucosa.

## LA FUNCIÓN DE LA INSULINA

Una vez que la glucosa pasa al torrente sanguíneo, circula hacia las células del cuerpo para suministrarles energía. Pero la glucosa no puede entrar fácilmente a las células porque están recubiertas por una pared delgada llamada *membrana*, y algo debe indicarles que la glucosa está esperando entrar. Ese algo es la insulina. Se adhiere en la parte externa de las células en sitios especiales denominados *receptores de insulina*, que son como la llave que abre la cerradura. La insulina es la "llave" que abre las células para permitir la entrada de la glucosa. Una vez adentro, las células metabolizan o "queman" la glucosa para generar energía.

¿Qué clase de sustancia es la insulina? Es una *hormona*, un mensajero químico producido en una parte del organismo para transmitir "información" a través de la sangre a las células de otra parte del cuerpo. El organismo produce muchos tipos de hormonas. La insulina es una clase específica de hormona que es segregada por el órgano conocido como *páncreas*.

## EL PÁNCREAS

El páncreas es una glándula pequeña situada debajo y detrás del estómago. En el adulto, pesa alrededor de 200 gramos. El páncreas tiene forma cónica alargada hacia uno de sus lados, terminado en una "cola", en la que se localizan diminutos pedazos de tejido, llamados *islotes de Langerhans*.

Un páncreas normal tiene cerca de 100,000 islotes de Langerhans, pero en realidad son agrupaciones de diferentes tipos de células. Las más importantes son las *células beta*, pequeñas "fábricas" de insulina, que también sirven de "almacén" donde se guarda la insulina hasta que el organismo la necesita.

Además de producir insulina, el páncreas tiene otras funciones importantes. Algunas células segregan hormonas muy diferentes a la insulina, como el *glucagón*, que *eleva* el azúcar sanguíneo, es decir ejerce el efecto opuesto a la insulina. El equilibrio entre la insulina y el glucagón ayuda a mantener una concentración normal de azúcar en la sangre, de 60 a 140 miligramos (mg) de azúcar por decilitro (dl) de sangre aproximadamente. Otras células del páncreas producen sustancias llamadas *enzimas*, que ayudan a la digestión desdoblando los alimentos en sustancias más simples para que puedan ser absorbidas por el intestino y pasar al torrente sanguíneo.

## FIGURA 1-1
### Islote de Langerhans

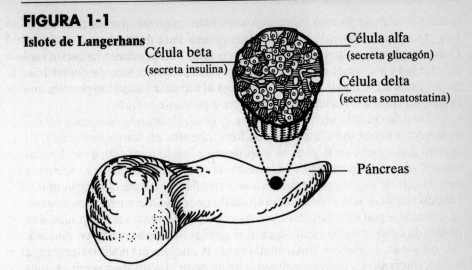

Célula beta
(secreta insulina)

Célula alfa
(secreta glucagón)

Célula delta
(secreta somatostatina)

Páncreas

## ¿CUÁL ES LA FUNCIÓN DE LA INSULINA?

Durante la digestión normal, las enzimas en el estómago y los intestinos actúan sobre los nutrientes (carbohidratos, proteínas y grasas) transformándolos en sustancias más sencillas, que entran en el torrente sanguíneo de las siguientes formas:

- Los carbohidratos se transforman en *glucosa*, que se metaboliza o "quema" para producir energía.
- Las proteínas se convierten en *aminoácidos*, que aportan los principales constituyentes de huesos, músculos y otros tejidos. Las proteínas también se queman para producir energía.
- Las grasas se convierten en *ácidos grasos*, que se queman para producir energía o se almacenan como grasa corporal para utilizarse posteriormente. Sin embargo, la grasa se quema en forma diferente a la glucosa y produce sustancias llamadas *cetonas*.

La insulina ayuda a quemar y almacenar todos los nutrientes. En la diabetes, sin embargo, su función principal se relaciona con la acción de la glucosa, que es la forma simplificada de los carbohidratos. En este proceso, los actores principales son las células beta, que producen y almacenan insulina. Cuando detectan que el nivel de glucosa aumenta en la sangre, responden liberando la misma cantidad de insulina al torrente sanguíneo.

Primero, las células beta liberan la insulina almacenada, pero qué sucede si el cuerpo necesita más. Esto pasa justo después de comer, y a medida que los niveles de glucosa sanguíneo aumentan, empieza una segunda etapa. Los "centros de control" ordenan a las células beta producir más insulina. Cuando su funcionamiento es normal, las células beta producen la insulina suficiente para mantener el nivel de glucosa en la sangre dentro de límites normales, de 60 a 140 mg/dl, y una vez que llega al torrente sanguíneo permite que la glucosa entre a las células del cuerpo para producir energía.

También ocurre otro proceso. Por lo general, cuando comemos no necesitamos utilizar toda la glucosa de los alimentos en forma inmediata. El cuerpo toma parte de la glucosa y almacena el resto para cubrir sus futuras necesidades. Con la ayuda de la insulina, la glucosa almacenada es recogida por las células hepáticas y transformada en *glicógeno*, que el cuerpo utiliza cuando requiere una producción rápida de energía adicional, como cuando se practica algún ejercicio. En esos momentos, el organismo responde a la demanda convirtiendo rápidamente el glicógeno almacenado en glucosa. Por otro lado, la glucosa almacenada cuida la energía del cuerpo durante la noche, intervalo en que normalmente no se come. La insulina también ayuda a convertir parte de la glucosa sobrante en grasa, que se almacena en las células adiposas del cuerpo.

## ¿QUÉ OCASIONA LA DIABETES?

La diabetes se presenta cuando surgen cualquiera de las dos anomalías siguientes en los procesos normales ya descritos: (1) el cuerpo produce poca insulina o nada en absoluto; o (2) la insulina no se adhiere a las células. La diabetes Tipo I es el resultado de la primera anomalía; el Tipo II, de la segunda. Es importante señalar, sin embargo, que hay muchas similitudes entre el Tipo I y el Tipo II, y que algunas personas presentan características de ambos.

## TIPO I: DIABETES INSULINODEPENDIENTE

De cinco a diez por ciento de los diabéticos padecen el Tipo I, que se desarrolla con mayor frecuencia en niños y adultos jóvenes. Es por ello que solía llamársele diabetes "juvenil"; sin embargo, este tipo de diabetes puede presentarse en personas de cualquier edad.

**El problema.** La diabetes Tipo I surge cuando el páncreas produce muy poca insulina, o casi nada. En pocas palabras, las células beta no funcionan. Las personas que padecen este tipo de diabetes son *insulinodependientes* y deben inyectarse dosis diarias de insulina de una fuente externa para sobrevivir. No pueden recibirla por vía oral porque los ácidos del estómago neutralizan la acción de la insulina deden recibirla mediante una inyección.

**Los síntomas.** Una vez entendido lo que sucede cuando el organismo carece de insulina, se pueden comprender los diferentes síntomas de la diabetes, que son las manifestaciones externas de una anomalía.

- *Falta de energía*. Este síntoma se presenta porque el organismo carece de insulina para que las células transformen el azúcar sanguíneo en energía. Sin energía, la persona se siente cansada.

- *Hambre constante*. Cuando no se puede obtener energía del azúcar en la sangre, el organismo responde estimulando el apetito para recibir más alimento. Por supuesto, la falta de azúcar no es el verdadero problema, sino que el organismo no puede utilizar la que hay disponible.

- *Pérdida de peso*. El síntoma se presenta con frecuencia porque el cuerpo, incapaz de utilizar el azúcar en la sangre como fuente de energía, echa mano de sus reservas de grasa. Conforme se va agotando la grasa, el enfermo pierde peso.

- *Micción frecuente y sed excesiva*. Estos síntomas son ocasionados por un trastorno llamado *hiperglucemia*, o exceso de glucosa en la sangre. En todas las personas, con o sin diabetes, la sangre circula a través de los riñones, que eliminan los materiales de desecho que hay en la sangre y que el cuerpo expulsa en la orina. También actúan como "presa" para retener y reciclar nutrientes importantes como el azúcar y enviarlos a la sangre. En la diabetes, el azúcar sanguíneo se eleva en forma excesiva, al grado que los riñones no pueden retenerla y ponerla de nuevo en circulación, sino que se "derrama" en la orina junto con gran cantidad de agua, lo que incrementa los volúmenes de orina. Conforme el enfermo pierde líquidos, aumenta su sed y el organismo transmite la señal de que necesita más líquidos.

- *Visión borrosa*. Si la presión arterial es alta, se acumula azúcar en los líquidos de los ojos provocando la hinchazón del cristalino y, por ende, la distorsión de la visión. Sin embargo, la visión se aclara una vez que se inicia el tratamiento de la diabetes y el azúcar sanguíneo vuelve a niveles normales.

- *Otros síntomas*. Es posible que usted haya presentado otros síntomas de la diabetes antes de que se le diagnosticara la enfermedad. Quizá experimentó *náuseas, vómitos, dolor abdominal, debilidad o respiración rápida*, o tal vez sufrió un *coma diabético* antes de recibir atención médica. Todos estos síntomas pueden presentarse cuando el organismo obtiene la energía que necesita de la grasa almacenada y no de la glucosa.

Siempre que una persona deja de comer por un tiempo prolongado, es natural que el organismo obtenga la energía que necesita de la grasa acumulada. En consecuencia, se forman sustancias ácidas llamadas cetonas y se acumulan en la sangre. En circunstancias normales, el nivel de las cetonas es bajo e inofensivo.

En la diabetes, la insuficiencia de insulina no permite al organismo obtener energía de la glucosa, por lo que la grasa es la única fuente de energía disponible. Por lo tanto, la glucosa y las cetonas se acumulan en la sangre y se derraman en la orina. Este proceso se denomina *cetosis* y puede conducir a un problema más grave conocido como *cetoacidosis diabética*, en el que aumentan excesivamente los cuerpos cetónicos en la sangre. La cetosis puede ocasionar todos los síntomas ya descritos e incluso provocar un coma diabético, que es un trastorno que pone la vida en peligro.

**LA CAUSA.** La diabetes Tipo I es el resultado de la destrucción de las células beta del páncreas. ¿A qué se debe? Las investigaciones realizadas en la última década nos acercan un poco más a la respuesta. Por ahora, sin embargo, los científicos no lo saben a ciencia cierta, pero creen que la mayoría de los casos de diabetes Tipo I ocurre cuando hay alguna anomalía en el *sistema inmunológico* del organismo. La función principal de dicho sistema es combatir las enfermedades produciendo *anticuerpos*, que son sustancias que eliminan a los microorganismos invasores, como bacterias y virus. En algunos casos, sin embargo, el sistema inmunológico se altera y destruye a las propias células del organismo. Los investigadores creen que eso es lo que sucede en la mayoría de los casos de diabetes Tipo I. Por error, el cuerpo destruye las células beta del páncreas, que son precisamente las que necesita para producir insulina.

Los científicos tampoco saben por qué pasa esto, aunque han aventurado que quizá tenga algo que ver la herencia. En otras palabras, el problema tiende a presentarse con mayor frecuencia en determinadas familias. Los estudios muestran que si el padre o la madre padece diabetes Tipo I, el hijo tiene de 5 a 10 por ciento de probabilidades de desarrollar el mismo trastorno. El riesgo aumenta a 20 por ciento cuando ambos padres padecen diabetes Tipo I.

Ya hay pruebas que permiten detectar anticuerpos defectuosos en la sangre —años antes de que la persona muestre los síntomas comunes de la diabetes. En los adultos, los anticuerpos destructivos pueden estar en la sangre cinco años o más antes de que surjan síntomas, lo que sugiere que la destrucción de las células beta no ocurre en forma abrupta, sino que es un proceso gradual que se presenta durante la llamada "fase prediabética". En los Estados Unidos se están llevando a cabo estudios para buscar la forma de detener la destrucción de las células beta durante esa etapa. Es por ello que hay una campaña dirigida a las personas que tienen un familiar cercano con diabetes Tipo I para que se sometan a una prueba con el fin de detectar la presencia de anticuerpos defectuosos que pudieran ocasionar la diabetes. En caso de detectarlos, estas personas pueden recibir tratamiento para prevenir una mayor destrucción de células beta. Se está investigando si el tratamiento insulínico puede prevenir la diabetes. El Centro Joslin para la Diabetes puede proporcionarle la información más reciente sobre los estudios de prevención que se llevan a cabo y sobre las pruebas a las que debe someterse.

## TIPO II: DIABETES NO INSULINODEPENDIENTE

La diabetes Tipo II es la forma más común de diabetes y está presente en 90 por ciento de todos los casos. Hasta hace poco tiempo, la diabetes Tipo II se conocía como diabetes "de adulto" porque ocurre con mayor frecuencia a partir de los 40.

**EL PROBLEMA.** Si usted padece diabetes Tipo II, sus células beta pueden producir insulina, pero desafortunadamente no la suficiente para satisfacer las necesidades de su organismo. Para agravar el problema, las células de su cuerpo no responden en forma adecuada a la insulina disponible para permitir la entrada de la glucosa. Las personas con diabetes Tipo II por lo general no necesitan inyectarse insulina para sobrevivir. Ésa es la razón por la que con frecuencia se le denomina diabetes no *insulinodependiente*. Sin embargo, es importante señalar que algunas personas con este tipo de diabetes sí llegan a necesitar inyecciones diarias de insulina para mantenerse saludables.

**LOS SÍNTOMAS.** La diabetes Tipo II aparece acompañada de una serie de síntomas que se asemejan mucho a los de la diabetes Tipo I.

- *Cansancio*. Cuando el azúcar no puede entrar en las células del cuerpo, éstas no pueden aprovecharla para producir energía y sobreviene la *fatiga*. En pocas palabras, el organismo está desprovisto de energía.
- *Aumento de apetito*. Incapaz de aprovechar el azúcar disponible para producir energía, el cuerpo envía el mensaje de que necesita más alimento, mensaje que usted percibe como punzadas de hambre.
- *Pérdida de peso*. Ante la incapacidad de usar el azúcar en la sangre, el organismo obtiene la energía que necesita de la grasa acumulada y usted va perdiendo peso a medida que las reservas de grasa se agotan.
- *Hiperglucemia*. Cuando el organismo no puede utilizar la glucosa sanguínea, ésta empieza a "acumularse" y llega a un punto en que se produce un trastorno llamado *hiperglucemia*, o exceso de azúcar en la sangre.
- *Visión borrosa*. Se puede acumular azúcar en los líquidos de los ojos cuando la concentración de azúcar en la sangre es muy elevada. Dicha acumulación deforma el cristalino y provoca visión borrosa.
- *Micción frecuente y sed excesiva*. El torrente sanguíneo circula por los riñones, donde normalmente se recicla y acumula el azúcar que el organismo no aprovecha. Sin embargo, los riñones no pueden reciclarla toda cuando los niveles de azúcar son excesivos. Al derramarse el azúcar excedente en la orina junto con gran cantidad de agua, se produce un incremento del volumen de orina y, por lo tanto, micciones frecuentes. El organismo estimula la sensación de sed para recuperar el líquido perdido.

- *Irritación y lesiones nerviosas.* Este problema, también causado por una alta concentración de azúcar en la sangre, llega a manifestarse primero como dolor de piernas nocturno, y si no se atiende, puede degenerar en una complicación seria llamada *neuropatía.*
- *Inhibición del sistema inmunológico.* Las infecciones y la recuperación lenta del organismo son síntomas que con frecuencia acompañan a la diabetes Tipo II en sus inicios. El sistema inmunológico es menos efectivo y el organismo se recupera con mayor lentitud cuando aumenta el azúcar sanguíneo. El virus del resfriado común, que el cuerpo combate generalmente en poco tiempo, persiste en forma ilimitada. La inhibición del sistema inmunológico en las mujeres diabéticas provoca infecciones vaginales causadas por hongos o bacterias, que producen escozor intenso y pueden llegar a ser muy molestas.
- *Otros síntomas.* Hombres y mujeres con diabetes Tipo I o Tipo II reportan problemas de disfunción sexual. En el caso de los hombres, llegan a experimentar *impotencia*, la incapacidad de lograr y mantener una erección, porque el elevado contenido de glucosa sanguínea llega a dañar los nervios que controlan el flujo de sangre hacia el pene o los propios vasos sanguíneos. Las mujeres también experimentan problemas sexuales. Aunque poco se sabe sobre esta complicación, la elevada concentración de azúcar en la sangre puede modificar o reducir la lubricación vaginal, lo que provoca dolor durante el coito.
- Algunas personas experimentan *cambios de ánimo* junto con otros de los síntomas de ambos tipos de diabetes; por ejemplo, menos entusiasmo en las actividades cotidianas. En realidad, los cambios anímicos quizá no sean resultado directo de la diabetes. Es más factible que la pérdida gradual de energía, junto con los demás síntomas de la diabetes, dé lugar a que las personas se sientan indispuestas, lo que, a su vez, repercute en su actitud ante la vida.

**LA CAUSA.** Los investigadores desconocen las causas de la diabetes Tipo II. Sin embargo, han establecido que no hay una causa única, sino que es un trastorno que al parecer es resultado de una serie de factores que se interrelacionan en forma compleja y varían de una persona a otra:

*Resistencia a la insulina.* Ocurre cuando las células del organismo "se resisten" a absorber azúcar por cualquiera de las razones siguientes: (1) la insulina no puede enlazarse con los receptores en la superficie de las células porque éstos son insuficientes; o (2) hay alguna anomalía en la reacción química que se produce en el momento del enlace. En ambos casos, el organismo no puede utilizar el azúcar de la sangre y, por lo tanto, se incrementa la concentración de azúcar sanguíneo y aparecen los síntomas de diabetes.

*Células beta defectuosas.* En un páncreas normal, las células beta segregan la cantidad necesaria de insulina a la velocidad adecuada. Después de comer, la producción de insulina es muy rápida, y una vez que se utiliza el azúcar para producir la energía que el organismo necesita, el resto se almacena como glicógeno o grasa y empieza a disminuir la velocidad a la que se segrega la insulina hasta que se restablece el nivel normal de azúcar sanguíneo, que fluctúa entre 60 y 140 mg/dl.

Las células beta de las personas con diabetes Tipo II con frecuencia segregan grandes cantidades de insulina al torrente sanguíneo, pero por alguna razón no pueden responder de inmediato al incremento en los niveles de glucosa. Esto provoca un retraso en la producción de insulina y para cuando las células beta entran en acción, ya se han incrementado excesivamente los niveles de azúcar en la sangre.

*Número reducido de células beta.* Una forma de remediar la acción retardada de las células beta es que éstas produzcan más insulina. En teoría, la insulina adicional se haría cargo del excedente de azúcar que se acumula. Desafortunadamente, las personas con diabetes Tipo II con frecuencia tienen menos células beta de las normales. Pese a que estas células pueden segregar insulina, no producen la suficiente para manejar el exceso de azúcar sanguíneo que se acumula por su acción retardada.

*Otros factores.* Los investigadores no saben lo que causa la resistencia a la insulina o por qué las células beta se vuelven defectuosas o se reducen en número. Sin embargo, un factor que contribuye a todo esto es la herencia, la tendencia a transmitir características de una generación a otra. Estudios realizados demuestran que si el padre o la madre tiene diabetes Tipo II, sus hijos tienen 25 a 30 por ciento de probabilidades de desarrollar el mismo trastorno. Si ambos padres padecen ese tipo de diabetes, el riesgo puede incrementarse hasta 50 ó 75 por ciento. Se ha comprobado que si un gemelo desarrolla la diabetes Tipo II, hay 75 por ciento más probabilidades de que el otro también enferme. Por lo tanto, la herencia es un factor importante en las probabilidades de que una persona tenga resistencia a la insulina, células beta defectuosas o un número reducido de ellas. En ocasiones, la combinación de estas condiciones también produce una *deficiencia insulínica relativa.* En tales casos, el cuerpo produce una cantidad de insulina que en condiciones normales sería suficiente; sin embargo, no basta para superar la resistencia insulínica.

El exceso de peso también representa un papel en la resistencia insulínica. Si usted tiene la predisposición genética a la resistencia insulínica, el exceso de peso puede detonarla. Más del 80 por ciento de las personas con diabetes Tipo II eran obesas antes de desarrollar la enfermedad. Al perder peso, muchos de esos enfermos pueden incrementar el número y mejorar la eficiencia de los receptores de insulina en las células del cuerpo. No por eso dejan de tener diabetes, pero si sus células son menos resistentes a la insulina, pueden controlar mejor el azúcar sanguíneo.

La edad también influye en la diabetes Tipo II. Las investigaciones demuestran que un gran porcentaje de personas mayores de 50 años empiezan a tener problemas para mantener el azúcar sanguíneo en niveles normales. Después de los 65 años, un 20 por ciento de la población tiene diabetes (en comparación con un 5 por ciento de la población en general). Los científicos creen que conforme pasa el tiempo, las células del organismo son más susceptibles de volverse resistentes a la insulina. El proceso de envejecimiento también ocasiona cambios en la composición del cuerpo. Con los años, tendemos a tener menos músculo y más tejido adiposo, lo que afecta a la forma como el cuerpo utiliza el azúcar en la sangre.

Por lo tanto, son varias las razones por las que se incrementan las concentraciones de azúcar si el cuerpo no produce la insulina necesaria o no la utiliza correctamente. El exceso de azúcar sanguíneo puede tener consecuencias aun peores. Por ejemplo, puede dañar aún más a las células beta reduciendo su capacidad para producir insulina, posiblemente al disminuir el número de receptores en la superficie de las células. Es un círculo vicioso: entre más se eleva el azúcar en la sangre, más difícil es que el cuerpo recupere los niveles normales. Es por ello que reviste vital importancia mantener controlada la diabetes una vez que ha sido diagnosticada.

## OTROS TIPOS DE DIABETES

Si bien la mayoría de las personas con diabetes tienen el Tipo I o el Tipo II, también existen algunas formas menos comunes de la enfermedad.

**DIABETES GESTACIONAL.** La gestación es el periodo en el que la mujer está embarazada. La *diabetes gestacional* es un trastorno que se presenta en las mujeres que no padecen la forma común de diabetes, pero que por alguna razón no metabolizan el azúcar en la forma normal durante el embarazo. Estas mujeres llegan a desarrollar una diabetes verdadera después del nacimiento del bebé, justo después del parto o bien algunos años más tarde. Es importante cómo se maneje la diabetes gestacional para evitar complicaciones a la madre o al bebé.

**TOLERANCIA RELATIVA A LA GLUCOSA.** Un trastorno similar se denomina *tolerancia relativa a la glucosa*. La respuesta del organismo al azúcar en la sangre no es normal si se tiene este problema, aunque no ha llegado al grado de diagnosticarse una diabetes real. La tolerancia relativa a la glucosa puede diagnosticarse mediante una prueba de tolerancia a la glucosa (que se describe más adelante). Las personas que presentan este problema tendrán una reacción anormal en la prueba porque su organismo (1) no produce suficiente insulina, (2) no produce grasa suficiente, o (3) no aprovecha la insulina correctamente para reducir los azúcares en la sangre. Quienes padecen tolerancia relativa a la glucosa por lo general no presentan los síntomas clásicos de la diabetes, aunque a veces llegan a desarrollar la enfermedad. Hay casos en que los niveles de azúcar se normalizan sin ningún tratamiento; sin embargo, las personas con tolerancia relativa a la glucosa deben cuidar su peso y estar alertas para detectar los síntomas de la diabetes.

## EL DIAGNÓSTICO DE LA DIABETES

La diabetes se diagnostica de varias formas. Es frecuente que se padezcan algunos o todos los síntomas clásicos. El enfermo puede tener también altas concentraciones de azúcar sanguíneo, que se detectan con una simple biometría hemática. Para confirmar el diagnóstico de diabetes, quizá el médico prescriba más de una biometría hemática o mida el nivel en diferentes momentos del día.

Recuerde que tenemos glucosa en la sangre todo el tiempo. Lo importante es la cantidad. El nivel normal fluctúa entre 60 y 140 mg/dl inmediatamente después de comer. Levantará fuertes sospechas un resultado de más de 200 mg/dl, una o dos horas después de haber ingerido alimento, o si el nivel es de más de 140 mg/dl en ayunas. Sin embargo, si los niveles de glucosa son "limítrofes", la prueba de tolerancia a la glucosa sirve para diagnosticar diabetes. Antes de la prueba, deben consumirse grandes cantidades de carbohidratos durante tres días. El día de la prueba, después de haber ayunado desde la cena de la noche anterior, se mide el nivel de glucosa en sangre. Después se ingiere una solución de glucosa y se toman mediciones a intervalos regulares para ver cómo la maneja el cuerpo.

La prueba de orina por lo general no se usa para diagnosticar diabetes porque el nivel de glucosa sanguíneo quizá no sea tan alto como para derramarse en la orina, aunque el nivel en sangre sea suficientemente alto para considerarse diabetes. Los resultados de la prueba llamada hemoglobina [A]1 (Capítulo 10) pueden ser "altos" en una persona con diabetes. Sin embargo, un resultado falso en la prueba de hemoglobina [A]1 no necesariamente se debe a la presencia de diabetes sino, por ejemplo, a una anemia. Por lo tanto, los expertos no recomiendan utilizar esta prueba como único recurso para diagnosticar diabetes; siempre deberá realizarse la prueba que mide los niveles de azúcar en sangre.

## DESPUÉS DEL DIAGNÓSTICO

Si bien un diagnóstico de diabetes no es una buena noticia, tampoco debe ser motivo de pánico, sino de acción inmediata. Una vez que usted comprende bien las causas de la diabetes y sus repercusiones en el organismo, debe aprender lo que puede usted hacer para que su cuerpo funcione lo más normalmente que sea posible.

# CAPÍTULO 2

# HERRAMIENTAS DEL TRATAMIENTO

Si le han diagnosticado diabetes, quizá se pregunte: "¿Qué debo saber sobre la diabetes? Después de todo, ¿no es el doctor el responsable del tratamiento?" A primera vista, ésta es una reacción lógica. La atención médica que recibe es una parte muy importante en el tratamiento de la diabetes, pero la situación no es tan simple. Para controlar correctamente la diabetes, usted es el principal responsable de que el programa de tratamiento sea el más adecuado. Una vez que comprenda la importancia de adoptar un programa de tratamiento y lo que a usted le corresponde hacer para ponerlo en práctica, habrá dado el primer paso en un camino que lo llevará al mejor estado de salud posible.

Al emprender ese camino evite todo aquello que pueda desviarlo de su objetivo. Cuando se trata de diabetes, es peligroso pensar "Si no veo ni siento el problema, es que no existe". Muchos problemas y complicaciones por una diabetes mal controlada pueden permanecer ocultos y dar la impresión de que todo está bien. Sólo cuando la diabetes se convierte en una situación grave se despierta a la triste realidad de que el trastorno se ha soslayado por mucho tiempo y que de haberse aplicado un programa de tratamiento con más decisión podrían haberse evitado los problemas.

## LA COMPRENSIÓN DEL PROGRAMA BÁSICO DE TRATAMIENTO

Es importante tratar la diabetes por dos motivos. Primero, el enfermo quiere aliviar los síntomas inmediatos que ocasiona el incremento del azúcar sanguíneo. Segundo, el tratamiento puede favorecer un estado de bienestar físico y vigor y, de acuerdo con los resultados del Experimento sobre el Control y las Complicaciones de la Diabetes antes mencionado, el enfermo puede prevenir o reducir las complicaciones a largo plazo que surgen si el azúcar sanguíneo se mantiene elevado durante meses e incluso años.

Cualquiera que sea el programa de tratamiento en su caso particular, la meta general es la misma: "controlar" el azúcar sanguíneo. Para lograrlo, el tratamiento incluirá tres elementos fundamentales:

- *Planeación de los alimentos.* Consiste en balancear correctamente los alimentos y los nutrientes necesarios para mantener un buen estado de salud y controlar los niveles de azúcar sanguíneo. También servirá para controlar los niveles de grasas o "lípidos" en la sangre, que con frecuencia son muy elevados en las personas con diabetes; comprenderá un horario de comidas acorde con la medicación diaria, al programa para bajar de peso y a los tipos de alimentos que le gustan o le desagradan.
- *Ejercicio constante.* El ejercicio es benéfico para todos, con o sin diabetes. No sólo lo hace a uno sentirse mejor, sino que mantiene y aumenta el tono y la fuerza de los músculos, ejercita el corazón, aumenta la capacidad pulmonar y ayuda a conservar el peso ideal. Si tiene diabetes, el ejercicio le proporciona un beneficio adicional: le permite utilizar mejor la insulina para disminuir la concentración de azúcar en la sangre y depender de dosis menores de insulina o de medicamentos por vía oral.
- *Medicamentos.* Las personas que padecen diabetes Tipo I necesitan inyectarse insulina para sobrevivir. Las personas con diabetes Tipo II pueden controlar la situación planeando las comidas y practicando algún ejercicio y, a veces, tomando algún medicamento que estimule al organismo a producir más insulina y a utilizarla mejor. Sin embargo, muchos enfermos de diabetes Tipo II —aquellos que no pueden producir suficiente insulina— también dependen de inyecciones de insulina para que las concentraciones de azúcar en sangre se mantengan en un nivel saludable.

Otra parte importante del programa de tratamiento es la *vigilancia*, que incluye pruebas de azúcar en sangre u orina para detectar sustancias que indican si usted está controlando bien la diabetes. Todos los diabéticos —Tipo I y Tipo II— deben vigilar con mucho cuidado la eficacia y el avance del tratamiento.

En mayor o menor medida, la diabetes Tipo I o II afecta casi todas las áreas de la vida. Es por ello que el programa de tratamiento debe estar hecho "a su medida" para que satisfaga sus necesidades particulares y se adapte a su forma de vida; debe incluir *apoyo profesional* para controlar los efectos de la diabetes en su bienestar emocional y social. Usted y su familia deben tratar de participar en un grupo de apoyo; platicar con un especialista del área de la psicología sobre todo aquello que les preocupa; asistir a programas educacionales en hospitales o centros de diabetes. Una vez que adquiera la información, la habilidad y la actitud correctas, usted podrá controlar su enfermedad con conocimiento de causa y confianza.

## SU PARTICIPACIÓN EN EL PROGRAMA DE TRATAMIENTO

A diferencia de otras enfermedades graves, la diabetes es un trastorno que implica que usted debe participar activamente en el tratamiento. De hecho, usted estará a cargo de gran parte de los cuidados fundamentales. Eso no significa que nadie lo vaya a ayudar con el tratamiento, sino que usted será el responsable de llevarlo a cabo, vigilarlo y mantenerlo, y siempre que tenga dudas o problemas se lo hará saber al equipo médico que lo atiende para ajustar la dieta, el programa de ejercicio o los medicamentos.

La participación activa en el programa de tratamiento reduce los riesgos de complicaciones; sin embargo, esto no quiere decir que si cumple religiosamente con el tratamiento no tendrá complicación alguna. Los investigadores señalan que algunas personas, pese a poner todo su empeño, llegan a tener complicaciones por causas genéticas u otras razones inexplicables. No obstante, hay mucho que decir sobre cómo prevenir o retardar los problemas a largo plazo que pueden surgir cuando el enfermo diabético no recibe el tratamiento correcto. Si usted cumple con un programa bien diseñado, tiene menos probabilidades de desarrollar complicaciones.

Si participa activamente en su tratamiento, también logrará un mayor nivel de libertad y control de su vida diaria; no tendrá que depender de otras personas para realizar sus actividades cotidianas y, por otro lado, le será más fácil enfrentar sus preocupaciones. Piense en su tratamiento como si fuera un barco. Con el mejor equipo a bordo —y con la ayuda de una tripulación experimentada— la travesía será placentera.

## LA FUNCIÓN DEL EQUIPO MÉDICO

Una vez que se ha diagnosticado la diabetes, es muy importante buscar un médico experimentado en el tratamiento de la enfermedad y sus complicaciones. Al igual que con otros trastornos médicos complejos, aun el mejor internista desconoce todos los aspectos que deben tomarse en cuenta para tratar la diabetes. En muchos centros médicos, el cuidado de la diabetes está a cargo de un equipo especializado, que por lo general lo integran los siguientes profesionales:

- *Diabetólogo:* especialista en el tratamiento de la diabetes, particularmente aquella que se trata con insulina. Este médico también puede ser endocrinólogo (especialista en el sistema hormonal).
- *Enfermera instructora*: enfermera capacitada en el manejo de la diabetes y la enseñanza de procedimientos para el cuidado de la enfermedad. Casi siempre es una instructora titulada en el cuidado de la diabetes.
- *Dietista titulado:* profesional que conoce las necesidades nutricionales del diabético y que está capacitado para planear un programa de alimentación. Muchos dietistas que trabajan con pacientes diabéticos también son instructores titulados.
- *Fisiólogo:* persona capacitada para ayudar a los diabéticos a diseñar un programa de ejercicio efectivo.
- *Especialista en salud mental:* persona que puede ayudarle a usted y a su familia a manejar las repercusiones emocionales y sociales de un trastorno crónico como la diabetes.
- *Otros profesionales:* oftalmólogo (oculista) y podiatrista (quiropedista).

Además de brindar atención médica especializada, el equipo médico puede ilustrarlo en una serie de aspectos relacionados con el cuidado y el manejo de la diabetes; puede ayudarlo en aquello que le preocupa particularmente, como el efecto de la diabetes en el trabajo y la vida familiar. El equipo médico también está capacitado para mostrarle cómo una amplia gama de recursos disponibles —avances en el tratamiento, cuidados que puede recibir de otros profesionales, actitud correcta y apoyo de parientes y amigos— pueden ayudarle a controlar la diabetes de una manera más satisfactoria. Entre los profesionales que usted podría necesitar están los especialistas en complicaciones específicas de la diabetes, por ejemplo, un oftalmólogo (oculista) o un nefrólogo (especialista de riñón). De hecho, si usted es diabético debe acudir al oculista una vez al año. El equipo médico que lo atiende puede referirlo a estos especialistas cuando sea necesario, para prevenir o tratar tales complicaciones.

La mayoría de las personas recurren a un equipo médico para controlar la enfermedad y, al mismo tiempo, siguen consultando a su médico internista para otro tipo de padecimientos. El equipo médico trabaja con el paciente y el internista para diseñar y vigilar el plan de tratamiento personalizado.

Es muy reconfortante saber que un equipo de especialistas está dispuesto a ayudarle. Pero recuerde, usted es el miembro más importante de la tripulación y el que, en última instancia, será responsable de llevar la embarcación a puerto seguro.

# PARTE II

# DIETA Y EJERCICIO PARA TRATAR LA DIABETES

# CAPÍTULO 3

# DIETA DEL DIABÉTICO

Si usted es diabético, tiene dificultades para obtener la energía necesaria de los alimentos que ingiere. Por eso es importante que conozca el valor nutricional de la comida y que aplique esos conocimientos en la preparación de un plan de alimentación que le proporcione los nutrientes necesarios y le ayude a controlar el nivel del azúcar sanguíneo. También disfrutará del beneficio de comer aquello que le gusta sin sentir que se priva de algo.

Todos queremos llevar una dieta saludable y el Departamento de Salud y Servicios Humanos de los Estados Unidos emitió las siguientes recomendaciones generales para cualquier persona:

- Comer alimentos variados.
- Mantener el peso ideal.
- Evitar el exceso de grasa, en particular la grasa saturada y el colesterol.
- Comer alimentos con la cantidad adecuada de almidón y fibra.
- Evitar el exceso de azúcar.
- Evitar el exceso de sodio (que se encuentra en la sal de mesa). No consumir alimentos procesados y "comida rápida" con alto contenido de sal.
- Si toma bebidas alcohólicas, hágalo con moderación.

Si es diabético, necesita adoptar una recomendación más:

- Debe ser sumamente cuidadoso con los alimentos que consume para mantener el azúcar sanguíneo dentro de límites normales.

## ¿POR QUÉ ES IMPORTANTE PLANEAR SU ALIMENTACIÓN?

Cuando usted sale de vacaciones lleva consigo un mapa para llegar a su destino; planea actividades especiales para que el viaje sea todo un éxito. De igual manera, si usted es diabético, debe seguir un plan de alimentación que equivale a su "mapa de carreteras", que le ayudará a mantener el azúcar sanguíneo dentro de límites normales.

Para diseñar y seguir un plan de alimentación, simplemente seleccione y consuma los alimentos que más le ayudan a controlar la diabetes. Esos alimentos no son desconocidos ni especiales, sino que incluyen muchos ingredientes de los que usted comía antes de descubrir que estaba enfermo de diabetes. Sin embargo, debe tomar precauciones especiales al planear las comidas:

- Fíjese qué clase de alimentos consume; por ejemplo, prefiera aquellos con bajo contenido de grasa saturada.
- Fíjese en la cantidad que come.
- Si se inyecta insulina, coordine la ingestión de alimentos con la acción de la insulina.
- Limite la ingestión de alimentos ricos en azúcar, ya que éstos consumen rápidamente el total de carbohidratos que usted puede comer como parte del plan de alimentación.

## EL MOMENTO ES LO QUE CUENTA

La estrategia fundamental detrás del plan de alimentación es coordinar el consumo de alimentos con la acción de la insulina en el cuerpo. No les servirá mucho a sus células tener el azúcar sanguíneo en el límite aceptable si no cuentan con la insulina necesaria para controlarla. Por ello la planeación de los alimentos es recomendable para los pacientes con diabetes tanto Tipo I como Tipo II, aunque el plan debe hacerse a la medida de sus necesidades, porque no hay dos casos iguales.

Por ejemplo, si padece diabetes Tipo I, debe inyectarse insulina para reponer la que el páncreas ya no produce. Una vez inoculada, la insulina actuará en momentos específicos que variarán dependiendo del tipo de insulina que se aplique (de acción rápida, intermedia y prolongada), por lo que el plan de alimentación debe coordinarse con los periodos de acción. Estas mismas consideraciones también se aplican si tiene diabetes Tipo II y toma insulina para complementar la pequeña cantidad que aún produce el páncreas, o si toma píldoras para incrementar la producción insulínica o mejorar la capacidad del organismo para aprovecharla. De cualquier forma, la ingestión de comida debe coincidir con la producción de insulina sin excederla.

La coincidencia del consumo de alimentos con la acción de la insulina es importante para todos los enfermos de diabetes. Lo que cuenta no es qué tipo de diabetes padece, sino *en qué momento actúa la insulina en su organismo*. Esto determinará, en parte, *cuándo* y cuánto podrá comer.

La insulina actúa sobre el azúcar sanguíneo que circula en la sangre proveniente de los alimentos que usted ingiere y de otras fuentes, como el azúcar almacenado en el cuerpo. Para obtener el mayor provecho del plan de alimentación, debe coordinar cuidadosamente la cantidad que come y el horario con el momento en que la insulina está actuando al máximo. La idea es hacer que coincidan lo más posible los dos elementos de la ecuación:

*Azúcar en la sangre =Azúcar que la insulina en la sangre puede manejar.*

## BENEFICIOS Y RECOMPENSAS

Al seguir un plan de alimentación, disfrutará los beneficios a corto y largo plazo que conlleva mantener el azúcar sanguíneo en el nivel correcto. Se sentirá mejor y tendrá más energía. Algunas personas con diabetes Tipo II llegan a reducir la *resistencia insulínica*. Este trastorno se desarrolla cuando las células del organismo "se resisten" a la acción de la insulina disponible, y se asocia a factores hereditarios y a la obesidad; por lo tanto, sus células aprovecharán mejor la insulina si usted baja unos kilos. El plan de alimentación le ayuda a adelgazar y, por ende, a reducir la resistencia a la insulina, aunque comer alimentos variados en la cantidad y el momento correctos también le ayudará a combatir la resistencia insulínica antes de que empiece a bajar un solo kilo.

La planeación de los alimentos puede ayudar a combatir otros dos factores relacionados con la diabetes Tipo II: *células beta defectuosas* y *número reducido de células beta* en el páncreas. Cuando sigue un plan de alimentación, las células beta responden más rápidamente a las necesidades de insulina de su organismo, justo al final de cada comida. Es posible que siga necesitando inyecciones de insulina, aunque en dosis menores, para incrementar la producción natural de dicha hormona.

## CÓMO COMBATIR LAS COMPLICACIONES

Las personas que por muchos años han padecido diabetes son susceptibles de presentar complicaciones graves, que pueden poner su vida en peligro. Hace unos años, las probabilidades de desarrollar esas complicaciones eran muy elevadas. El plan de alimentación ayuda a conjurar ese riesgo en la diabetes Tipo I y Tipo II, y usted tendrá la certeza de estar haciendo todo lo posible para prevenir las complicaciones a largo plazo que se presentan cuando el control de la diabetes es deficiente. De acuerdo con el Experimento sobre el Control y las Complicaciones de la Diabetes, se ha demostrado que es posible reducir el riesgo de complicaciones manteniendo el azúcar sanguíneo en el nivel normal o casi normal. El plan de alimentación es una parte importante de este esfuerzo; si ya presenta usted algunas complicaciones como consecuencia de la diabetes, la planeación de sus comidas le ayudará a retardar su avance.

Además de ser de utilidad para controlar el nivel del azúcar sanguíneo, el plan de alimentación se basa en principios sólidos de nutrición que, de seguirlos, reducirán los riesgos de salud que acompañan a las dietas con alto contenido de grasas saturadas, sal y colesterol. Los alimentos ricos en esas sustancias incrementan el riesgo de padecimientos cardiacos y circulatorios, y los diabéticos están más expuestos a presentar estos problemas que las personas que no lo son. El plan de alimentación le ayuda a protegerse de esas complicaciones y a mantenerse más sano.

## CÓMO ELABORAR UN PLAN DE ALIMENTACIÓN

Al elaborar el plan de alimentación no piense que es un "régimen dietético", ya que el término generalmente implica una estrategia drástica y temporal para bajar de peso. La meta, por el contrario, debe ser adoptar un "estilo de alimentación" saludable y permanente que le ayude a combatir la diabetes, así como a alcanzar el mejor estado de salud posible.

Al elaborar el plan de alimentación consulte un dietista especializado en nutrición. Usted y su dietista tomarán en cuenta una serie de factores en la elaboración del plan, no solamente los alimentos que consume:

- *Forma de vida.* ¿Cuál es su horario de trabajo? ¿Hace ejercicio?
- *Medicamentos.* ¿Toma insulina? ¿Píldoras? En ese caso, ¿qué dosis y cuándo alcanza su máxima acción el medicamento?
- *Peso ideal.* ¿Necesita aumentar o bajar de peso? ¿Mantener el peso actual?
- *Estado de salud.* ¿Tiene algún otro problema de salud que pueda influir en lo que debe o no debe comer?
- *Preferencias.* ¿Qué tipo de comida le gusta? ¿Es vegetariano?

Al elaborar un plan de alimentación a la medida para satisfacer sus necesidades particulares, el dietista debe llenar una forma similar a la de la Figura 3-1. Veámosla con detalle.

## NOMBRES Y TELÉFONOS

En la parte superior de la forma del plan de alimentación hay un espacio en blanco para su nombre, así como para el nombre y el teléfono del dietista, a quien deberá llamar en caso de dudas sobre su alimentación.

## CALORÍAS

En esa misma sección (columna derecha) hay un espacio en blanco después de la palabra "Calorías". Una caloría es la unidad para medir la cantidad de energía que proporcionan los alimentos. El dietista le indicará la cantidad aproximada de calorías que su cuerpo necesita cada día para equilibrar las calorías que quema. La cantidad se determina con base en la estatura, el peso, la edad, el sexo y el nivel de actividad. Si necesita bajar de peso, reduzca el número de calorías para que queme más de las que come.

## CARBOHIDRATOS, PROTEÍNAS Y GRASA

Junto al espacio en blanco destinado a las calorías, hay otros tres correspondientes a CH (carbohidratos), PRO (proteínas) y GRASA. Éstos son los nutrientes que el cuerpo utiliza para producir energía, formar y reparar tejidos, así como para controlar las funciones del organismo. El dietista anotará el número de gramos de los nutrientes que debe incluir en el plan de alimentación diario, que se determina con base en el número de calorías que usted necesita. Los carbohidratos y las proteínas aportan 4 calorías por gramo; la grasa, 9 calorías por gramo.

## GRUPOS DE ALIMENTOS

El resto de la forma para el plan de alimentación se divide en dos columnas verticales tituladas "Comidas", del lado izquierdo, y "Menú muestra", del derecho. Vea primero la columna izquierda, en la que aparecen tres comidas diarias: desayuno, almuerzo y cena.

Debajo del encabezado de cada comida aparecen los seis grupos en los que se dividen los alimentos: Leche, Verduras, Frutas, Pan/Almidón, Carne y Grasas. (Cabe señalar que en el desayuno sólo se enumeran cinco grupos; no incluye ración de verduras). Esta forma es una muestra del plan de intercambio de alimentos.

## EQUIVALENTES DEL PLAN DE INTERCAMBIO DE ALIMENTOS

En los espacios en blanco a la izquierda de los grupos de alimentos, el dietista anotará el "Número de equivalentes" posible para cada grupo de alimentos en el desayuno, el almuerzo y la cena. ¿Qué es un equivalente? Es una cantidad medida de comida que incluye un número promedio de gramos de carbohidratos, proteínas o grasas (con frecuencia, una combinación de los tres nutrientes). Cada equivalente aporta un número promedio de calorías. Consulte en el *Apéndice* las *Listas de Equivalentes*, donde encontrará la porción medida para cada alimento y el promedio en gramos de carbohidratos, proteínas y grasas que aporta, junto con el número de calorías que contiene dicha porción.

## Figura 3-1. Forma para el plan de alimentación

| PLAN DE ALIMENTACIÓN | Dietista _____ | Nombre _____ |
| | Dirección _____ | Fecha _____ |
| | Teléfono _____ | GRASA _____ |
| | CH _____ | Calorías _____ |
| | PRO _____ | |

| COMIDA | MENÚ MUESTRA |
|---|---|
| **DESAYUNO** Hora _____ <br> Núm. de equivalentes <br><br> _____ Leche <br> _____ Fruta <br> _____ Pan/Almidón <br> _____ Carne <br> _____ Grasa | _____ <br> _____ <br> _____ <br> _____ <br> _____ |
| **REFRIGERIO DE LA MAÑANA** Hora _____ | |
| **ALMUERZO** Hora _____ <br> Núm. de equivalentes <br><br> _____ Leche <br> _____ Verduras <br> _____ Frutas <br> _____ Pan/Almidón <br> _____ Carne <br> _____ Grasa | _____ <br> _____ <br> _____ <br> _____ <br> _____ |
| **REFRIGERIO DE LA TARDE** Hora _____ | |
| **CENA** Hora _____ <br> Núm. de equivalentes <br><br> _____ Leche <br> _____ Verduras <br> _____ Frutas <br> _____ Pan/Almidón <br> _____ Carne <br> _____ Grasa | _____ <br> _____ <br> _____ <br> _____ <br> _____ |
| **REFRIGERIO DE LA NOCHE** Hora _____ | |

El tipo y el número de equivalentes dependerán, en parte, de las calorías que usted necesite. Una persona activa que requiere 2,500 calorías tendrá derecho a más equivalentes que otra que sigue un programa para bajar de peso y que tan sólo necesita de 1,200 a 1,500 calorías.

Una vez que el dietista determina el número de equivalentes que usted puede tener para cada grupo de alimentos, prepara un menú muestra como el que aparece en la columna derecha de la forma para el plan de alimentación.

## CÓMO USAR EL PLAN DE INTERCAMBIO DE ALIMENTOS

El plan de intercambio de alimentos puede ser muy flexible. Los alimentos de las Listas de Equivalentes son una prueba de la variedad de alternativas de las que usted puede elegir para integrar una comida. Es posible "intercambiar" un alimento por otro de acuerdo con sus preferencias y gustos. Por ejemplo, si el plan marca un equivalente para el grupo de verduras, puede intercambiar 1/2 taza de brócoli por 1 taza de chícharos. Nótese que a cada alimento incluido en las Listas de Equivalentes se le asigna un valor por porción que no es accidental, sino calculado para que cada alimento proporcione igual cantidad de calorías y nutrientes, y tenga un efecto similar en el azúcar sanguíneo. Es por ello que usted puede hacer intercambios dentro de un mismo equivalente.

La mejor parte de un plan de alimentación es que ofrece flexibilidad y uniformidad; una amplia variedad de alimentos para cada equivalente. Si usted se limita al número de equivalentes del plan de alimentación, ingerirá aproximadamente la misma cantidad de carbohidratos, proteínas y grasas en cada una de las comidas del día. Esto es muy importante en el manejo de la diabetes. Las personas que no tienen diabetes pueden variar el consumo de alimentos porque su páncreas ajusta automáticamente el nivel de insulina. Por el contrario, muchos diabéticos se aplican una cantidad fija de insulina en determinados momentos del día. El equipo médico que atiende al enfermo de diabetes basa la dosis y el horario en la cantidad de alimentos incluidos en el plan de alimentación y en el nivel promedio de actividad física.

¿Qué sucede si no se respeta el plan? Si come más de lo permitido, se concentrará más azúcar en la sangre de la que la insulina puede manejar. Resultado: el nivel de azúcar sanguíneo se elevará más de lo normal. Si no come suficiente, tendrá demasiada insulina. Resultado: el azúcar sanguíneo disminuirá más de lo normal. Para mantener el azúcar sanguíneo dentro de los límites normales, debe consumir la misma cantidad de comida todos los días, a menos que esté sometido a un programa de terapia intensiva en la que la dosis de medicamento se ajuste día con día de acuerdo con los resultados de la prueba de azúcar en sangre. Véase el Capítulo 9 para mayor información sobre esa clase de programa.

## HORARIO

El dietista le indicará el horario de las comidas y los refrigerios. Es importante que coma a las mismas horas todos los días. Quizá el horario difiera bastante del que acostumbraba. Antes de que tuviera diabetes el páncreas funcionaba en "automático"; podía mantener un nivel de azúcar sanguíneo normal, secretando insulina lentamente. Y cuando usted necesitaba un poco más de insulina, durante las comidas, por ejemplo, el páncreas respondía secretando una cantidad adicional de insulina, que ayudaba a las células del cuerpo a usar el azúcar sanguíneo excedente para producir energía o almacenarla para más adelante.

Ahora que usted tiene diabetes ya no cuenta con un sistema automático y preciso que maneje el azúcar en la sangre. Si está tomando insulina, la dosis prescrita por su médico generalmente consiste en una combinación de varios tipos, cada uno de los cuales tiene las siguientes características:

- *Inicio:* tiempo que necesita la insulina para empezar a actuar.
- *Máxima actividad:* cuando la insulina es más efectiva.
- *Duración:* intervalo de actividad de la insulina, incluido el tiempo que requiere para dejar de actuar gradualmente.

La insulina debe programarse para que coincida con la ingestión de alimentos, o bien la ingestión de alimentos coincida con la acción de la insulina. Si opta por lo segundo, debe comer a la misma hora todos los días. (Este tema se aborda con detalle en el Capítulo 8). Si está sometido a una terapia intensiva y, por lo tanto, a una supervisión más estricta del azúcar sanguíneo durante el día, puede ser más flexible con el horario de las comidas y los medicamentos. (Véase Capítulo 9).

## REFRIGERIOS

Consulte una vez más la forma del plan de alimentación. Observe que hay espacios en blanco para los refrigerios entre comidas y antes de acostarse. Estas comidas ligeras con frecuencia son esenciales para mantener los niveles de azúcar sanguíneo tan cercanos a lo normal como sea posible. La necesidad de comer un refrigerio se relaciona con la forma en que el organismo secreta la insulina al torrente sanguíneo. Una vez que se inyecta la insulina, pasa directamente a la sangre desde el sitio donde fue inoculada y sigue actuando aun después de haber utilizado el azúcar ingerido al comer. De manera que si comió hace poco, la acción duradera de la insulina puede reducir el azúcar sanguíneo a niveles inferiores a los normales.

Esto se conoce como concentración de glucosa inferior a la normal o *hipoglucemia*. Para evitarla, quizá tenga que comer entre comidas o antes de acostarse.

# RECUENTO DE CARBOHIDRATOS

Hay otras técnicas para planear los alimentos que cada vez gozan de mayor aceptación entre los diabéticos y los profesionales de la salud. Una de ellas es el recuento de carbohidratos, que puede ser utilizada por las personas sometidas a terapia intensiva o por aquellas que controlan la diabetes en forma más tradicional.

El recuento de carbohidratos ha ganado popularidad desde que la Asociación Americana de Diabetes (ADA, por sus siglas en inglés) publicó una serie de recomendaciones para la alimentación de los diabéticos en 1994. En ese año, un comité de la ADA señaló que había poca evidencia científica que respaldara los esfuerzos por restringir a los diabéticos el consumo de alimentos que contienen azúcar. Señalaban que 10 gramos de carbohidratos tendrían esencialmente el mismo efecto en el azúcar sanguíneo de una persona, aunque provinieran del azúcar de mesa o de las papas. Lo importante es la cantidad de carbohidratos que usted coma, no su origen.

Los conceptos en que se basa la técnica del recuento de carbohidratos reflejan este cambio de mentalidad. Si opta por planear así los alimentos, el dietista determinará el total de gramos de carbohidratos que usted debe comer en cada una de las tres comidas principales del día o en los refrigerios, con base en los medicamentos que tome, el ejercicio que practique, el peso que deba perder, en caso dado, etc. Dependerá de usted, entonces, la forma en que satisfaga las necesidades de carbohidratos. Probablemente tenga que comprar un cuaderno para recuento de carbohidratos, a la venta en muchas librerías y en algunas tiendas de autoservicio.

A continuación, veamos cómo se cuentan los carbohidratos. El dietista puede calcular que, por ejemplo, usted come 75 gramos de carbohidratos en la cena. Una noche puede optar por consumirlos en una taza de arroz ya cocinado (45 gramos de carbohidratos), 1 taza de leche (12 gramos de carbohidratos) y 1/2 taza de puré de manzana (15 gramos de carbohidratos). Otra noche quizá decida omitir el puré, comer sólo 2/3 de la taza de arroz (30 gramos de carbohidratos) y tomar leche (12 gramos) con una rebanada pequeña de pastel, que contiene 30 gramos de carbohidratos.

Por supuesto, no se trata de sustituir con postres los alimentos nutritivos de cada comida; no es aconsejable para nadie, tenga o no tenga diabetes. Por otro lado, es necesario saber cuánta grasa contiene el postre con el que se sustituye una comida; si el objetivo es bajar de peso, o si el nivel de grasa en la sangre es muy elevado, no es conveniente agregar mucha grasa a la dieta. Sin embargo, gracias a las nuevas pautas sobre alimentación, no es necesario privarse de nada; coma de todo con moderación.

Esas nuevas pautas y el recuento de los carbohidratos pueden ser particularmente útiles para los niños y los adolescentes con diabetes; les ayudarán en las reuniones con amigos donde se incluya la comida. Los padres deben ser cuidadosos al permitir a sus hijos obtener los carbohidratos que les corresponden al día de refrescos y golosinas sin ningún valor nutricional.

## RECUENTO DE GRAMOS DE GRASA

Usted y su dietista pueden basarse en los conceptos que fundamentan el recuento de los gramos de grasa para resolver el problema de comer bien sin perder el control de la diabetes. Como podrá imaginarse, en este caso se cuentan los gramos de grasa que usted come, y no los gramos de carbohidratos o la suma de ambos. Esto reviste especial importancia si pretende bajar de peso. Encontrará mayor información al respecto en el Capítulo 6.

## PREGUNTAS SOBRE CÓMO COMER SI SE ES DIABÉTICO

En esta sección presentamos algunas de las preguntas que los diabéticos suelen plantearse en relación con los planes de intercambio de alimentos y otros programas alimentarios que forman parte del programa de manejo de la diabetes.

**P.**  *Si sigo un plan de intercambio de alimentos, ¿puedo omitir algunos de los equivalentes de una comida en particular? Por ejemplo, si prefiero un desayuno ligero, puedo usar algunos de los equivalentes de esa comida para el almuerzo o la cena?*

**R.** No, no es una buena idea a menos que esté haciendo sus propios ajustes a la insulina que se aplica como parte de un programa intensivo (véase Capítulo 9). Los equivalentes se programan a lo largo del día con el fin de mantener el azúcar sanguíneo en niveles normales. Por ejemplo, antes se pensaba que podían omitirse los equivalentes de grasa para consumirlos en la siguiente comida. Sin embargo, las grasas de los alimentos ayudan a disminuir el aumento del azúcar sanguíneo después de una comida, así que es mejor no omitirlas.

**P.**  *En una comida en particular, ¿puedo usar todos los equivalentes en un solo alimento del mismo grupo? Por ejemplo, si en el desayuno se incluyen dos equivalentes de pan y almidón, puedo consumirlos en* muffins (panecillos) *y no en dos alimentos diferentes?*

**R.** Sí. Sin embargo, los alimentos contienen nutrientes, así que es mejor que la alimentación sea lo más variada posible.

**P.**  *¿Puedo sustituir un equivalente de un grupo de alimentos por otro de otro grupo si ambos aportan la misma cantidad de carbohidratos, proteínas y grasa? Por ejemplo, puedo sustituir un equivalente de pan y almidón por uno de fruta?*

**R.** Sí. Sin embargo, tome en cuenta las siguientes recomendaciones.

## SUSTITUCIÓN DE EQUIVALENTES ENTRE LOS GRUPOS DE ALIMENTOS

- •Sustituya un (1) equivalente de fruta con un (1) equivalente de pan/almidón. Sustituya la fruta por pan sólo una vez al día; de lo contrario, eliminará las vitaminas A y C presentes en la fruta.
- •Sustituya un equivalente de pan/almidón con tres (3) equivalentes de verduras. Haga esta sustitución para consumir más fibra y "volumen", en especial cuando tenga mucha hambre.
- •Sustituya un (1) equivalente de leche descremada o con bajo contenido de grasa con un (1) equivalente de pan/almidón y un (1) equivalente de carne magra. Esta sustitución sólo debe hacerse de vez en cuando para no eliminar el calcio presente en la leche.

## CONOCIMIENTO DEL "MAPA ALIMENTICIO"

Nuevamente, lo invitamos a que piense en el plan de alimentación como un mapa de carreteras nutricional. Pero para entender con mayor precisión hacia dónde se dirige usted, es importante que conozca más acerca de los alimentos.

# CAPÍTULO 4

# MÁS ACERCA DE LOS ALIMENTOS

**A**ntes de que un albañil pueda construir una casa debe conocer algunos aspectos básicos sobre los materiales que usa, para luego aprender a utilizarlos en la estructura de la construcción. Asimismo, es importante que usted conozca lo más elemental sobre los alimentos y la nutrición para después aplicar sus conocimientos en la elaboración de un plan de alimentación saludable, que le permita mantener el azúcar sanguíneo dentro de límites normales.

## ASPECTOS FUNDAMENTALES DE LA NATURALEZA

Todos los alimentos que consumimos están integrados por *nutrientes*, las sustancias que aportan al organismo lo que necesita para crecer, mantenerse caliente y llevar a cabo otra serie de funciones. En pocas palabras, lo que necesitamos para vivir. Los tres nutrientes principales que más interesan a la persona que padece diabetes son los *carbohidratos*, las *proteínas* y las grasas. Por otro lado, las investigaciones realizadas indican que hay otros nutrientes —algunas vitaminas y minerales— que también pueden ser importantes en lo que al cuidado de la diabetes se refiere. Veremos más al respecto posteriormente; primero, sin embargo, hablemos de carbohidratos, proteínas y grasas.

## CARBOHIDRATOS

Comúnmente conocidos como azúcares y almidones, los carbohidratos son la principal fuente de energía del organismo. Hay dos tipos básicos de carbohidratos: *simples* y *complejos*. Los carbohidratos simples se conocen como azúcares. Cuando pensamos en el azúcar, con frecuencia sólo viene a nuestra mente la imagen de los granos blancos del azúcar de mesa, pero en realidad hay muchos tipos de azúcar. Por ejemplo, entre los azúcares incluimos la *lactosa* (que se encuentra en la leche), la *glucosa* y la fructosa (que se encuentran en frutas y verduras), y la *sacarosa* (también denominada azúcar de caña o de remolacha). Esto quiere decir que podemos encontrar "azúcar" con diferentes nombres en una gran variedad de alimentos —golosinas, bebidas endulzadas y de frutas, leche, frutas y verduras, cereales cubiertos de azúcar, miel, jarabes, conservas y postres de todo tipo.

Los carbohidratos complejos no son más que eso, complejos. Están integrados por gran número de moléculas de azúcar (glucosa) unidas en una cadena. Los carbohidratos complejos se encuentran en todos los almidones que comemos, como pan, pasta,  arroz, frijol, papa, maíz, chícharo, zanahoria, remolacha y brócoli. Por otro lado, todas las fibras son carbohidratos complejos. Los granos enteros, las frutas y las verduras son buenas fuentes de fibra. Sin embargo, la fibra es la parte no digerible de las plantas y, por lo tanto, no aporta calorías. Como se dará cuenta conforme vaya leyendo este libro, la fibra es importante para el funcionamiento correcto del organismo.

El cuerpo desdobla la mayoría de los carbohidratos —ya sean simples o complejos— en un azúcar simple llamado glucosa. Tanto los azúcares como los almidones se desdoblan o transforman en glucosa más o menos a la misma velocidad, de manera que es importante controlar los diferentes carbohidratos que se consumen a través de los alimentos, no sólo los azúcares. La glucosa se libera en el torrente sanguíneo y circula hacia las células del organismo, las cuales la utilizan como combustible o la almacenan para usarla más adelante. Durante muchos años se pensó que los carbohidratos complejos se desdoblaban más lentamente que los simples. De acuerdo con las nuevas recomendaciones de la Asociación Americana de Diabetes, nunca se ha logrado demostrar que así sea. Por lo tanto, la glucosa derivada de carbohidratos complejos es absorbida en el torrente sanguíneo más o menos a la misma velocidad que la proveniente de carbohidratos simples. Es por ello que el diabético debe vigilar todos los carbohidratos que come, simples o complejos.

## PROTEÍNAS

La proteína es el segundo nutriente más importante que necesita el cuerpo. El término *proteína* proviene del vocablo griego que significa "de primera importancia", lo cual revela la función que la proteína desempeña como material básico para la vida. El cuerpo humano usa las proteínas primordialmente para integrar y reparar los tejidos. Los músculos, los órganos, los huesos y la piel, así como muchos de los mensajeros químicos del organismo están formados por proteínas. Éstas también aportan energía al organismo en ausencia de carbohidratos.

La proteína no es una sustancia simple, sino una cadena de constituyentes esenciales llamados *aminoácidos*. En el cuerpo humano hay 22 aminoácidos, que se combinan entre sí en un número casi infinito de formaciones. Las plantas y algunas bacterias pueden fabricar todos los aminoácidos que necesitan, pero el organismo humano sólo produce 13 de los 22 que requiere para sobrevivir; por lo tanto, debe obtener 9 de los aminoácidos de fuentes externas, como los alimentos. El hombre obtiene los aminoácidos comiendo proteínas vegetales o la carne de animales que las consumieron. La proteína se encuentra en alimentos como carne, aves, pescado, *huevos*, queso y leche. Los granos, las leguminosas y las nueces también contienen proteínas, junto con otras fuentes como avena, lentejas y cacahuates.

## GRASA

El tercer nutriente importante que el cuerpo necesita es la grasa. Es cierto, el organismo requiere grasa. Contrariamente a lo que la publicidad le haya hecho creer, la grasa no es del todo mala. Se convierte en un problema cuando la consumimos en exceso o de la clase equivocada. La grasa es un material aceitoso o grasoso, que se encuentra en estado sólido o líquido. Predomina en la carne, en los productos lácteos, como la leche entera, la mantequilla y el queso, en la margarina y los aceites vegetales, como los de maíz, girasol y oliva.

El cuerpo humano utiliza la grasa de diferentes maneras. Es importante para mantener la piel y el cabello saludables. También sirve como "vehículo" para transportar vitaminas solubles en grasa a todo el organismo. Por otro lado, el cuerpo transforma las grasas en ácidos grasos, fuente importante de energía para los músculos y el corazón. La grasa también se usa para almacenar energía. Las calorías excedentes derivadas de carbohidratos, proteínas o grasas que el cuerpo no utiliza en forma inmediata se almacenan como grasa corporal (*tejido adiposo*).

## EL EFECTO DE LOS ALIMENTOS EN LA DIABETES

El viejo proverbio que dice que "Somos lo que comemos", se aplica a todas las personas, diabéticas o no. Pero cobra un significado especial para quienes padecen diabetes porque el tipo de comida que ingieren y el momento en que la consumen pueden tener un efecto dramático en el azúcar sanguíneo. Los alimentos también pueden prevenir las complicaciones a largo plazo de la diabetes.

## EL EFECTO DEL AZÚCAR SANGUÍNEO

Cada uno de los nutrientes influyen en el azúcar sanguíneo de diferente manera. Los carbohidratos elevan el nivel del azúcar en la sangre más rápidamente que las proteínas o las grasas. Si usted es diabético, ¿debe evitar por completo el azúcar? Antes que nada, es casi imposible hacerlo porque la sacarosa es el principal aditivo alimenticio en los Estados Unidos. Sin embargo, es un buen consejo ser cauteloso con el consumo de azúcares simples; es decir, coma sacarosa sólo como parte de una dieta saludable. Las investigaciones más recientes demuestran que el efecto de los carbohidratos en el azúcar sanguíneo depende de la *cantidad total* de carbohidratos complejos y simples incluidos en la dieta. Sin embargo, como el efecto varía de una persona a otra, no es mala idea consultar a su equipo médico para balancear los carbohidratos simples y complejos en el plan de alimentación.

## GRASAS Y COLESTEROL

Primero veamos el efecto de la grasa de los alimentos en la diabetes. Aunque el tratamiento de la enfermedad se basa primordialmente en el control del azúcar en la sangre, los tipos y la cantidad de grasa que usted consume pueden desempeñar un papel importante en el desarrollo de enfermedades cardiacas, o el endurecimiento de las arterias (*arteriosclerosis*), que también son trastornos de consideración. Si usted es diabético, corre un riesgo mucho mayor de desarrollar estos problemas que las personas que no lo son. Para reducir el riesgo, tanto usted como su doctor deben estar pendientes de los niveles de grasa en sangre.

Por otro lado, una dieta con alto contenido de grasas es una de las causas principales de exceso de peso en las personas, ya que la grasa acumula el doble de calorías por gramo. Un gramo de grasa contiene cerca de 9 calorías, en comparación con sólo 4 calorías por cada gramo de carbohidratos o proteína. El diabético debe evitar el exceso de peso. Los kilos de más someten al corazón a un esfuerzo intenso y hacen que las células del cuerpo sean más resistentes a la insulina.

¿Cuánta grasa es demasiada grasa? Si usted tiene sobrepeso, probablemente ya se le haya recomendado limitar el consumo de grasa. Si presenta niveles muy elevados de grasas en la sangre (lípidos), quizá también deba modificar el tipo y la cantidad de grasa que ingiere. No se sienta mal; nadie lo está señalando. Estas recomendaciones son útiles para *todos*. La mayoría de nosotros comemos grasa en exceso; todos necesitamos reducir el  consumo.

## GRASAS SATURADAS CONTRA INSATURADAS

En realidad existen dos tipos diferentes de grasa en los alimentos: *grasa saturada* y *grasa insaturada* (tanto poliinsaturada como monoinsaturada). La grasa saturada proviene de productos animales, como carne, huevos y productos lácteos. Se encuentra en estado "sólido" a temperatura ambiente, a excepción de los aceites tropicales (de palma y coco). La grasa insaturada proviene de los vegetales y generalmente se encuentra en estado "líquido" a temperatura ambiente; por ejemplo: aceites de maíz, girasol, cártamo, canola y oliva.

## COLESTEROL

A la grasa y al colesterol a menudo se les menciona juntos. El colesterol no es una grasa, pero sí actúa en combinación con las grasas en el cuerpo; es una sustancia con aspecto blanquecino, que entra en el torrente sanguíneo de varias formas. Pueden producirlo el hígado y los intestinos, o puede entrar en el cuerpo a través de los alimentos que consumimos. El colesterol se encuentra en los productos animales como carne roja grasosa, yema de huevo y productos lácteos a base de leche entera.

Si el cuerpo tiene demasiado colesterol, éste se deposita en las paredes de las arterias obstruyéndolas parcial o totalmente. En pocas palabras, se convierte usted en candidato para ataques cardiacos o infartos. Para reducir el riesgo de enfermedades cardiovasculares debe limitar la cantidad de colesterol que come a no más de 300 miligramos diarios. La cantidad de colesterol que contienen la mayoría de los productos aparece en la etiqueta del fabricante.

El cuerpo produce dos tipos de colesterol: el bueno y el malo. La *lipoproteína de baja densidad* (LBD) se considera "mala" porque se deposita en las arterias. Por otro lado, la *lipoproteína de alta densidad* (LAD) se considera "buena" porque en realidad barre el colesterol que se acumula en las arterias y lo transporta de nuevo al hígado, donde se reprocesa o elimina.

Hablemos de nuevo de la grasa saturada y de la insaturada. Cada una de estas grasas actúa en combinación con los dos tipos de colesterol. La grasa saturada se considera dañina para la salud porque eleva el nivel del colesterol malo (LBD) en el torrente sanguíneo y propicia la obstrucción de las arterias. En cambio, se cree que la grasa insaturada ayuda a prevenir las enfermedades cardiacas y circulatorias. ¿Cómo? Los investigadores piensan que las grasas insaturadas disminuyen la cantidad de colesterol malo. De hecho, las grasas insaturadas incluso pueden servir para elevar el nivel de colesterol bueno (LAD), pero eso no significa que usted debe consumir ese tipo de grasa en exceso.

Ahora comprende usted por qué se recomienda preferir las grasas insaturadas y no las saturadas. Es conveniente mantener el nivel de LAD "buena" en la sangre por encima de los 35 mg/dl y de LAD "mala" por abajo de los 130 mg/dl, si no tiene antecedentes de padecimientos cardiacos o arteriales. Usted puede favorecer este proceso comiendo alimentos con bajo contenido de colesterol y consumiendo grasas insaturadas.

Debido a que usted es diabético, el médico le recomendará que se someta a determinadas pruebas para verificar si los niveles de LAD y de LBD son los aceptables, ya que sus probabilidades de tener problemas con esas lipoproteínas y de desarrollar enfermedades cardiacas o vasculares son mayores que las de las personas no diabéticas.

## TRIGLICÉRIDOS

Las personas con diabetes también deben vigilar los niveles de los *triglicéridos*, un tipo de grasa que se acumula en el cuerpo. Los niveles altos de triglicéridos se asocian a un mayor riesgo de padecer enfermedades cardiacas y vasculares entre los diabéticos. Si usted no tuviera diabetes, su doctor le recomendaría mantener el nivel de triglicéridos en la sangre en menos de 200 mg/dl, en ayunas. En las personas con un riesgo mayor al normal de padecer una enfermedad cardiaca o vascular (y eso incluye a cualquier diabético), el nivel de triglicéridos no debe exceder los 150 mg/dl.

Una alta concentración de azúcar sanguíneo incrementa los niveles de los triglicéridos en la sangre, y para reducirlos es necesario limitar el consumo de carbohidratos, bajar los kilos de más, hacer ejercicio en forma constante y evitar el alcohol.

Para elaborar un programa de alimentación saludable que incluya grasa, los especialistas recomiendan tres medidas: reducir el consumo total de grasa, sustituir la grasa saturada con grasa insaturada y limitar la ingestión diaria de colesterol en los alimentos a no más de 300 miligramos. Su dietista puede ayudarlo a decidir cuál es la mejor manera de reducir la grasa y el colesterol en la dieta. A continuación presentamos algunas alternativas:

## RECOMENDACIONES PARA REDUCIR LA GRASA Y EL COLESTEROL

- Evite los alimentos con alto contenido de grasa y colesterol, que incluyen: alimentos de origen animal como carne roja, huevos, leche entera, mantequilla o quesos de leche entera. En su lugar, prefiera leche descremada o productos lácteos a base de leche descremada. Use una margarina cuyo ingrediente principal sea el aceite líquido en lugar de mantequilla o crema agria.
- Surta el refrigerador con alimentos naturales con bajo contenido de grasa y sin colesterol, como frutas y verduras crudas.
- Cocine las aves sin pellejo, o retírelo antes de comerlas.

- Hornee, ase o cocine al vapor los alimentos en vez de freírlos.
- Use aceite antiadherente en rociador, que tiene bajo contenido calórico, o use una pizca de margarina en una sartén antiadherente. Evite la manteca de cerdo, de tocino y la que se utiliza para hacer hojaldre.
- Al preparar una receta, experimente eliminar un cuarto o un tercio de la grasa. Por ejemplo, si la receta para preparar unos panecillos requiere 1 taza de aceite, sólo use 3/4. Si el resultado es bueno, la próxima vez trate con 2/3 de taza.
- Cuando la receta requiere leche, use descremada o con bajo contenido de grasa. Si el resultado no es muy bueno, experimente con leche evaporada, que también puede usarse en cremas y batirse si está medio congelada.
- Retire la grasa de las salsas y la sopa con un separador de grasa (un pequeño recogedor especialmente diseñado para eso). O bien refrigere la comida durante la noche y al día siguiente retire la grasa cuajada.
- En sus recetas sustituya la crema agria con yogurt de bajo contenido de grasa o sin grasa. Para evitar que se separe en los alimentos cocinados, mezcle una pequeña cantidad de harina o de maicena (1 cucharada) con el yogurt.
- La mitad o toda la carne molida de res que requiere la receta sustitúyala con pavo o carne blanca de pollo molida.
- No coma más de 2 ó 4 huevos a la semana. Cada huevo grande tiene unos 213 miligramos de colesterol. En las recetas, sustituya un huevo entero con una clara, o use sustitutos de huevo.

Otra forma de reducir la grasa es consumir productos que contengan *sustitutos de grasa*. La mayor parte de esos sustitutos se fabrican a base de sustancias naturales y se dividen en tres categorías:

- *A base de carbohidratos:* excelentes espesadores y estabilizadores; se usan en muchas fórmulas alimentarias, como margarina, mayonesa y postres horneados.
- *A base de proteínas:* excelentes para los productos congelados y refrigerados, como productos lácteos, cremosos y alimentos preparados, como pizza.
- *A base de grasa:* después de una alteración química, tienen menos calorías que la grasa o ninguna en absoluto. Son muy estables cuando se les calienta y, por lo tanto, son buenos para freír.

Por ejemplo, el producto llamado *Simplesse* es un sustituto a base de proteínas, hecho de azúcar y proteínas provenientes de la clara de huevo y la leche, batidas en una emulsión cremosa para dar volumen. *Simplese* se usa en postres congelados, "dips" (*salsas*) y otros productos, pero al igual que el aspartame, sustituto del azúcar, no puede usarse para cocinar o freír porque forma grumos como la clara de huevo al calentarse. Este producto aporta unas cuantas calorías menos que los productos normales, pero mucha menos grasa.

Sin embargo, coma sólo una pequeña porción de los productos que contengan este sustituto de grasa porque también pueden contener azúcar. Y recuerde preguntar a su dietista cómo calcular los carbohidratos en la dieta general.

## FIBRA

La fibra es un carbohidrato que proviene de granos enteros, verduras, frutas, nueces y semillas. Es la parte de la planta que el cuerpo humano no puede digerir o absorber. Por lo tanto, la fibra no aporta calorías, pero sí agrega "volumen" a las comidas y le ayuda a sentirse satisfecho.

Hay dos tipos diferentes de fibra. La fibra *insoluble en agua*, como su nombre lo indica, no se disuelve en agua. Ayuda a que el tracto digestivo funcione bien empujando los desechos por los intestinos. Previene o alivia el estreñimiento. El salvado pertenece a este tipo de fibra y se encuentra en productos como hojuelas y panecillos de salvado, así como en el pan integral.

La fibra  soluble en agua se disuelve en agua y se convierte en una "gelatina pegajosa" que retarda el paso de los alimentos del estómago a los intestinos. Esta forma de fibra es especialmente buena para las personas enfermas de diabetes porque ayuda a reducir el nivel de colesterol.

A continuación presentamos algunas formas para aumentar el contenido de fibra en la dieta:

- Prefiera panes y cereales integrales, en lugar de productos de harina refinada.
- Agregue 1 cucharada de salvado natural, cereal de salvado, avena o germen de trigo a las ensaladas de verduras crudas, al puré de manzana, al cereal caliente y al queso *cottage*.
- Use avena en lugar de pan molido en las recetas.
- Incluya frutas y verduras con cáscara cuando sea posible, por ejemplo: papa al horno y manzanas sin pelar.
- Coma frijoles y otras leguminosas.
- Beba de 6 a 8 vasos de agua al día para ayudar al cuerpo a aprovechar la fibra al máximo.

## AZÚCAR

Si se consumen grandes cantidades de alimentos ricos en azúcar puede incrementarse en exceso el nivel de azúcar en la sangre. Esto se debe a que los carbohidratos se digieren rápidamente en el tracto intestinal y se convierten en glucosa, lo que les permite entrar en el torrente sanguíneo en forma inmediata. Si usted no tiene suficiente insulina en la sangre para manejar ese excedente, los niveles de azúcar sanguíneo podrían elevarse demasiado.

## ALIMENTOS RICOS EN AZÚCAR

Los alimentos que citamos a continuación son ricos en azúcar y pueden causar problemas en el control de la diabetes. Si usted cuenta los carbohidratos en su plan de alimentación quizá pueda usar estas técnicas para incorporar algunos de esos alimentos en su dieta. En las Listas de Equivalen-tes que aparecen al final del libro encontrará que el tamaño de las porciones de los alimentos ricos en azúcar son más pequeñas que los equivalentes con menor contenido de azúcar. Por ejemplo:

yogurt sin azúcar-1 taza             vs.             yogurt de frutas normal 1/3 taza

miel ligera para hot-cakes 2 cda.    vs.             miel normal para hot-cakes 1 cda.

Su médico o su dietista quizá le lleguen a recomendar algunos de estos alimentos ricos en carbohidratos para controlar las bajas concentraciones de azúcar sanguíneo o durante los días en que padezca alguna otra enfermedad (véase Capítulo 13).

Evite los alimentos que aparecen a continuación mientras no consulte un dietista y aprenda cómo incluirlos en su plan de alimentación.

Alcohol*: vinos dulces, licores, cordiales
Dulces
Bebidas gaseosas con azúcar, incluidos los refrescos (sodas) normales
Cereales (cubiertos de azúcar)
Chicle (normal)
Dátiles, higos y otras frutas secas
Postres que contengan azúcar
Pastel
Galletas con relleno o cubiertas
Helados, malteadas, refrescos (sodas) y *sundaes* (sodas con helados, frutas y nueces molidas.)
Helados con menor contenido de grasa
Gelatinas con azúcar
Tarta
Pudín
Nieve

* El alcohol puede interferir en el control de la diabetes. Consulte siempre a su doctor o dietista antes de consumirlo. Véase el Capítulo 21 para mayor información sobre el efecto del alcohol en el cuidado de la diabetes.

Fructosa
Yogurt de frutas
Miel
Mermeladas, compotas y jaleas (no dietéticas)
Pastas
Conservas
Alimentos "dietéticos" especiales
Azúcar
Bebidas de frutas endulzadas con azúcar (Kool-Aid, Hi-C, etc.)
Leche condensada endulzada
Jarabes (maple, melazas, etc.)

## TIPOS DE AZÚCAR Y EDULCORANTES

No porque sea diabético tiene que renunciar por completo a lo "dulce de la vida". Hay gran variedad de edulcorantes en el mercado que podrá incluir en su programa de alimentación. Sin embargo, no todos los edulcorantes son iguales; pueden tener un efecto diferente en los niveles de glucosa sanguínea y grasa sanguínea (lípidos). El Cuadro 4-1, "Azúcares, edulcorantes y dulces", está diseñado para ayudarle a comprender los diferentes tipos de edulcorantes disponibles.

En el cuadro aparecen la mayoría de los edulcorantes en el mercado, marcas y nombres comunes con que se les conoce. Los edulcorantes no nutritivos no aportan calorías y pueden consumirlos niños y adultos por igual. Es recomendable que las mujeres embarazadas no ingieran sacarina.

Los edulcorantes que contienen calorías (llamados edulcorantes nutritivos) incidirán en el azúcar sanguíneo. Este tipo de edulcorantes pertenecen a los carbohidratos y contienen 4 calorías por gramo. Se puede incorporar en la dieta determinada cantidad de estos edulcorantes, pero es muy importante controlar las porciones. Su dietista le puede explicar cómo hacerlo dependiendo de si está siguiendo un plan de intercambio de alimentos, de recuento de carbohidratos o cualquier otra técnica para planear la dieta.

Los edulcorantes no nutritivos contienen pocas calorías, o a veces ninguna; por lo tanto, se les conoce como edulcorantes *no calóricos*. No tienen ninguna repercusión en el azúcar sanguíneo, de manera que el diabético puede usarlos. Usted irá descubriendo que cada uno de los edulcorantes tiene diferentes propiedades y sabores. Pruebe varios, dependiendo de la forma en que piense usarlos.

## CUADRO 4-1. AZÚCARES, EDULCORANTES Y DULCES

| EDULCORANTE NO NUTRITIVO (NO CALÓRICO) | NOMBRE COMÚN | COMENTARIOS Y APLICACIONES |
|---|---|---|
| Aspartame | Aspartarme Spoonfuls Sweetmate | 180 veces más dulce que la sacarosa. Pierde su efecto endulzante al calentarse. No se recomienda su uso para cocinar u hornear. Puede usarse durante el embarazo. |
| Sacarina | Sucaryl Sugar Twin Sweet Magic Sweet'N Low Zero-Cal | 375 veces más dulce que la sacarosa. Puede usarse para cocinar u hornear. |
| Acesulfame-K | Sweet One Swiss Sweet | 200 veces más dulce que la sacarosa. Puede usarse para cocinar u horneara. |

| EDULCORANTE NO NUTRITIVO (NO CALÓRICO) | NOMBRE COMÚN | COMENTARIOS Y APLICACIONES |
|---|---|---|
| Algarrobo | Harina de algarrobo Algarrobo en polvo | 75% sacarosa, glucosa y/o fructosa. Sabe a chocolate. |
| Chocolate | Agridulce Chocolate de leche, amargo | 40%-43% sacarosa. |
| Fructosa | Azúcar de fruta Levulose | 100% azúcar de frutas. |
| Glucosa | Azúcar de maíz Dextrosa Azúcar de uva | No tan dulce como la sacarosa. |

| | | |
|---|---|---|
| Miel | Miel solificada<br>Panal de miel | Aproximadamente 35% glucosa, 40% fructosa más agua. |
| Lactosa | Azúcar de leche | 50% glucosa. No tan dulce como la sacarosa. |
| Maltosa | | 100% glucosa. No tan dulce como la sacarosa. |
| Melazas | Black strap<br>Jarabe<br>Azúcar refinada | 50%-75% sacarosa y azúcar invertida. |
| Sacarosa | Azúcar de remolacha<br>Azúcar morena<br>Azúcar de caña<br>Azúcar para repostería<br>Azúcar invertida<br>Azúcar en polvo<br>Azúcar sin refinar<br>Azúcar de mesa<br>Turbinado | 50% glucosa.<br>50% fructosa. |
| Alcohol de caña | Dulcitol<br>Mannitol<br>Sorbitol<br>Xylitol<br>Almidón hidrogenado e hidrolisado | No tan dulce como la sacarosa. Puede causar diarrea. |
| Jarabes | Jarabe de maíz<br>Jarabe de maíz y/o de fructosa<br>Jarabes ricos en fructosa<br>Miel de maple<br>Melasas<br>Azúcar de caña<br>Jarabe de sorgo | Principalmente glucosa |

## OTRAS OPCIONES PARA ENDULZAR LOS ALIMENTOS

Una forma sencilla de conservar lo dulce en la dieta sin correr el riesgo de que aumente el azúcar en la sangre, es reducir la cantidad de azúcar que usamos normalmente. En la mayoría de las recetas se puede disminuir una tercera parte del azúcar sin alterar el sabor y la textura. Por ejemplo, si en la receta dice 1 taza de azúcar, use 2/3, y la próxima vez, sólo 1/2 taza. Busque recetas que no contengan más de 1 cucharada de azúcar por porción (1 taza de azúcar equivale a 48 cucharadas).

Otra forma de no prescindir de lo dulce en las comidas es estar consciente de que muchas frutas tienen sabor dulce porque contienen azúcares naturales. Las frutas son una buena opción para endulzar.

## EDULCORANTES ARTIFICIALES O NO NUTRITIVOS

También se puede reducir la ingestión de carbohidratos derivados del azúcar con edulcorantes artificiales. Por ejemplo, el aspartame (conocido también como *Nutrasweet*) puede emplearse en recetas que requieran menos de 20 minutos de horno, como galletas o postres congelados. El aspartame pierde sus propiedades endulzantes bajo los efectos del calor, así que no se recomienda usarlo, por ejemplo, en la preparación de una tarta de manzana que debe hornearse durante mucho tiempo. Hay edulcorantes que pueden usarse para cocinar y hornear: sacarina (Sweet Magic, Sweet 'N Low, Sugar Twin) y acesulfame-K (Sweet One).

No se puede sustituir completamente el azúcar con edulcorantes artificiales en pasteles o pan dulce. ¿Por qué? Porque el azúcar da volumen y endulza a la vez las recetas. En lugar de usar sólo edulcorantes, intente una combinación de azúcar y un sustituto. Reduzca 1/3 o un 1/2 la cantidad de azúcar y remplácela con un edulcorante artificial.

La tabla que aparece a continuación le ayudará a calcular las cantidades correctas de sustitutos de azúcar que puede emplear. A la larga, es mejor usar un poco de cada tipo de sustituto que mucho de uno solo.

### GUÍA PARA USAR SUSTITUTOS DEL AZÚCAR EN LUGAR DE AZÚCAR

| AZÚCAR | EQUAL (ASPARTAME) | SWEET 'N LOW (SACARINA) | SWEET ONE (ACESULFAME-K) |
|---|---|---|---|
| 2 cditas. | 1 sobre | 1/5 cdita. | 1 sobre |
| 1 cda. | 1 1/2 sobres | 1/3 cdita. | 1 1/4 sobre |
| 1/4 taza | 6 sobres | 3 sobres | 3 sobres |

| | | | |
|---|---|---|---|
| 1/3 taza | 8 sobres | 4 sobres | 4 sobres |
| 1/2 taza | 12 sobres | 6 sobre (1 cda.) | 6 sobres |
| 2/3 taza | 16 sobres | 8 sobres | 8 sobres |
| 3/4 taza | 18 sobres | 9 sobres | 9 sobres |
| 1 taza | 24 sobres | 12 sobres (2 cdas.) | 12 sobres |

Otra forma más de agregar "dulce" a las recetas es usar nuez moscada, canela, vainilla o extracto de almendra en lugar de parte del azúcar. Estos saborizantes dan a los alimentos un sabor dulce sin agregar azúcar o calorías.

## ALIMENTOS "DIETÉTICOS"

Este tipo de alimentos con frecuencia se distinguen porque llevan etiquetas de "bajas calorías", en las que se proporciona el número de calorías por porción. (En la Figura 4-1 aparece la etiqueta típica de esa clase de productos, y en las páginas siguientes, las instrucciones para leerla). Algunos de esos alimentos pueden servirle para agregar sabor y variedad a su plan de alimentación, pero trate de restringir su uso a no más de 20 calorías por ración además de los alimentos incluidos en el plan, y consúmalos 2 ó 3 veces al día.

No confunda los productos con la etiqueta de "dietético" y "diabético". La palabra dietético significa que el producto ha sido alterado de alguna forma. Quizá se haya modificado u omitido un ingrediente. No necesariamente quiere decir que se trata de un producto con bajo contenido calórico. Por ejemplo, una caja de galletas marcada como dietética puede significar que no contiene sodio, pero sí grandes cantidades de azúcar. El fabricante pudo haber eliminado el azúcar de mesa (sacarosa), pero remplazarla con otro carbohidrato como el sorbitol, que aporta la misma cantidad de calorías que el azúcar. Lea con cuidado las etiquetas de los alimentos dietéticos. Consulte a su dietista si tiene alguna duda sobre cómo usar algún producto.

## ALIMENTOS CON BAJO CONTENIDO CALÓRICO (ÚSENSE EN CANTIDADES LIMITADAS)

Mermeladas y jaleas de dieta (que generalmente se encuentran en la sección de productos dietéticos de las tiendas).

Mermeladas y jaleas de frutas, como los productos Smuckers o Polaner's, con bajo contenido de azúcar.

Mermeladas y jaleas de frutas (que generalmente se encuentran cerca de las mermeladas y jaleas no dietéticas).

Jarabes de dieta, como Cary's, DiaMel o Featherweight.
Gelatinas sin azúcar.
Caramelos sin azúcar.
Chicle sin azúcar.

## SODIO

Así como debe cuidar el consumo de azúcar de mesa en las comidas, también debe estar pendiente de la cantidad de sal que ocupa. La mayor parte del sodio que comemos proviene del *cloruro de sodio* (sal de mesa) que se agrega a los alimentos procesados o a la comida casera durante su preparación o consumo.

El sodio no es un nutriente, es un mineral. Como tal, contiene moléculas que pueden convertirse en energía. Sin embargo, el organismo necesita algunos minerales, como el sodio, para funcionar correctamente. Por ejemplo, el sodio sirve para controlar el equilibrio del agua en el cuerpo y mantener la presión arterial.

La mayoría de los estadounidenses come mucho más sodio del que necesitaría. Se ha demostrado que el sodio puede llegar a influir en cierto tipo de hipertensión (*presión arterial alta*), problema que tienden a presentar los diabéticos. Sin embargo, aunque no todas las personas que padecen diabetes tienen la presión arterial alta y no siempre se agrava este trastorno con el sodio, se recomienda a los diabéticos limitar su consumo diario de sodio a 2,400 miligramos. Al reducirse la ingestión de sodio, disminuye el riesgo de agravar la hipertensión y de padecer trastornos cardiovasculares.

## FORMAS DE REDUCIR EL SODIO

- Use poca sal al cocinar o durante la comida. Siempre pruebe los alimentos antes de agregarles sal.
- Consuma menos productos enlatados, envasados y de fácil preparación, ya que generalmente contienen más sodio.
- Prefiera refrigerios con bajo contenido de sodio. En lugar de papas fritas, nueces y galletas saladas, coma verduras crudas, galletas sin sal y frutas.
- Use condimentos con bajo contenido de sodio. En lugar de sal, mostaza, catsup, salsas y otro tipo de saborizantes con sal, use hierbas y especies, cebolla, pimienta, jugo de limón y vinagre.
- Coma menos carnes ahumadas o curadas como tocino, salchichas y carnes frías. En su lugar consuma pollo, pavo rebanado y rosbif (carne de res).
- Lea las etiquetas de los productos, en las que se indica con toda claridad el contenido de sodio.

## VITAMINAS Y MINERALES

Por último, aunque no por eso sean menos importantes, están las vitaminas y los minerales, como calcio, hierro, potasio y zinc. No pueden faltar estas sustancias —aunque sea en pequeñas cantidades— en los alimentos que ingerimos. Son muy importantes porque ayudan al organismo a procesar los alimentos y a llevar a cabo muchas otras funciones.

Los diabéticos con frecuencia preguntan si deben tomar complementos vitamínicos y minerales; es decir, cápsulas o tabletas a la venta en farmacias o tiendas del ramo. Si su dieta es balanceada —que es la intención de seguir un plan de alimentación— es probable que no los necesite. Sin embargo, estudios médicos recientes demuestran que ciertas vitaminas, en particular las vitaminas C y E, ayudan a prevenir algunas complicaciones a largo plazo de la diabetes, como cataratas, retinopatías, trastornos nerviosos y enfermedades vasculares. Otros padecimientos o tratamientos médicos llegan a afectar el equilibrio mineral de algunas personas y, por ende, su diabetes. Consulte a su médico si usted está entre esas personas.

El punto clave es: si desea tomar un complemento vitamínico y mineral, consulte al equipo médico que lo atiende. Algunas de estas sustancias pueden ser tóxicas si se ingieren en grandes cantidades, así que es importante sólo tomar la dosis recomendada.

## LECTURA DE LAS ETIQUETAS

Si usted se fija en el empaque de la mayoría de los alimentos, encontrará información detallada sobre nutrición. Gracias a los nuevos reglamentos impuestos por el gobierno de los Estados Unidos, esta información indica claramente la cantidad de carbohidratos, sodio, colesterol y grasa que contiene un producto, así usted puede decidir si le conviene o no. De acuerdo con las disposiciones de la Administración de Alimentos y Medicamentos (FDA, por sus siglas en inglés), las etiquetas de los productos estadounidenses deben incluir la "Información nutricional". Encontrará el contenido calórico del producto y cuántas calorías provienen de la grasa. Las etiquetas también deben incluir las cantidades de grasa saturada, colesterol, sodio, carbohidratos (inclusive azúcares y fibra) y proteínas. El contenido de vitaminas y minerales, como vitaminas A y C, calcio y hierro, también aparece en las etiquetas.

La Figura 4-1 es una muestra representativa de la etiquetas de los productos. Revisemos cada uno de sus elementos para que usted sepa cómo determinar si puede incluir el producto en su plan de alimentación. Pero si después de leerla, tiene dudas, consulte las Listas de Equivalentes que aparecen en el Apéndice de este libro, o consulte a su dietista.

## TAMAÑO DE UNA PORCIÓN

El tamaño de la porción que se especifica en el paquete puede ser mucho menor o mucho mayor de la que usted comería normalmente. De manera que primero tiene que determinar a cuánto equivale una porción para usted, ya que la información nutricional de la etiqueta corresponde directamente al tamaño de una porción. Si está acostumbrado a comer más de lo que se considera una porción, debe tomar en cuenta la cantidad adicional. Si adquiere un producto, será mejor que se limite a la porción recomendada por su dietista.

---

# INFORMACIÓN NUTRICIONAL

Porción 1/2 taza (114 g)
Porciones por paquete 4

**Cantidad por porción**

**Calorías** 260 Calorías provenientes de la grasa 120

| | **% Valor diario*** |
|---|---|
| **Total de grasa** 13 g | 20% |
| Grasa saturada 5 g | 25% |
| **Colesterol** 30 mg | 10% |
| **Sodio** 660 mg | 28% |
| **Total de carbohidratos** 31 g | 10% |
| Fibra 0 g | 0% |
| Azúcar 5 g | |
| **Proteínas** 5g | |

| | | | |
|---|---|---|---|
| Vitamina A 4% | • | Vitamina C 2% | |
| Calcio 15% | • | Hierro 4% | |

*Los Valores Diarios se basan en una dieta de 2,000 calorías. Sus valores diarios pueden ser más altos o más bajos dependiendo de sus necesidades calóricas:

| | Calorías: | 2,000 | 2,500 |
|---|---|---|---|
| Total de grasa | Menos de | 65 g | 80 g |
| Grasa saturada | Menos de | 20 g | 25 g |
| Colesterol | Menos de | 300 g | 300 mg |
| Sodio | Menos de | 2,400 mg | 2,400 mg |
| Total de carbohidratos | | 300 g | 375 g |
| Fibra | | 25 g | 30 g |

Calorías por gramo:

Grasa 9 • Carbohidratos 4 • Proteínas 4

**Figura 4-1**

---

## CARBOHIDRATOS

Ahora bien, dado que las recomendaciones para los diabéticos con respecto al consumo de azúcar se han relajado un poco, y gracias a la ley aprobada en 1994 relativa a las etiquetas, fíjese en la cantidad total de carbohidratos indicada en la etiqueta de los productos y no en la lista de ingredientes. Debajo del rubro "Total decarbohidratos" aparece la cantidad de "azúcares" y de "fibra". Si bien los diabéticos se han preocupado durante muchos años por la palabra "azúcar", en realidad lo que importa son los carbohidratos totales.

## TIPOS DE GRASA

Es mejor elegir productos hechos a base de grasas monoinsaturadas o poliinsaturadas; es decir, grasas derivadas de productos no animales, como los aceites vegetales. Prefiera productos que incluyan aceites de oliva, canola, maíz y cártamo. Estas grasas tienden a aumentar el colesterol "bueno" que circula en la sangre sin aumentar la concentración de colesterol "malo".

Evite productos que incluyan grasas saturadas, como grasa de res o de cerdo, mantequilla, aceite de coco o de palma. Tenga cuidado con los ingredientes denominados "aceites parcialmente hidrogenados", que quizá en un principio sean insaturados, pero al ser procesados se vuelven más saturados. Cuando piense en adquirir productos procesados o de fácil preparación que contengan grasa, procure elegir aquéllos que pueda incluir en su plan de alimentación.

## SODIO POR PORCIÓN

El sodio aparece en las etiquetas en miligramos (mg) por porción. Si piensa mantener un nivel de sodio bajo, elija alimentos con menos de 400 mg por porción o menos de 800 mg si se trata de productos de fácil preparación o del platillo principal.

## CLASIFICACIÓN DE LOS INGREDIENTES

Los ingredientes nutricionales de un producto aparecen en orden descendente por peso. En primer lugar aparece el ingrediente más abundante por peso; el último ingrediente de la lista es el que está presente en menor cantidad. Si está siguiendo el plan de intercambio de alimentos, esta información le será muy útil para determinar si le conviene el producto. Le proporcionaremos mayor información más adelante.

## ALIMENTOS PREPARADOS

Todas las tiendas de abarrotes están surtidas con una amplia gama de alimentos preparados, platillos y cenas listas para servirse. ¿Usted puede comerlos? En muchos casos, sí. La información que aparece a continuación le ayudará a aprender cómo incluir varios de esos alimentos preparados en su plan de alimentación.

Para decidir si debe incluir en su plan de alimentación un determinado alimento preparado debe calcular cuántas "opciones" de los diferentes grupos de alimentos proporciona una porción de dicho producto. Para ello debe leer la etiqueta y comparar los nutrientes que contiene con las *Listas de Equivalentes* (véase *Apéndice*).

A continuación aparece un ejemplo típico de una etiqueta con la información nutricional de un alimento preparado. Para saber si debe incluir este producto o cualquier otro en su plan de alimentación, aplique los tres pasos del siguiente procedimiento:

## PRODUCTOS MARCA "HEALTHY EDDIE'S CHICKEN" Y "PASTA DIVAN DINNER"*

| Información nutricional | Por porción |
| --- | --- |
| Tamaño por porción | 360 gramos |
| Porciones por empaque | 1 |
| Calorías | 310 |
| Proteínas | 23 gramos |
| Carbohidratos | 45 gramos |
| Grasa | 4 gramos |

Ingredientes (lista parcial): pechuga de pollo, zanahorias, fideos con vegetales, crema dulce en polvo reconstituida, manzanas...

**Paso 1**. Identifique los ingredientes principales en la etiqueta; son los primeros de la lista (generalmente los primeros cuatro o cinco ingredientes), seguidos de otros que están presentes en menor cantidad. Los ingredientes principales de este producto son pechuga de pollo, zanahorias, fideos, crema reconstituida y manzanas.

**Paso 2**. Determine el grupo de alimentos al que pertenece cada uno de los ingredientes principales. En este ejemplo, los ingredientes principales y los grupos de alimentos a los que pertenecen son:

| | |
| --- | --- |
| Pechuga de pollo | Grupo de carnes |
| Zanahorias | Grupo de verduras |
| Fideos con verduras | Grupo de pan/almidón |
| Crema dulce en polvo reconstituida | Grupo de grasas |
| Manzanas | Grupo de frutas |

*Disponibles en E. U.

**Paso 3**. La tabla siguiente muestra los gramos de carbohidratos, proteínas y grasas en un equivalente de los diferentes grupos de frutas. La usaremos en nuestros cálculos.

| GRUPO DE ALIMENTOS | CARBOHIDRATOS (GRAMOS) | PROTEÍNAS (GRAMOS) | GRASA (GRAMOS) |
|---|---|---|---|
| Leche | | | |
|    Sin grasa (descremada) | 12 | 8 | 0 |
|    Con bajo contenido de grasa (1%) | 12 | 8 | 3 |
|    Con bajo contenido de grasa (2%) | 12 | 8 | 5 |
| Leche entera | 12 | 8 | 8 |
| Verduras | 5 | 2 | 0 |
| Frutas | 15 | 0 | 0 |
| Pan | 15 | 3 | pizca |
| Carnes | | | |
|    Sin grasa | 0 | 7 | 0 |
|    Con bajo contenido de grasa | 0 | 7 | 3 |
|    Con contenido medio de grasa | 0 | 7 | 5 |
|    Con alto contenido de grasa | 0 | 7 | 8 |
| Grasa | 0 | 0 | 5 |

Para determinar cuántos equivalentes de cada grupo de alimentos aporta una porción del producto, compare la tabla anterior con los ingredientes que aparecen en la etiqueta siguiendo los pasos que aparecen a continuación:

1. Anote los gramos de carbohidratos, proteínas y grasas presentes en una porción del producto. Por ejemplo:

| | CARBOHIDRATOS | PROTEÍNAS | GRASAS |
|---|---|---|---|
| Producto | 45 gramos | 23 gramos | 4 gramos |

2. Analice los gramos de carbohidratos, proteínas y grasas presentes en una porción del producto. Observe que 45 gramos de carbohidratos en el producto equivalen a 45 gramos en tres equivalentes de pan en la tabla de los grupos de alimentos antes presentada. Reste los gramos de carbohidratos, proteínas y grasas presentes en los tres equivalentes de pan al número de dichos nutrientes en una porción del producto.

|  | CARBOHIDRATOS | PROTEÍNAS | GRASAS |
|---|---|---|---|
| Producto | 45 | 23 | 4 |
| Tres equivalentes de pan | -45 | -9 | -0 |
| Sobrante | 0 | 14 | 4 |

La conclusión es que una porción del producto aporta tres equivalentes de pan, más algunos equivalentes adicionales.

3. Observe que los 14 gramos restantes de proteínas y los 4 gramos de grasa casi equivalen a dos equivalentes de carne con poca grasa (un equivalente de carne con poca grasa equivale a 7 gramos de proteína y 3 gramos de grasa). Reste dos equivalentes de carne al producto.

|  | CARBOHIDRATOS | PROTEÍNAS | GRASAS |
|---|---|---|---|
| Producto | 0 | 14 | 4 |
| Tres equivalentes de pan | -0 | -14 | -6 |
| Sobrante | 0 | 0 | -2 |

Resultado: Una porción aporta tres equivalentes de pan y dos de carne. Se considera insignificante la diferencia de 2 gramos entre los nutrientes que aporta el producto. Por regla, una diferencia de 2 gramos o menos no se toma en cuenta.

## CONTENIDO DE LAS ETIQUETAS

El Departamento de Agricultura de los Estados Unidos (USDA, por sus siglas en inglés) dicta las normas referentes a las etiquetas de la mayoría de los productos de carnes y aves. La Administración de Alimentos y Medicamentos (FDA, por sus siglas en inglés) controla productos lácteos, verduras, pescados y mariscos y la mayoría de los alimentos procesados. Estas dos dependencias determinan la forma como pueden usarse ciertos términos en los productos.

Los fabricantes proporcionan gran variedad de información en las etiquetas de sus productos. Por ejemplo, ¿sabe usted cuál es la diferencia entre bajo en calorías y bajo contenido de grasa? Use el glosario que aparece a continuación para seleccionar los alimentos más saludables.

A partir de mayo de 1994, la FDA exige que los términos de la lista siguiente tengan el significado que aquí se indica:

## BAJO CONTENIDO DE GRASA

-Para los productos individuales, "bajo contenido de grasa" significa no más de 3 gramos de grasa por porción.
-Para un platillo principal, "bajo contenido de grasa" significa no más de 30% de calorías de grasa.

## BAJO CONTENIDO DE GRASA SATURADA

-No más de 1 gramo de grasa saturada por porción.
-No más de 15% de calorías totales de grasa saturada.

## BAJO CONTENIDO DE SODIO

-140 mg o menos por porción.

## DIETÉTICO

-Un tercio menos de calorías o 50% menos de grasa por porción.
-Con respecto al sodio, "dietético" puede significar la mitad o menos del contenido normal de sodio, pero la etiqueta debe decir "bajo contenido de sodio".

## BAJO COLESTEROL

-Para productos individuales, no más de 20 mg de colesterol y 2 gramos o menos de grasa saturada por porción.

## REDUCIDO

-Significa que un alimento contiene 25% menos de un nutriente que un alimento comparable.

## SIN GRASA

-Sólo puede usarse en alimentos bajos en grasa o sin grasa.

## DESARROLLAR UN NUEVO ESTILO DE ALIMENTACIÓN

Su estilo de alimentación —qué, cuándo, dónde y por qué come— es muy personal. Es producto de una variedad de sabores y experiencias a lo largo de su vida. También han influido en él las tensiones de la vida cotidiana: por ejemplo, el cuidado de la familia, un empleo que exija mucho de usted y el desplazarse diariamente al trabajo. Los hábitos alimenticios se adquieren a lo largo de muchos años y es difícil cambiarlos, aunque sea necesario hacerlo por ser diabético. Sin embargo, con una nueva mentalidad, usted puede aprender muchos hábitos alimenticios saludables, reestructurar su horario y desarrollar un estilo de alimentación mucho más sano.

La clave del éxito es analizar el estilo de alimentación que ahora tiene y hacer los cambios necesarios. Empiece por llevar un diario de lo que come durante una semana. Anote QUÉ, CUÁNDO, DÓNDE y POR QUÉ come. "Qué" come es muy sencillo de contestar, pero anote todo. "Cuándo" y "dónde" también son importantes, especialmente si su diario revela un patrón de lugares y horas en los que tiende a comer de más. ¿Come más si está viendo televisión? ¿Cuando está frente al refrigerador? ¿En la cama? "Por qué" es también importante. ¿Tiene hambre realmente, o come porque está aburrido o deprimido? Cuando sea ése su estado de ánimo, trate de encontrar actividades que sustituyan la comida.

Pida a su familia y a sus amigos que lo apoyen para cambiar su estilo de alimentación. Si tiende a comer de más cuando está cocinando, quizá alguien más pueda hacerlo en su lugar. Si está tratando de bajar de peso, pídale a alguien que lo anime. Guarde en lugares poco accesibles los alimentos ricos en grasa que compran otros miembros de la familia, o de preferencia no los lleve a su casa. Haga accesible lo que debe comer. Por ejemplo, tenga a la mano un recipiente con fruta en la cocina.

Esté consciente de que los hábitos alimenticios cambian poco a poco. Están muy arraigados y es difícil modificarlos de repente. Pida ayuda al equipo médico que lo atiende. Su dietista puede sugerirle formas para preparar los alimentos y proporcionarle nuevas recetas y apoyo. Si lleva usted un control casero de su nivel de glucosa en sangre aprenderá cómo incorporar los alimentos que pensaba que no podía comer. Recuerde, no está tratando de seguir un régimen a corto plazo, va a dedicar toda su vida a comer en forma saludable, lo que le ayudará a controlar correctamente la diabetes y beneficiará su estado de salud en general.

# CAPÍTULO 5

# TRATAMIENTO A BASE DE EJERCICIO

El cuerpo está hecho para moverse: brazos que se doblan, piernas que corren y un corazón que late cada segundo del día. Tiene sentido pensar que si algo fue hecho para moverse, es recomendable que se mueva con regularidad. De hecho, el ejercicio es bueno para todos. Ayuda a tonificar y fortalecer los músculos; mantiene en buenas condiciones al corazón y a los pulmones para que trabajen con mayor eficacia y usted tenga más energía.

## ¿POR QUÉ NECESITA HACER EJERCICIO?

El ejercicio constante es especialmente bueno para el diabético. Le brinda beneficios que notará todos los días de su vida. Si se practica a diario, el ejercicio ayuda a mantener el azúcar sanguíneo en niveles normales. Una actividad física regular tendrá como resultado casi inmediato que las células del organismo sean más sensibles a la insulina, lo que la hace más efectiva y permite al diabético usar menos medicamentos. De hecho, los investigadores sugieren que el ejercicio también previene la diabetes Tipo II. Las personas en riesgo de enfermar de ese tipo de diabetes —quienes tienen sobrepeso, más de 40 años o antecedentes familiares de diabetes— harían bien en darle prioridad a la práctica de un ejercicio.

¿En qué otra forma le beneficia el ejercicio constante? Ayuda a disminuir los niveles de colesterol "malo" (LBD) y los triglicéridos en la sangre. Si tiene mucha grasa sanguínea, es más probable que desarrolle una enfermedad vascular, la *arteriosclerosis*, lo que ocurre en ese caso es que los depósitos de grasa se acumulan en las arterias y las tapan. La situación es especialmente grave cuando se forman residuos en los vasos que irrigan el corazón y el cerebro. Con el tiempo, las arterias de estos órganos vitales se cierran y ocasionan un ataque cardíaco.

El ejercicio también incrementa el nivel de colesterol "bueno" (LAD). Este tipo de colesterol "barre" los depósitos de grasa de las arterias y lo protege a usted contra enfermedades vasculares. Las personas con diabetes están más expuestas a presentar esos padecimientos. Es por eso tan importante que usted disminuya el colesterol en la sangre con una buena nutrición y ejercicio.

Por último, si tiene exceso de peso, un programa de ejercicio constante le ayudará mucho a bajar los kilos que le sobran. Aunado a un buen plan de alimentación, el ejercicio puede ayudarlo a alcanzar su peso ideal y mantenerlo; se verá y se sentirá mejor. Y la diabetes se puede controlar más fácilmente.

## CÓMO INFLUYE EL EJERCICIO EN EL AZÚCAR SANGUÍNEO

El ejercicio, la dieta y los medicamentos son parte de un delicado equilibrio; juntos mantienen el azúcar sanguíneo en niveles normales. Es importante saber cómo influye el ejercicio en el azúcar sanguíneo. De esa manera entenderá mejor cómo ajustar alimentos y medicamentos al tiempo que hace ejercicio.

El ejercicio involucra a los músculos, en particular los grandes músculos esqueléticos de brazos y piernas. Los músculos generalmente usan dos combustibles —glucosa (azúcar sanguíneo) y ácidos grasos— para obtener la energía que necesitan. Presentamos a continuación la forma en que el cuerpo quema combustible durante el ejercicio:

*Fase 1.*   Durante los primeros episodios de actividad, los músculos del cuerpo usan su propia reserva de azúcar.

*Fase 2.*   A medida que avanza el ejercicio, el cuerpo usa el azúcar acumulada en el hígado, que es transportada por el torrente sanguíneo a los músculos. En esta fase se reabastece el azúcar sanguíneo.

*Fase 3.*   Después de 30 a 40 minutos, el cuerpo empieza a quemar grasa en forma de ácidos grasos para obtener combustible.

La insulina desempeña un papel clave en el ejercicio porque permite al cuerpo usar el azúcar sanguíneo para obtener energía. Además de la insulina, otras hormonas entran en acción durante el ejercicio y le indican al hígado producir más o menos glucosa, según sea necesario. También provocan el desdoblamiento de tejido graso en ácidos grasos.

## BAJO NIVEL DE INSULINA

¿Qué sucede si *no hay suficiente* insulina circulando en la sangre durante el ejercicio? Sin la insulina necesaria, la glucosa no puede llegar a las células para suministrarles energía, por lo que empieza a acumularse en la sangre. El hígado interpreta que las células están "ávidas" de glucosa y, equivocadamente, empieza a fabricar *más* glucosa y a bombearla al torrente sanguíneo. No había suficiente insulina que se hiciera cargo de la glucosa desde un principio y ahora hay aún más. Resultado: los músculos no reciben glucosa y el nivel de azúcar en la sangre aumenta cada vez más.

## ALTO NIVEL DE INSULINA

Ahora veamos el otro lado de la moneda. ¿Qué sucede si hay *demasiada* insulina en la sangre durante el ejercicio? Al detectar el alto nivel de insulina, el hígado supone equivocadamente que hay bastante glucosa disponible, así que baja su producción. Al mismo tiempo, los músculos consumen más. Resultado: el nivel de azúcar en la sangre baja rápidamente, y a veces provoca una fuerte disminución del azúcar sanguíneo (*hipoglucemia*).

## CUÁNDO DEBE PRACTICARSE EL EJERCICIO

Por todas las razones ya explicadas, NO empiece un programa de ejercicio si su nivel de azúcar sanguíneo es superior a 240 mg/dl sin antes practicarse una prueba de orina para detectar cetonas (véase Capítulo 10 para mayor información sobre cómo realizar una prueba de cetonas). Estas sustancias se producen cuando el cuerpo empieza a quemar ácidos grasos. Si hay cetonas no haga ejercicio hasta que la causa del problema se haya detectado y corregido. Si el nivel de azúcar sanguíneo es de más de 240 mg/dl, pero no hay cetonas, siga las recomendaciones que aparecen a continuación, dependiendo del tipo de diabetes que padezca.

- *Tipo I* - No haga ejercicio si el nivel de azúcar sanguíneo es de 300 mg/dl o más elevado.
- *Niños con Tipo I* - No haga ejercicio si el nivel de azúcar sanguíneo es de 400 mg/dl o más elevado.
- *Tipo II* - Independientemente de que use insulina o no, no haga ejercicio si su nivel de azúcar sanguíneao es de 400 mg/dl o más elevado.

## CÓMO CREAR SU PROPIO PROGRAMA DE EJERCICIO

¿Cuál es un buen programa de ejercicio? En realidad, no hay un solo programa que sea adecuado para todas las personas enfermas de diabetes. Usted tiene que crear uno que vaya de acuerdo con su forma de vida, intereses y habilidades físicas. Consulte un especialista, un *fisiólogo*, que conoce las reacciones del cuerpo al ejercicio. Esta persona debe formar parte del equipo médico que lo atiende, ya que juntos, y siguiendo pautas generales para las personas con diabetes, pueden crear un programa que se ajuste a sus necesidades médicas y a su forma de vida.

## CONSULTE A SU MÉDICO

Antes de empezar un nuevo programa de ejercicio, consulte a su médico sobre su condición física general. Tenga o no tenga diabetes, es importante la aprobación de un doctor, pero es especialmente importante si es diabético. Hacer ejercicio es "indispensable" si tiene más de 35 años o si ha estado enfermo de diabetes durante 20 años o más. Algunos tipos de ejercicios pueden ser peligrosos para personas con determinadas complicaciones causadas por la diabetes. Por ejemplo, las enfermedades oculares pueden empeorar con el ejercicio que incluye rebotes e impactos. Las personas con diabetes también deben cuidarse los pies si padecen alguna neuropatía o problemas circulatorios. Y si padecen un trastorno cardiaco, deben evitar el ejercicio que signifique esfuerzo para el corazón.

## ASEGÚRESE DE CONTROLAR LA DIABETES

Antes de empezar el programa de ejercicio, asegúrese de controlar adecuadamente la diabetes y de saber qué cambios adoptar ahora que va a incrementar su ritmo de actividad. Si empieza a hacer ejercicio cuando todavía no controla completamente la diabetes, puede provocarse serios problemas como la *cetoacidosis*. Esta situación se presenta cuando la sangre se vuelve demasiado ácida debido a la acumulación de cetonas y puede llegar a provocar estado de coma e incluso la muerte.

## ELIJA EL EJERCICIO QUE MÁS LE CONVENGA

El mejor ejercicio para una persona con diabetes es una actividad constante que consuma grandes cantidades de energía durante un lapso de 20 a 40 minutos sin interrupción. Por ejemplo: caminar rápidamente, correr, trotar, andar en bicicleta, jugar tenis, esquiar a campo traviesa, raquetbol, natación y brincar la cuerda. Estas actividades ayudan a controlar el nivel del azúcar sanguíneo. Algunos tipos de ejercicio son menos efectivos, como aquellos en que el movimiento se interrumpe. El boliche, el softbol y algunos tipos de calistenia consumen poca energía. Consulte a su médico o a su fisiólogo sobre qué actividad es más conveniente. Recuerde que hay cierto ejercicio que deberá evitar, dependiendo de su condición física.

## ELIJA ACTIVIDADES QUE DISFRUTE

El ejercicio es más fácil cuando se disfruta. Si elige una actividad agotadora es posible que "deserte" pronto. Por fortuna, hay muchas actividades que ayudan al diabético a controlar su sangre, como se muestra en el Cuadro 5-1. Al elegir una forma de ejercicio, tome en cuenta si el equipo y las instalaciones que requiere son accesibles, considerando al lugar donde vive y trabaja. De lo contrario, quizá se desaliente y abandone el programa. Caminar es una de las mejores formas de ejercitarse.

### CUADRO 5-1. ACTIVIDADES FÍSICAS PARA EL DIABÉTICO

| *Actividades individuales* | *Actividades en equipo* |
|---|---|
| Caminata rápida | Futbol soccer |
| Natación | Basquetbol |
| Danza | Lacrosse |
| Remo | Volibol (a un ritmo intenso) |
| Badminton | Hockey (sobre hielo o pasto) |
| Luchas | |
| Salto con vallas | *Otras actividades, si se practican* |
| Calistenia | *con la intensidad adecuada* |
| Handball | Cavar |
| Raquetbol | Cortar el pasto |
| Correr o trotar | Cortar madera |
| Andar en bicicleta (aun la fija) | Agricultura |
| Saltar la cuerda | |
| Esquiar (cuesta abajo o a campo traviesa) | |
| Patinar (con patines de hielo o ruedas) | |
| Golf (sólo si se camina rápidamente) | |
| Subir escaleras | |
| Tenis | |
| Squash | |

## PRACTICAR EJERCICIO CON REGULARIDAD

Es mejor hacer ejercicio todos los días, pero si no le es posible, planee practicarlo por lo menos un día sí y otro no (de 3 a 4 veces a la semana). Es esencial para controlar el nivel del azúcar sanguíneo. Si no encuentra el momento adecuado para practicarlo, revise su itinerario e identifique los días y las horas en que sí podría, quizá antes o después de irse a trabajar o durante la hora de la comida. Para cumplir con una rutina, elabore un calendario y péguelo donde lo vea, en una puerta o en el espejo del baño.

## IDENTIFIQUE EL MEJOR MOMENTO PARA PRACTICAR EJERCICIO

Obtendrá mejores resultados si hace ejercicio en el momento más apropiado. El ejercicio le ayuda a disminuir el nivel de azúcar sanguíneo. Por ese motivo, es muy importante elegir el mejor momento para hacerlo. De lo contrario, tendrá que comer más para mantener bajo el nivel de azúcar en la sangre y esto podría repercutir en su programa de control de peso.

En general, el mejor momento para hacer ejercicio es una hora después de las comidas, cuando está más elevado el nivel del azúcar sanguíneo y el riesgo de una hipoglucemia (bajo nivel de azúcar) es mínimo. Por otro lado, es más factible que pierda peso porque no tendrá que comer de más para mantener bajo el nivel de azúcar. No es conveniente hacer ejercicio cuando los medicamentos para la diabetes o las inyecciones de insulina están en plena actividad, ya que también de esa manera puede provocarse hipoglucemia.

## VERIFIQUE EL NIVEL DEL AZÚCAR SANGUÍNEO

Durante las primeras tres semanas del programa de ejercicio, no es mala idea verificar el nivel de azúcar cuatro veces al día, antes de cada comida y al acostarse. Si usa insulina, también debe verificar el nivel de azúcar antes de cada sesión de ejercicio y anotar la última vez que comió. Todos los diabéticos deben comprobar el nivel de azúcar al terminar de hacer ejercicio, o por lo menos 15 minutos después. De esa manera, descubrirá oportunamente cualquier problema que pueda tener para controlar el azúcar en la sangre.

## CÓMO ACTUAR SI AUMENTA O DISMINUYE EL NIVEL DE AZÚCAR SANGUÍNEO

Si usa insulina, el nivel de azúcar sanguíneo fluctuará entre 100 y 120 mg/dl después de hacer ejercicio. Independientemente de que tome algún medicamento, el nivel de azúcar no debe ser inferior a 80 mg/dl. Si queda fuera del margen normal después de hacer ejercicio, puede tomar algunas medidas para controlarlo. Los ajustes más importantes en la alimentación y los medicamentos se analizan con mayor detalle en este capítulo.

## EMPIECE EL PROGRAMA DE EJERCICIO GRADUALMENTE

No se meta de lleno en el programa de ejercicio. Si hasta ahora no ha sido una persona muy activa, empiece con un breve periodo de ejercicio. Las investigaciones realizadas al respecto muestran que es mejor una rutina breve de ejercicio que nada en absoluto. Para empezar el programa poco a poco, camine de 10 a 20 minutos diarios, después aumente a 30 ó 45 minutos al día durante varias semanas. Siempre lleve a cabo un calentamiento previo y termine con ejercicios de enfriamiento.

El Cuadro 5-2 puede ayudarle a determinar con qué frecuencia y durante cuánto tiempo debe hacer ejercicio cada semana. Primero, observe la columna de la izquierda para elegir el nivel de actividad que describa mejor su situación actual. Pase a la segunda columna para saber con qué frecuencia debe hacer ejercicio. La tercera columna identifica la duración de la rutina, y la cuarta, el tiempo por semana. La quinta columna identifica la intensidad del ejercicio, es decir, el ritmo cardiaco que debe alcanzar durante la sesión.

## CUADRO 5-2. TRATAMIENTO DE EJERCICIO

Este cuadro enumera varios de los niveles de actividad por frecuencia, duración, tiempo e intensidad. Aunque actualmente usted sea más activo que la gente "sedentaria", debe empezar en ese nivel e ir aumentando duración, frecuencia e intensidad.

| NIVEL DE ACTIVIDAD | FRECUENCIA (SESIONES POR SEMANA) | DURACIÓN (MINUTOS POR SESIÓN) | TIEMPO TOTAL POR SEMANA (MINUTOS) | INTENSIDAD (RITMO CARDIACO DURANTE EL EJERCICIO) |
|---|---|---|---|---|
| Sedentario | 4-6 | 10-20 | 40-80 | 100-120 |
| Algo activo | 4-6 | 15-30 | 90-120 | 100-130 |
| Moderadamente activo | 3-5 | 30-45 | 120-180 | 110-140 |
| Muy activo | 3-5 | 30-60 | 180-300 | 120-160 |
| Atlético | 5-7 | 60-120 | 300-840 | 140-190 |

## PONGA SU CORAZÓN A HACER EJERCICIO

El ejercicio no sólo le ayuda a controlar la diabetes, sino que también contribuye a la buena salud del corazón. Esto sólo ocurre cuando el ejercicio es suficientemente intenso. Para que el ejercicio valga la pena, debe elevarse la frecuencia cardiaca a determinado número de latidos por minuto y permanecer así durante el periodo de actividad. La frecuencia cardiaca debe fluctuar entre 60 y 85 por ciento del máximo número de latidos por minuto. Si apenas empieza el programa de ejercicio, manténgase cerca del nivel bajo de la frecuencia cardiaca, es decir, más hacia el 60 por ciento.

A continuación le mostramos cómo calcular la frecuencia cardiaca que debe alcanzar durante el periodo de ejercicio si no tiene presión arterial alta, problemas cardiacos o complicaciones por diabetes. (Si padece alguno de esos trastornos, consulte a su fisiólogo o a su médico). Primero, determine su ritmo cardiaco máximo restando su edad al número 220. Por ejemplo, si tiene 35 años, su máximo ritmo cardiaco es 220 menos 35, o sea 185. Ahora, calcule 60 y 85 por ciento de 185 (0.60 x 185 = 111; 0.85 x 185= 157). La frecuencia cardiaca que debe alcanzar durante el ejercicio es de 111 a 157 latidos por minuto.

El Cuadro 5-3 enumera los máximos ritmos cardiacos para personas de diferentes edades y el ritmo que deben alcanzar mientras hacen ejercicio. Puede usar el cuadro como pauta general para determinar cuál es la frecuencia cardiaca segura que debe alcanzar durante la rutina de ejercicio.

## CUADRO 5-3

| EDAD | FRECUENCIA CARDIACA PROMEDIO MÁXIMO | FRECUENCIA CARDIACA DURANTE EL EJERCICIO* |
|------|-------------------------------------|-------------------------------------------|
| 20 años | 200 | 120-170 |
| 25 años | 195 | 117-166 |
| 30 años | 190 | 114-162 |
| 35 años | 185 | 111-157 |
| 40 años | 180 | 108-153 |
| 45 años | 175 | 105-149 |
| 50 años | 170 | 102-145 |
| 55 años | 165 | 99-140 |
| 60 años | 160 | 96-136 |
| 65 años | 155 | 93-132 |
| 70 años | 150 | 90-128 |

*Mientras hace ejercicio, puede verificar la frecuencia del latido cardiaco si coloca la punta de un dedo sobre el pulso de la muñeca o en la parte lateral del cuello y cuenta los latidos durante 10 segundos. Multiplique el número de latidos por 6 para obtener el número de latidos por minuto.

## ESTABLEZCA UNA RUTINA

Su fisiólogo puede ayudarle a crear una buena rutina. Para que un programa de ejercicio sea efectivo debe incluir las siguientes fases:

- *Fase de calentamiento:* de 5 a 10 minutos a un ritmo más lento y aumentar la velocidad en forma gradual.
- *Fase cardiovascular:* su ritmo es más rápido y la respiración se acelera durante 20 ó 30 minutos.
- *Fase de enfriamiento:* de 5 a 10 minutos finales en los que disminuye gradualmente el ritmo hasta llegar a un estado de reposo.

El Cuadro 5-4 muestra de una sesión ejercicio que incluye todas las fases.

## CUADRO 5-4. LA CAMINATA COMO EJERCICIO

*Calentamiento:* durante los primeros 5 a 10 minutos camine lentamente, quizá un poco más rápido de lo normal.

*Cardiovascular:* durante los siguientes 30 minutos, aumente la velocidad a un ritmo acelerado hasta alcanzar la máxima velocidad a la mitad de este periodo. Tómese el pulso en ese momento; si es menor o superior a la frecuencia cardíaca que debe alcanzar, aumente la velocidad o, en su caso, disminúyala hasta concluir esta fase (los siguientes 15 minutos).

*Enfriamiento:* empiece a caminar más lentamente en forma gradual durante los siguientes 5 a 10 minutos. Al final, estire brazos y piernas.

## RECOMENDACIONES Y PRECAUCIONES

El ejercicio puede ser en extremo benéfico para su organismo, pero cuando se tiene diabetes debe estarse preparado para reaccionar ante la disminución del azúcar sanguíneo u otras consecuencias del ejercicio. Si su azúcar sanguíneo baja después de hacer ejercicio, puede ajustar su programa de tratamiento cambiando la alimentación y los medicamentos.

## CÓMO AJUSTAR LA ALIMENTACIÓN

Durante la actividad física, los músculos consumen mucha más azúcar que en estado de reposo para obtener energía. Esto puede provocar que el azúcar sanguíneo disminuya rápidamente. Por lo tanto, debe tener cuidado de mantener el nivel del azúcar sanguíneo dentro de límites aceptables mientras hace ejercicio.

Para lograrlo debe equilibrar lo siguiente:

1. El azúcar necesaria para obtener energía al hacer ejercicio.
2. El azúcar disponible en los alimentos.
3. Y, en su caso, la acción de la insulina inyectada.

A veces, quizá necesite comer más para mantener este equilibrio mientras hace ejercicio. Los ajustes en la alimentación dependerán de varios factores. El Cuadro 5-5 muestra algunas recomendaciones generales al efectuar dichos ajustes, ya que las necesidades de alimentación que usted tenga dependerán de la actividad que elija. Por lo tanto, tome estas recomendaciones como punto de partida, y conforme experimente, determinará qué ajustes debe hacer en su alimentación. Consulte a su fisiólogo.

Si vigila el nivel del azúcar sanguíneo usted obtiene información importante sobre cómo le afecta el ejercicio (Capítulo 10). Asegúrese de verificar el nivel antes y después de hacer ejercicio; es recomendable hacerlo también durante la rutina. Lleve un registro claro que incluya nivel del azúcar sanguíneo, dosis de insulina, consumo de alimentos y ejercicio, para que aprenda de su propia experiencia.

## CUADRO 5-5

| TIPO DE EJERCICIO Y EJEMPLOS | CUANDO EL NIVEL DE GLUCOSA EN SANGRE ES | SUGERENCIAS PARA SU ALIMENTACIÓN |
|---|---|---|
| Ejercicio de corta duración (30 minutos o menos) y de intensidad moderada.<br><br>Ejemplos: caminar 2 kilómetros o andar en bicicleta menos de 30 minutos. | Menos de 100<br><br>100 - 180<br>180 ó más | 1 fruta + 1 pan + carne<br>1 pan ó 1 fruta<br>El refrigerio puede no ser necesario. |
| Ejercicio de duración intermedia (1 hora) y de intensidad moderada.<br><br>Ejemplos: jugar tenis, nadar, trotar, andar en bicicleta despacio, jardinería, golf o pasar la aspiradora durante una hora. | Menos de 100<br><br>100 - 180<br>180 - 240<br>240 ó más | 1 fruta + 1 pan + carne<br>1 pan + carne<br>1 pan ó 1 fruta<br>El refrigerio puede no ser necesario. |
| Ejercicio de larga duración (2 horas o más) y de alta intensidad.<br><br>Ejemplos: futbol, hockey, raquetbol o basquetbol; andar en bicicleta vigorosamente o nadar; retirar la nieve con pala, esquiar, caminar. | Consulte a su médico o a su fisiólogo. Quizá sea necesario disminuir de 30 a 75 por ciento la dosis de insulina. Empiece con un refrigerio de dos panes y dos porciones de carne y luego coma por lo menos 1 pan o 1 fruta por cada hora de ejercicio.<br><br>Verifique el nivel de la glucosa cada hora. Si es 180 o más, quizá no sea necesario el refrigerio de esa hora. | |

Para determinar si necesita comer mientras hace ejercicio, tome en cuenta lo siguiente:

- Tiempo de acción del medicamento.
- Si acaba o no de comer.
- Duración e intensidad de la actividad.
- Resultados de la verificación del nivel del azúcar sanguíneo.

Dependiendo de su situación particular, quizá tenga que comer antes, durante o después del ejercicio. Reglas prácticas:

- Si el ejercicio es planeado, puede disminuir la dosis de medicamento que actúa mientras hace ejercicio.
- Si el ejercicio no es planeado, debe aumentar la cantidad de comida.
- Si pretende bajar de peso, debe planear el ejercicio y limitar la cantidad de comida adicional que necesita para evitar que baje demasiado el nivel del azúcar sanguíneo. El mejor momento para hacer ejercicio es 1 ó 2 horas después de las comidas.

## AJUSTE LOS MEDICAMENTOS

Otra forma de controlar el nivel del azúcar sanguíneo mientras hace ejercicio es ajustar los medicamentos, pero antes de hacerlo consulte al equipo médico que lo atiende. Si toma tabletas, quizá su médico le sugiera tomar una dosis menor para evitar que el azúcar sanguíneo baje demasiado durante el ejercicio. Si se aplica insulina, tal vez deba reducir la dosis que estará actuando mientras lo practica. Por ejemplo, su médico o el fisiólogo podrían indicarle reducir la dosis un 10 por ciento (una décima parte).

El Cuadro 5-6 muestra varias formas de ajustar la insulina para hacer ejercicio. El ajuste dependerá de la intensidad y la duración de la actividad y del tipo de insulina que esté actuando mientras la practica. Por ejemplo, puede tomar insulina de acción rápida en la mañana y planear el ejercicio después del desayuno, que es cuando el medicamento va a estar actuando. Si toma 10 unidades de insulina, reduzca la dosis 1 unidad (0.10 x 10 = 1). La siguiente dosis de insulina de la mañana sería de 9 unidades. Verifique el nivel de azúcar sanguíneo después del ejercicio para comprobar si los ajustes tuvieron buen resultado.

## PRECAUCIONES ESPECIALES

*1. Ejercicio antes de las comidas.* Si bien es mejor el ejercicio una o dos horas después de las comidas, a veces deberá hacerlo antes. Cuando haga ejercicio justo antes de comer, debe tomar ciertas precauciones para evitar que el azúcar sanguíneo baje, ya que generalmente alcanza su mínimo nivel antes de ingerir alimentos, y el ejercicio la haría disminuir aún más. Por lo tanto, quizá sea necesario que coma un refrigerio antes del ejercicio.

Si hace ejercicio antes de comer, verifique el nivel de azúcar en la sangre antes de empezar. Consulte el Cuadro 5-5 para determinar el tipo de refrigerio y la cantidad que necesita comer. Es importante que no coma un refrigerio demasiado abundante porque el nivel de azúcar podría elevarse después del ejercicio. Verifique el nivel inmediatamente después del periodo de ejercicio y así podrá determinar si necesita comer más o menos la próxima vez.

## CUADRO 5-6. RECOMENDACIONES PARA AJUSTAR LA DOSIS DE INSULINA AL EJERCICIO

| % PARA REDUCIR EL NIVEL MÁXIMO DE INSULINA | INTENSIDAD DEL EJERCICIO | DURACIÓN DEL EJERCICIO |
|---|---|---|
| 0% | | |
| 5% | Baja, moderada o alta | Corta |
| 10% | Baja | De intermedia a larga |
| 20% | Moderada | Intermedia |
| 20% | Moderada | Larga |
| 30% | Alta | Intermedia |
| | Alta | Larga |

*Duración del ejercicio:*
> Corta: menos de 30 minutos (no es necesario ajustar la insulina).
> Intermedia: De 30 a 60 minutos.
> Larga: 60 minutos o más.

*Intensidad del ejercicio:*
> Alta: límite máximo de la frecuencia cardiaca fijada como meta.
> Moderada: límite mínimo de la frecuencia cardiaca fijada como meta.
> Baja: fuera de los límites máximos y mínimos.

*Ajuste de la insulina durante el periodo de ejercicio:*
> Acción máxima de la insulina regular.                    De 2 a 4 horas
> Acción máxima de insulina NPH/Lente            De 6 a 12 horas
> Acción máxima de insulina ultralente.          De 18 a 24 horas
> (No ajuste la insulina Ultralente).

Una excepción a la regla: si el nivel de azúcar en la sangre es alto y usted intenta bajarlo con el ejercicio, quizá no tenga que comer un refrigerio adicional.

**2. *Ejercicio mientras la insulina actúa al máximo.*** Si hace ejercicio durante los periodos del día en que la insulina actúa al máximo (hora pico), debe tomar precauciones especiales. De lo contrario, la combinación de la acción de la insulina y el ejercicio puede provocar que los niveles de azúcar sanguíneo bajen más de lo normal. Por ejemplo, si toma una dosis mixta de insulina de acción rápida e intermedia a las 7 a.m., llegará a su nivel máximo aproximadamente a las 10 a.m. y de nuevo a las 3 p.m. Es muy posible que el ejercicio durante estos periodos haga bajar el nivel del azúcar en sangre más de lo normal.

Si hace ejercicio durante la acción máxima de la insulina, debe comer algo adicional antes de iniciar la actividad. Consulte el Cuadro 5-7 como guía. Un refrigerio que incluya de 10 a 15 gramos de carbohidratos es suficiente cuando el ejercicio dura menos de una hora. Agregue de 7 a 8 gramos de proteínas si hace ejercicio una hora o más. Por otro lado, si sabe de antemano a qué hora va a hacer ejercicio, puede reducir de 10 a 20 por ciento la dosis de insulina que actúa al máximo en ese momento, dependiendo de la duración y la intensidad del ejercicio.

**3. *Prevención de la cetoacidosis.*** Hacer ejercicio cuando el nivel de azúcar sanguíneo es elevado, debido a insuficiencia de insulina, puede provocar que aumente aún más y conducir a la formación de cuerpos cetónicos. El resultado puede ser la *cetoacidosis*, trastorno que pone la vida en peligro por exceso de ácido en la sangre. No haga ejercicio cuando el nivel de azúcar en sangre sea de más de 300 mg/dl si tiene diabetes Tipo I, o de 400 mg/dl, si tiene Tipo II. (Los niños con diabetes Tipo I pueden hacer ejercicio siempre y cuando los niveles de azúcar en sangre no excedan los 400 mg/dl). También debe evitar el ejercicio cuando el nivel alcanza los 240 mg/dl o más y las cetonas están presentes en el momento del ejercicio. Es necesario controlar la diabetes antes de hacer ejercicio.

**4. *Evitar que el azúcar sanguíneo baje después de un ejercicio extenuante.*** El nivel del azúcar sanguíneo puede bajar 12 a 24 horas después de un periodo de ejercicio extenuante. Esto se conoce como "efecto retardado", y es un problema ocasional en las personas que usan insulina; puede ocurrir uno o dos días después de hacer ejercicio. ¿Por qué? Porque durante el ejercicio, hay mayor demanda de la glucosa almacenada en los músculos esqueléticos y el hígado. Después de la actividad física, el organismo trabaja para reponer esas reservas tomándolas del azúcar que circula en la sangre, lo cual puede ocasionar una drástica disminución del azúcar sanguíneo.

## CUADRO 5-7

| ALIMENTOS QUE CONTIENEN DE 10 A 15 GRAMOS DE CARBOHIDRATOS (EQUIVALE A 1 PAN Ó 1 FRUTA) | ALIMENTOS QUE CONTIENEN DE 7 A 8 GRAMOS DE PROTEÍNAS (EQUIVALE A UNA PORCIÓN DE CARNE) |
| --- | --- |
| Pieza pequeña de fruta cruda | 28 gramos de queso con bajo contenido de grasa |
| 2 cucharadas de pasas | 1/4 de taza de queso con bajo contenido de grasa |
| De 5 a 7 mitades de chabacano seco | 28 gramos de pollo o carne magra |
| De 4 a 6 galletas saladas | 1/4 de taza de atún o salmón |
| 1 rebanada de pan | 1 cucharada de crema de cacahuate |

Para evitar que el azúcar sanguíneo disminuya después de un periodo prolongado de ejercicio extenuante, debe comer un refrigerio adicional al terminar la actividad. Asegúrese de verificar los niveles de azúcar antes de acostarse en aquellos días en que haga ejercicio especialmente agotador. Si el nivel de azúcar es de 100 mg/dl o menos, coma doble refrigerio antes de irse a la cama.

Si participa en una actividad de duración prolongada como caminata, esquí a campo traviesa, canotaje o ciclismo, va a necesitar un pequeño refrigerio cada 30 ó 60 minutos para evitar que baje el nivel de azúcar. También deberá reducir la dosis total de insulina en un 20 ó 30 por ciento. Consulte a su médico o un fisiólogo para que lo orienten antes de dedicarse a una actividad de esa naturaleza. Es esencial que verifique con frecuencia el nivel de azúcar durante la realización del ejercicio.

**5. *Determine la causa del aumento del azúcar después del ejercicio.*** Si el nivel de azúcar se mantiene elevado durante 30 minutos después de hacer ejercicio, debe determinar la causa. Puede deberse a que el refrigerio previo al ejercicio fue demasiado abundante. O si hizo ejercicio poco después de comer, el nivel de azúcar puede elevarse por los alimentos que ingirió.

**6. *Haga ejercicio para perder peso.*** Si practica ejercicio para perder peso, verifique el nivel de azúcar con todo cuidado después de practicarlo y procure disminuir la dosis de insulina en lugar de comer más si ha experimentado reducciones del azúcar sanguíneo. Consulte las recomendaciones para reducir la dosis de insulina del Cuadro 5-6.

**7. *¿Qué hacer en los días en que se siente mal?*** Si se siente mal, no haga ejercicio hasta que el nivel de azúcar vuelva a ser normal. Nunca haga ejercicio si los niveles son superiores a los señalados en la sección "Cuándo debe hacerse ejercicio" o si en la sangre hay cetonas.

**8. *Medidas de seguridad.*** No haga ejercicio a solas en áreas aisladas, en especial si es propenso a presentar reacciones insulínicas (bajo nivel de azúcar), que puedan dejarlo inconsciente. Practique el ejercicio con un familiar o un amigo.

**9. *Lleve una identificación.*** Siempre lleve algún tipo de identificación que indique que es diabético. Debe incluir nombre, dirección, número telefónico, nombre y teléfono del doctor, tipo y dosis de insulina y otros medicamentos que use. Esto será de utilidad en caso de que necesite recibir ayuda.

**10. *Prepárese para una reducción del nivel de azúcar.*** A veces baja el nivel de azúcar mientras se hace ejercicio, a pesar de todo su esfuerzo para que no suceda. Esté siempre preparado para esa situación. Lleve una forma concentrada de carbohidratos, como sobres de azúcar granulada, tabletas de glucosa, betún para pastel o caramelos. Si practica un ejercicio con otras personas, coménteles el riesgo de que le baje el azúcar y lo que deben hacer para ayudarlo.

**11. *Absorción de la insulina.*** Durante muchos años se dijo que el diabético no debía inyectarse la insulina en los brazos o las piernas inmediatamente antes de hacer ejercicio. Se creía que el trabajo de los músculos durante el ejercicio incrementaría la velocidad de absorción de la insulina desde el sitio de la inyección y provocaría una caída repentina del nivel del azúcar sanguíneo; que al inyectar la insulina en un músculo inactivo podría evitarse esa reacción. En cambio ahora se cree que el trabajo de los músculos durante el ejercicio tiene cierto efecto en la absorción de la insulina, por lo que el cambiar un poco el sitio de la inyección no evitaría que bajara el nivel del azúcar sanguíneo. Para impedir que disminuya, es más importante poner atención al momento en que se aplica la inyección y al ritmo de acción de la insulina que usa. Más información al respecto en el Capítulo 8.

**12. *Recomendaciones especiales para las personas que no usan insulina.*** Si toma tabletas para controlar el azúcar sanguíneo, quizá necesite ajustar los medicamentos para evitar que baje el nivel de azúcar después de hacer ejercicio. Si el azúcar disminuye a menos de 80 mg/dl después de la actividad física, tendrá que reducir la dosis del medicamento.

Por otro lado, verifique una y otra vez el nivel del azúcar en la sangre. El que no use insulina no significa que puede pasar por alto esta parte tan importante de los cuidados que necesita. No coma un refrigerio sólo porque "siente" que el nivel de azúcar está bajo. ¡Siempre verifíquelo!

Si intenta bajar de peso, es importante planar el mejor momento para realizar el ejercicio. De esa manera, puede evitar comer de más para contrarrestar la disminución del azúcar sanguíneo que podría presentarse en caso de hacer ejercicio en el momento equivocado.

## PROCURE QUE TODO VALGA LA PENA

Las personas con diabetes se sorprenden de cuán efectivo puede ser el ejercicio para controlar el azúcar sanguíneo. Combinado con la planeación de las comidas y los medicamentos adecuados, el ejercicio es una parte vital del programa general de tratamiento. Y aparte de los efectos benéficos, el ejercicio representa una gran ayuda psicológica. Hace que el organismo libere sustancias químicas llamadas *endorfinas*, que incrementan la sensación de bienestar. El ejercicio también le ayuda a controlar mejor el estrés y mejora su autoestima al mantenerlo delgado. En pocas palabras, el ejercicio le ayudará a controlar la diabetes y quizá a mejorar la perspectiva general de la vida.

# CAPÍTULO 6

# PIERDA PESO, RECOBRE EL CONTROL

Su organismo trabaja en gran medida como si fuera una orquesta. Está formado por "secciones de instrumentos", los sistemas principales del cuerpo que trabajan en concierto para mantenerlo vivo y sano. El sistema circulatorio, encabezado por el corazón, bombea sangre a todo el organismo. En su recorrido, la sangre recoge los nutrientes desdoblados por el sistema digestivo. Mientras tanto, el sistema respiratorio, comandado por los pulmones, suministra oxígeno a la sangre. Hay muchos otros sistemas orgánicos y todos trabajan en armonía. La forma como usted los trate influirá en su salud general.

Pero al igual que una orquesta, su cuerpo puede desafinarse. Una de las peores agresiones que puede infringirle a su cuerpo es estar obeso. Cargar kilos de más obliga al corazón a trabajar con más intensidad y menos eficiencia; usted se cansa rápidamente y se sofoca. Pero lo más importante para las personas con diabetes Tipo II es que el exceso de peso influye en la capacidad del cuerpo para usar la insulina. Es por ello que quizá su doctor le recomiende que baje de peso, que "afine" su cuerpo lo más posible.

La combinación de un plan de alimentación adecuado y ejercicio es la forma más efectiva de bajar de peso. Ciertos cambios en su forma de pensar pueden ser de utilidad para modificar aquellas conductas que le impiden deshacerse de esos kilos de más. Pero antes de que empiece un programa para bajar de peso, es importante que su médico lo autorice. Consulte a todo el equipo médico que lo atiende; puede ayudarlo a crear un plan basado en principios médicos sólidos.

## ¿POR QUÉ BAJAR DE PESO?

A muchas personas con diabetes Tipo II se les recomienda bajar de peso. Si usted tiene ese tipo de diabetes, su cuerpo aún produce insulina. El problema principal es que la insulina no trabaja tan bien como podría. Sin embargo, se ha demostrado que cuando se está delgado hay más receptores de insulina disponibles en las células que cuando se tiene exceso de peso. De esa manera, la insulina que su cuerpo produce dejará pasar en forma más efectiva el azúcar sanguíneo a las células, lo que se traduce en un nivel de azúcar sanguíneo más bajo y mayor energía.

Hay otras razones para bajar de peso. Cualquier persona puede reducir el riesgo de padecer enfermedades cardiovasculares si sigue una dieta con bajo contenido de grasas y practica mucho ejercicio. Pero si tiene diabetes, corre mayor riesgo de desarrollar estos problemas. Por eso es importante combinar una buena alimentación con ejercicio constante.

La pérdida de peso incluso puede repercutir en la forma en que su organismo use la insulina. Si tiene diabetes Tipo II, quizá tome insulina para ayudarse a controlar su condición, ya que su organismo no está produciendo suficiente insulina para mantener el azúcar sanguíneo en niveles normales. Las píldoras para controlar la diabetes quizá fueron efectivas por un tiempo, pero después de varios años pudieron haber perdido su eficacia. Tal vez cambió a una terapia insulínica. Sin embargo, unos cuantos kilos menos pueden cambiar de manera sustancial su necesidad de insulina. El nivel de azúcar sanguíneo puede disminuir con sólo perder de 5 a 10 kilos. De hecho, algunas personas con diabetes Tipo II pueden dejar de usar insulina o tabletas si bajan suficientes kilos.

Como las necesidades de insulina de su organismo probablemente cambiarán a medida que baje de peso, verifique su nivel de azúcar sanguíneo todos los días y comente los resultados con el equipo médico que lo atiende. Ellos ajustarán la dosis de insulina o le mostrarán cómo hacerlo. Al hacer esos ajustes, no olvide que la insulina alcanza su máximo nivel en determinados momentos del día. Deberá planear sus comidas y refrigerios para que se adapten a ese ritmo.

## UNA ECUACIÓN DE DOS MIEMBROS

La fórmula para bajar de peso es bastante sencilla. Usted necesita quemar más calorías de las que come. Hay dos formas básicas de lograrlo:

- Aumente su actividad. Ésta es la razón del ejercicio constante.
- Reduzca la ingestión de comida. Ésta es la razón de un plan de alimentación.

¿Cuál es la mejor forma de empezar a perder peso? Quizá haya visto anuncios sobre las dietas de moda, y si bien prometen resultados sensacionales, la realidad es que la mayoría no sirven. De hecho, usted podría bajar 5 kilos rápidamente, pero la mayoría de las personas vuelven a subirlos, principalmente porque nunca aprendieron hábitos alimentarios que les ayudaran a bajar de peso y a mantenerse así. En realidad, algunas artimañas para adelgazar son demasiado extremas como para que la mayoría de las personas las pongan en práctica el tiempo suficiente para lograr deshacerse realmente de la grasa. Con frecuencia sólo pierden muchos líquidos, no masa corporal. Recuerde, se trata de perder grasa, no sólo agua.

Las dietas intensivas son realmente peligrosas porque pueden despojar al cuerpo de los nutrientes que necesita. Esto cobra especial importancia si usted tiene diabetes. Necesita una dieta balanceada que incluya determinados nutrientes para controlar el azúcar sanguíneo. Si toma insulina o tabletas para controlar la diabetes, el desequilibrio de los nutrientes podría provocar el aumento (*hiperglucemia*) o la disminución (*hipoglucemia*) del azúcar sanguíneo.

Hay algo más que debe saber acerca de cualquier dieta. La reducción de calorías puede provocar la disminución del ritmo metabólico, que es la velocidad a la que se queman las calorías. Esto hace aún más difícil bajar de peso. Sin embargo, el ejercicio constante ayuda a minimizar la disminución del ritmo metabólico. Ésa es una de las razones por las que debe integrar una actividad física como parte importante de su programa para bajar de peso.

## PLANEACIÓN DE LOS ALIMENTOS: LA MITAD DE LA ECUACIÓN

Si tiene diabetes, el equipo médico que lo atiende probablemente le recomendó adoptar un plan de alimentación. Un plan bien diseñado puede ser la forma ideal de lograr que el azúcar sanguíneo esté y se mantenga en niveles normales y bajar de peso. Pero es más que una forma para balancear los alimentos con los medicamentos, y es mucho más que una estrategia para adelgazar. Su plan de alimentación es el plan maestro para una alimentación bien balanceada.

Si pretende deshacerse de unos kilos de más, su primer objetivo es llegar a un peso razonable. Ya sabemos que para algunas personas es psicológicamente imposible lograr y mantener un peso corporal "normal" que los haga lucir como estrella de cine. Si usted es una de esas personas, la forma de medir si ha logrado una pérdida de peso adecuada y verdadera no será fijándose en la báscula del baño, sino en los niveles de azúcar en la sangre. La pérdida de peso se considerará efectiva cuando le permita a usted mantener los niveles de azúcares sanguíneos dentro de límites normales.

## CUADRO 6-1. PESO IDEAL - 25 AÑOS Y MAYORES*

| ESTATURA (SIN ZAPATOS) (METROS Y CENTÍMETROS) | HOMBRES | | MUJERES+ | |
|---|---|---|---|---|
| | MARGEN DE PESO | PESO PROMEDIO++ (KILOS) | MARGEN DE PESO | PESO PROMEDIO++ (KILOS) |
| 1.44 | | | 40.82-53.52 | 45.36 |
| 1.47 | | | 41.73-54.88 | 46.72 |
| 1.49 | | | 43.09-56.24 | 48.08 |
| 1.52 | | | 44.45-57.60 | 49.44 |
| 1.54 | 47.62-60.78 | 53.07 | 45.81-58.96 | 50.88 |
| 1.57 | 48.98-62.14 | 54.43 | 47.17-60.78 | 52.61 |
| 1.60 | 50.34-63.31 | 55.79 | 48.53-62.59 | 54.43 |
| 1.62 | 51.71-65.72 | 57.15 | 49.89-64.41 | 56.24 |
| 1.65 | 58.07-67.58 | 58.51 | 51.71-66.22 | 58.06 |
| 1.67 | 54.88-69.85 | 60.32 | 53.52-68.04 | 59.87 |
| 1.70 | 56.7 -72.12 | 62.59 | 55.33-69.85 | 61.68 |
| 1.72 | 58.51-73.93 | 64.41 | 57.15-72.12 | 63.50 |
| 1.75 | 60.32-75.75 | 66.22 | 58.96-74.39 | 65.31 |
| 1.77 | 62.14-78.01 | 68.04 | 60.78-76.65 | 67.13 |
| 1.80 | 63.95-80.28 | 70.30 | | |
| 1.82 | 65.77-82.55 | 72.12 | | |
| 1.85 | 67.58-84.82 | 74.39 | | |
| 1.87 | 69.40-87.09 | 76.65 | | |
| 1.90 | 71.21-89.35 | 78.92 | | |

* Adaptado de la Tabla Metropolitana de Peso Ideal de 1959 (peso en kilos, sin ropa; estatura sin zapatos).

+Las mujeres entre 18 y 25 años deben restar un kilo por cada año abajo de 25. ++Peso promedio para una persona de complexión mediana.

A medida que se aprende a modificar los hábitos alimenticios, al aplicar el método doméstico para controlar la glucosa en la sangre y aumentando el ritmo de actividad, se pierde peso y se logra controlar el azúcar sanguíneo. Si usted tiene diabetes, es especialmente importante consultar al dietista del equipo médico que lo atiende. Con su ayuda, usted se dará cuenta del valor de los planes de alimentación y de cómo influyen en el manejo de la diabetes. Estos temas se analizan con más detalle en los Capítulos 3 y 4 de este manual. En términos generales, si está tratando de perder peso, el dietista desarrollará un plan de alimentación basado en un concepto sencillo. La ingestión total de calorías debe ser menor que la que consume actualmente (para mantenerse en su peso actual).

Su lema debe ser "lento pero seguro". Las siguientes fórmulas explican cómo perder peso a un ritmo saludable, de 1/4 de kilo a 1 kilo. Si aplica, estas fórmulas, en medio año habrá bajado 12 kilos.

Medio kilo de grasa corporal equivale a cerca de 3,500 calorías. Por lo tanto, si reduce aproximadamente 500 calorías la ingestión de comida de un día durante siete días (500 x 7= 3,500), perderá cerca de 1/2 kilo de grasa a la semana. Por otro lado, si hace ejercicio y quema 250 calorías adicionales al día durante siete días (250 x 7=1,750), perderá cerca de 1/4 de kilo a la semana.

## LA MENTE POR ENCIMA DE LA MATERIA

Una parte importante para ganar la batalla para perder peso es modificar la mentalidad en lo que a mantener el peso ideal se refiere. Una forma es cambiar las palabras que se usan:

- En vez de decir "perder peso", piense en ganar los beneficios generales que se derivan de hacer ejercicio diario y comer alimentos con menos grasa.
- En lugar de sentir que se "priva" de todo, piense en disfrutar alimentos con menor contenido de grasa.
- En lugar de la palabra "dieta", use el término plan de alimentación.

También deberá modificar algunas conductas que le impiden tener éxito en su empeño. Nadie puede perder peso por usted, y es importante que usted personalmente acepte la responsabilidad de hacerse cargo de su programa para bajar de peso. Será más difícil seguirlo si le pasa la responsabilidad a otras personas o permite que éstas se apropien de ella. Usted debe participar directamente en las decisiones relativas al plan de alimentación, quizá acompañando a su pareja a comprar los alimentos. Debe tomar parte en la planeación y preparación de las comidas y refrigerios. Esto no quiere decir que sus familiares se mantengan completamente al margen; de hecho, pueden brindarle mucho apoyo. Así que invítelos a que lo acompañen a las consultas con el equipo médico que lo atiende cuando vayan a hablar de su peso o del plan de alimentación.

## CAMBIE EL EQUILIBRIO

Todo lo que usted come puede clasificarse en tres grupos principales de nutrientes: carbohidratos, proteínas y grasas, que son importantes fuentes de calorías. Sin embargo, dado que hay diferencias significativas en la forma en que dichos nutrientes afectan la concentración de azúcar en la sangre, cambiar el equilibrio de los mismos en el plan de alimentación puede ayudarle a perder peso. Recuerde, cada gramo de grasa contiene el doble de calorías de carbohidratos y proteínas. Si intenta perder peso, incluya en su plan de alimentación una mayor proporción de calorías de carbohidratos de la que incluiría una persona que no quiere bajar de peso. Coma menos calorías de grasa. Consulte el Capítulo 4 para mayor información sobre cómo reducir grasa y colesterol en su plan de alimentación.

## CUENTE LOS GRAMOS DE GRASA

Si tiene diabetes Tipo II, podrá controlarla mejor si reduce la cantidad de tejido graso en su cuerpo y conserva la de tejido muscular, ya que éste tiene más receptores para la insulina que su organismo produce. Al reducir el contenido de grasa en los alimentos le será más fácil deshacerse de la grasa no deseada que pudiera interferir en el control de la diabetes. Hay otra razón más para reducir la grasa en los alimentos. Estudios recientes muestran que una dieta rica en grasa puede causar obesidad, aunque no se consuman demasiadas calorías.

Una forma de reducir la grasa en los alimentos es aplicando una técnica de planeación alimentaria que se llama "recuento de gramos de grasa", mediante el cual su dietista toma en consideración sus necesidades personales y determina el total de gramos de grasa que usted debe comer al día. Usted, a su vez, lleva un registro diario de la grasa que ingiere. En un "contador de gramos de grasa", esto es, una gráfica donde aparece el número de gramos de grasa de diferentes alimentos, localiza la cantidad de grasa que contiene su plan de alimentación actual y elige alimentos con menor contenido de grasa. Contar los gramos de grasa le ayudará a reducir la ingestión total de grasa hasta alcanzar la meta fijada por su dietista. Sin embargo, si le interesa este método, asegúrese de comentarlo primero con los integrantes del equipo médico que lo atienden. Ellos se encargarán de que usted reciba la alimentación adecuada para mantener controlada la concentración del azúcar sanguíneo.

## ALIMENTOS RICOS EN FIBRA

Los alimentos ricos en fibra también le ayudarán a bajar de peso, ya que el volumen de la fibra lo hará sentirse satisfecho después de comer. La fibra le brinda otro beneficio más: le ayuda a disminuir el colesterol. Los granos enteros, las frutas, las verduras, las semillas deshidratadas y las leguminosas son alimentos ricos en fibra. Beba de 6 a 8 vasos de agua al día cuando su dieta sea rica en fibra. Consulte el Capítulo 4 para mayor información sobre cómo aumentar el contenido de fibra en los alimentos.

# CÓMO CALCULAR EL NÚMERO DE CALORÍAS

¿Cuántas calorías diarias debe comer para perder cierto número de kilos? Su dietista puede ayudarle a determinarlo. La respuesta dependerá de su peso actual, su ritmo de actividad y los medicamentos que tome.

A continuación aparecen dos ejemplos de plan de alimentación. El total de calorías de cada uno equivale a la cantidad diaria recomendada para los adultos que están tratando de perder peso: 1,200 calorías para las mujeres, 1,500 calorías para los hombres.

## MENÚS DE 1,200 CALORÍAS DIARIAS

| ALTO CONTENIDO DE GRASA, BAJO CONTENIDO DE FIBRA (MENOS SALUDABLE) | BAJO CONTENIDO DE GRASA, ALTO CONTENIDO DE FIBRA (MÁS SALUDABLE) |
| --- | --- |
| | **Desayuno** |
| 2 huevos | 1 huevo |
| 2 rebanadas de tocino | 1 rebanada de tocino canadiense |
| 2 piezas de pan tostado con 1 cdita. de mantequilla | 2 piezas de pan de trigo tostado, con mermelada con bajo contenido de azúcar y 1 cdita. de margarina |
| 1/2 taza de papas fritas caseras | 1/2 toronja |
| 236 ml de jugo de naranja | |
| | **Almuerzo** |
| Hot dog | Emparedado con 56 gr. de rosbif, con lechuga, jitomate, mostaza |
| | Durazno crudo |
| | 3 tazas de palomitas al natural |
| | 1/2 taza de ensalada de col |
| | **Cena** |
| Hamburguesa chica de McDonald's | Emparedado de pollo de McDonald's |
| | 2 órdenes chicas de ensalada con aderezo dietético |
| | **Análisis nutricional** |
| Carbohidratos: 34% | Carbohidratos: 51% (meta: 50%-60%) |
| Proteínas: 17% | Proteínas: 21% (meta: 20%) |
| Grasa: 49% | Grasa: 28% (meta: 30%) |

La primera columna muestra un menú diario rico en grasa y con bajo contenido de fibra; la segunda columna, un menú con el mismo conteo de calorías, pero modificado para incluir más alimentos con bajo contenido de grasa y ricos en fibra. Compare los dos menús y notará fácilmente que la versión con bajo contenido de grasa y rico en fibra es un plan de alimentación mucho más balanceado, que lo hará sentirse satisfecho después de comer; un modelo de alimentación saludable.

## MENÚS DE 1,500 CALORÍAS DIARIAS

| ALTO CONTENIDO DE GRASA, BAJO CONTENIDO DE FIBRA (MENOS SALUDABLE) | BAJO CONTENIDO DE GRASA, ALTO CONTENIDO DE FIBRA (MÁS SALUDABLE) |
|---|---|
| | **Desayuno** |
| 236 ml de leche entera<br>236 ml de jugo de naranja<br>Dona | 236 ml de leche con bajo contenido de grasa (1%)<br>1/2 plátano<br>Pan integral con mermelada con bajo contenido de azúcar<br>1 cda de margarina dietética |
| | **Almuerzo** |
| Emparedado con 56 gr de salchichón y mayonesa<br>Papas fritas, porción chica | Emparedado con 56 gr de pavo, con lechuga, jitomate, 1 cda de mayonesa dietética.<br>28 gr de pretzels<br>1 manzana |
| | **Cena** |
| 1/2 taza de brócoli con mantequilla<br>112 gr de carne para hamburguesa<br>1/2 taza de puré de papa | 1/2 taza de brócoli con mantequilla<br>112 gr de pavo<br>1 papa al horno mediana<br>1 elote<br>Ensalada mixta con 2 cdas. de aderezo dietético |
| | **Análisis nutricional** |
| Carbohidratos: 32%<br>Proteínas: 21%<br>Grasa: 47% | Carbohidratos: 50% (meta:50%-60%)<br>Proteínas: 20% (meta:20%)<br>Grasa: 30% (meta:30%) |

## INFORMACIÓN SOBRE LOS REFRIGERIOS

Para ayudarle a controlar los niveles de azúcar en sangre, quizá su dietista le recomiende comer refrigerios entre comidas. Los mejores refrigerios son ricos en fibra y con bajo contenido de grasa. El Cuadro 6-2 presenta una lista de refrigerios ricos en fibra y con bajo contenido de calorías que también pueden servirle para bajar de peso.

### CUADRO 6-2. REFRIGERIOS RICOS EN FIBRA Y CON BAJO CONTENIDO CALÓRICO

| PRODUCTO | FIBRA | CALORÍAS |
|---|---|---|
| 1/2 taza de cereal Fiber 1(All-Bran con contenido adicional de fibra) + <br> 1/2 taza de yogurt Dannon dietético | 12 gr | 110 |
| 3/4 taza de frambuesas + <br> 1/2 taza de queso cottage bajo en grasa | 6.5 gr | 100 |
| 2 galletas Wasa Fiber Plus + <br> 1/2 taza de queso americano bajo en calorías | 5.6 gr | 105 |
| 4 tazas de palomitas de maíz (sin agregarles grasa) | 4 gr | 100 |
| 2 tazas de verduras crudas: combinación de brócoli, zanahorias, apio + <br> 2 cdas. de aderezo bajo en calorías | 3.5 gr | 100 |
| 3 galletas Graham | 3 gr | 105 |
| 1/2 plátano cubierto de <br> 2 cdas de cereal Grapenuts | 3 gr | 115 |
| 3 galletas saladas Finn Crisp + <br> 1 cda de queso crema dietético | 3 gr | 90 |
| 3/4 taza de zarzamoras + <br> 1/2 taza de yogurt Dannon dietético | 3 gr | 110 |
| 1/2 taza de avena cocida + <br> 1 cda de pasas + canela + edulcorante | 4 gr | 110 |

## EL ALCOHOL Y LA PÉRDIDA DE PESO

¿Cómo influyen las bebidas alcohólicas en un programa para bajar de peso? Antes que nada, las personas con diabetes nunca deben tomar más de una o dos bebidas alcohólicas en una misma ocasión, y sólo si su médico lo autoriza. Esto obedece a que el alcohol puede llegar a afectar los niveles del azúcar en la sangre, tema que se comenta con más detalle en el Capítulo 21.

Por ahora, centrémonos en el efecto del alcohol en el programa para bajar de peso. El alcohol tiene calorías que podrían retardar el proceso. 360 ml de cerveza baja en calorías, 160 ml de cerveza normal, 120 ml de vino ó 45 ml de licor con gran contenido alcohólico equivalen a 100 calorías cada uno aproximadamente. Por otro lado, el alcohol estimula el apetito. Si usted está tratando de bajar de peso quizá sea mejor abstenerse por completo de consumir alcohol.

Si se aplica insulina y de vez en cuando quiere tomar una copa, no trate de compensar las calorías del alcohol reduciendo la cantidad de algún alimento de su plan de alimentación. Si no se aplica insulina, por supuesto que tendrá que disminuir la ingestión de calorías para compensar el cóctel que se tome en una ocasión especial. En ambos casos, asegúrese de comer algo cuando beba alcohol para retardar su paso al torrente sanguíneo.

## RECOMENDACIONES PARA UNA ALIMENTACIÓN SALUDABLE

Las siguientes estrategias pueden serle útiles para no salirse de su plan de alimentación y bajar de peso:

- *Cuide el tamaño de la porción.* La cantidad de cualquier alimento que coma es muy importante para bajar de peso. Por eso es una buena idea pesar los alimentos. Tenga en la cocina báscula, calculadora, tazas y cucharas medidoras. Cuando salga a comer, recuerde que las porciones de la mayoría de los restaurantes son muy abundantes. Practique en su casa calculando "a ojo de buen cubero" el tamaño de la porción que debe comer para que no se exceda en el restaurante.

- *Use recordatorios.* Este tipo de notas le ayudarán a no salirse de su plan de alimentación. Colóquelas en lugares visibles, como la puerta del refrigerador o el espejo del baño. Siempre escriba mensajes positivos. No escriba frases como la siguiente: "Aléjate del refrigerador después del trabajo". En su lugar, anote: "Refrigerio de zanahorias en el cajón de las verduras". Note que el mensaje es muy específico; lo dirige a usted al refrigerio correcto sin darle oportunidad de pensar en otras opciones.

- *Rompa la cadena de acontecimientos que lo llevan a comer en exceso.* Las costumbres que lo hacen comer de más generalmente no tienen relación alguna con la comida. Por ejemplo, el tráfico intenso puede provocar estrés e inducirlo a detenerse en una fuente de sodas y comer en exceso. Usted puede romper esta cadena si regresa a su casa por una vía alterna a fin de evitar el tráfico intenso y la fuente de sodas.

- *Rompa hábitos que conduzcan a comer en exceso.* Quizá usted haya adoptado conductas que automáticamente lo lleven a comer en exceso. Si ver la televisión lo induce a comer un refrigerio, restrinja el consumo de alimentos a las áreas alejadas de la televisión. Si tiende a comer muy rápidamente —en menor tiempo del que su organismo necesita para sentirse satisfecho—, coloque los cubiertos en la mesa entre un bocado y otro, o controle el ritmo de la comida sirviendo ensalada como primer plato.

• *Busque actividades para manejar las emociones que pueden conducirlo a comer en exceso.* ¿Usa la comida como "consuelo" cuando está triste? ¿Como "entretenimiento" cuando está aburrido? En esos momentos trate de sustituir la comida con alguna actividad. Haga los mandados pendientes cuando se sienta inquieto, lea un libro ligero de ficción cuando esté tenso o llame por teléfono a un amigo si se siente solo.

• *Pida el apoyo de familiares y amigos.* Si acostumbra comer cuando prepara los alimentos, quizá otra persona pueda hacerlo en su lugar. O pida a alguien que lo anime a seguir bajando de peso. Cuando se comparten las metas con un amigo, se refuerza mucho el compromiso.

• *Póngase obstáculos para comer alimentos no nutritivos.* Dificulte el comer lo que no debe. Coloque en sitios no accesibles los productos ricos en grasa que compran otros integrantes de la familia, incluso atrás de la parte baja del refrigerador o arriba de las alacenas de la cocina, donde necesite un banco para bajarlos. O bien, ponga los alimentos en recipientes no transparentes. Mejor aún, absténgase de comprar postres y alimentos ricos en grasa.

• *Haga fácil el comer saludable.* Facilite el comer lo que debe comer. En lugar de "husmear" por toda la cocina al regresar a la casa después de trabajar, tenga preparadas de antemano una ensalada de lechuga o verduras listas para comer. Deje la fruta a la vista, o lleve una manzana para el regreso a casa después del trabajo. En esencia, cree su propio ambiente con bajo contenido de grasa.

• *Lleve un registro de lo que come.* Coma a sus horas. Nunca se salte una comida o un refrigerio; táctica para bajar de peso que puede tener un efecto negativo en el azúcar sanguíneo. Si usted se salta una comida y la insulina aún está actuando, el nivel de glucosa puede disminuir en exceso. Anote en un cuaderno cada vez que coma, y al finalizar el día sume el total de calorías que haya consumido. Será una motivación psicológica constatar lo bien que está siguiendo el plan de alimentación tanto para bajar de peso como para controlar la diabetes.

# EJERCICIO: LA OTRA MITAD DE LA ECUACIÓN

El ejercicio también es una parte importante del programa de control de la diabetes; incrementa la sensibilidad del organismo a la insulina. Por otro lado, si usted está tratando de bajar de peso, el ejercicio puede ayudarle a quemar el exceso de calorías. Sin embargo, para desarrollar una mentalidad positiva en torno al ejercicio primero debe deshacerse de algunos mitos. Por ejemplo, "el que quiera azul celeste que le cueste" implica que para que el ejercicio sea efectivo tiene que representar algún sufrimiento. Nada más lejos de la verdad; el programa de ejercicio debe hacerlo sentir bien, no incómodo.

Otro mito es que la actividad esporádica, como correr para alcanzar el camión, es todo el ejercicio que necesita. Nuevamente, no es verdad; los periodos de ejercicio deben durar por lo menos de 20 a 30 minutos, realizando una actividad sostenida que estimule la frecuencia cardíaca y lo haga respirar más rápidamente de lo normal, el llamado ejercicio aeróbico. El cuerpo empieza a quemar calorías hasta después de 20 minutos de ejercicio, así que para bajar de peso lo recomendable es hacer ejercicio todos los días durante 40 ó 45 minutos. Hay otros mitos que sostienen que el ejercicio sólo es para los jóvenes que bailan al compás de la música enfundados en leotardos de moda o que corren bajo un clima inclemente. ¡Por supuesto que no! Su organismo también tiene músculos. Se ha demostrado que todos, jóvenes y viejos, pueden obtener inmensos beneficios del ejercicio aeróbico.

Al empezar un programa de ejercicio para bajar de peso y después mantenerse en forma, siempre consulte a su médico para que lo autorice. Después platique con el fisiólogo para elaborar un plan factible. Adopte una actitud positiva hacia la rutina física y deseche todos los pensamientos negativos. Hacer ejercicio no es un castigo por estar excedido de peso; no es un mal necesario que usted tiene que tolerar. Todo lo contrario, es un momento exclusivo para usted, en el que relajará los músculos y mitigará el estrés. Sobre todo, que es una forma sencilla de sentirse mejor.

Consulte nuevamente el Capítulo 5 para planear el programa de ejercicio; cerciorese de seguir las recomendaciones de seguridad. Inicie el programa en forma gradual y elija actividades que le gusten. Sea flexible y permítase recaídas de vez en cuando. Saltarse una sesión no debe ser motivo de escándalo ni de deserción. Algunos días es más fácil seguir el programa de ejercicio que otros, pero si hace de éste una prioridad, pronto será una parte natural de su rutina diaria, tan natural como comer y dormir.

Le proporcionamos un consejo que le ayudará a seguir religiosamente el programa de ejercicio: cuando trate de bajar de peso, anote sus avances en una gráfica o un cuaderno. Cuando alcance determinada meta, dése una recompensa. Vaya al cine o cómprese un regalo.

## QUEME CALORÍAS CON EL EJERCICIO

Puede quemar calorías con el ejercicio, la cantidad total depende de su peso y de la frecuencia y la intensidad de la actividad que elija. La Figura 6-1 le dará una idea de cuántas calorías puede quemar con 30 minutos de diferentes tipos de ejercicio.

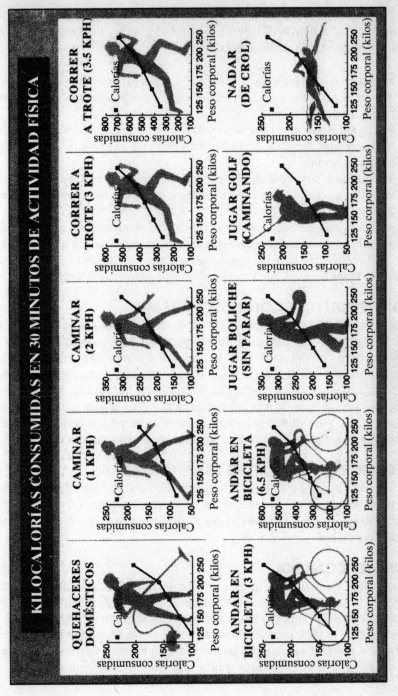

**FIGURA 6-1**

También puede quemar calorías con tan sólo adoptar una forma de vida más activa. Además del ejercicio aeróbico, las siguientes actividades inyectan actividad a su rutina diaria:

- *Haga los mandados a pie.* Camine a la tienda o al correo.
- *Saque al perro a caminar.* Su "mejor amigo" puede ser un valioso compañero de ejercicio.
- *Dependa menos de los aparatos mecánicos.* Use una podadora que usted tenga que empujar. Dependa menos de otras personas; entregue sus propios mensajes en la oficina.
- *Estacione el automóvil en el lugar más alejado.* Deje su vehículo lo más lejos posible del centro comercial o de su lugar de trabajo, siempre y cuando sea seguro.
- *Use las escaleras.* Subir escaleras es un medio excelente para quemar calorías.
- *Cambie de mentalidad hacia los quehaceres domésticos.* En lugar de considerarlo como algo aburrido, piense que son una oportunidad para quemar calorías. Pasar la aspiradora y barrer el jardín le parecerá maravilloso.

## COMPROMÉTASE CON USTED MISMO

Saber que debe bajar de peso es un buen punto de partida para lograr la salud. El siguiente paso es hacer un compromiso consigo mismo; decidir qué rumbo tomar y no desviarse de él hasta llegar a la meta. Sin embargo, el paso más importante es entenderse a sí mismo; de lo contrario, ni siquiera podrá empezar a bajar de peso, mucho menos continuar haciéndolo. El conocimiento personal es la base de un "pensamiento sano" que, a su vez, es un elemento importante para que el programa para bajar de peso tenga éxito. A continuación presentamos algunos elementos clave de esa manera de pensar:

## RECONOZCA QUE USTED ES IMPORTANTE

Todos contribuimos a la sociedad, en mayor o menor medida. Usted es importante para su familia, sus amigos, su patrón, su comunidad y para usted mismo. Baje de peso por las personas que lo estiman, pero más que nada, hágalo por usted.

## TOME EL CONTROL

Quizá usted ha permitido que su familia decida su horario de actividades y que, por lo tanto, le quede poco tiempo para hacer ejercicio constante. Su familia debe saber que esa situación debe cambiar por el bien de usted. Las presiones de la vida también absorben una parte de su tiempo, horario de trabajo, actividades comunitarias u otras obligaciones. Identifique y controle esas presiones, en lugar de permitir que ellas lo controlen a usted.

## SEA OBJETIVO Y REALISTA

Nadie espera que usted corra el maratón o baje 25 kilos en una semana. Póngase metas lógicas. Camine cuatro cuadras al día durante la primera semana del programa de ejercicio. Planee bajar medio kilo a la semana.

## DESTAQUE LO POSITIVO

Busque formas positivas de mantenerse firme en su empeño. Por ejemplo, acepte sus errores. En lugar de abandonar el plan de alimentación porque comió más de la cuenta en una comida, aprenda de sus errores y siga adelante con el programa sintiéndose confiado. Vea las cosas como son realmente. Un simple problema, como la luxación de un tobillo, no debe echar por la borda todo el programa de ejercicio. Recuerde, no pierda de vista la meta a largo plazo; en vez de pensar que el ejercicio le quita tiempo a sus actividades, véalo como un momento exclusivo para usted que le hará lucir mejor, sentirse mejor y disfrutar más de la vida.

A continuación aparece una lista que le ayudará a cumplir con sus metas.

- *Consulte a su médico y demás especialistas que lo atienden.* Le pueden ayudar a establecer metas generales para bajar de peso y a analizar por qué bajar de peso puede influir en la cantidad de medicamento que necesita.
- *Establezca un plan de alimentación.* Su dietista puede ayudarle. Y, recuerde, es su guía para una vida de alimentación saludable.
- *Fíjese metas realistas.* Fije metas que pueda controlar y cumplir. Anótelas en un cuaderno. Incluya metas semanales de ejercicio o metas cuyo objetivo sea agregar alimentos ricos en fibra a su dieta y abstenerse de comer alimentos con alto contenido de grasa. No se fije metas como ésta: "Voy a bajar 1 kilo esta semana". No necesariamente puede controlar ese objetivo, ya que que hay muchos factores que influyen en su peso día con día. En vez de eso fíjese una meta como la siguiente: "Voy a calcular el total de calorías que como al día".
- *Lleve un diario de su alimentación y una gráfica de su programa para bajar de peso.* Cualquier cuaderno le será útil. Anote todo lo que come al día y pésese una vez a la semana para llevar un registro de su peso. Trace una gráfica sencilla de su peso cada semana.
- *Establezca un plan de ejercicio.* Primero, consulte a su médico para que lo autorice. Un fisiólogo puede ayudarle a elaborar una rutina fácil de seguir.
- *Tenga a la mano un equipo para determinar la glucosa y aprenda a usarlo.* Comer menos calorías e incrementar el ejercicio puede reducir la glucosa sanguínea. Haga el examen para determinar la glucosa en sangre todos los días. Anote los resultados en el cuaderno donde escribe lo que come. Consulte al equipo médico que lo atiende si los niveles de glucosa en sangre disminuyen y requiere un ajuste de medicamentos.

- *Use tazas y cucharas para medir y una báscula.* No pierda de vista las porciones.
- *Pida apoyo.* Busque el apoyo de familiares y amigos. Es muy positivo tener respaldo.

Se ha demostrado que a pesar de los mejores esfuerzos de algunas personas, nunca bajarán el peso que desean. Si usted es de esas personas, no se desespere. Todavía puede mejorar los niveles de glucosa en sangre y reducir los riesgos de complicaciones si realiza más ejercicio, usa el plan de alimentación y los medicamentos en forma constante, y verifica en la casa el nivel de azúcar sanguíneo para llevar un registro de los resultados y hacer los ajustes necesarios.

# PARTE III

# TRATAMIENTO DE LA DIABETES CON MEDICAMENTOS

# CAPÍTULO 7

# MEDICAMENTOS ORALES

Algunos diabéticos necesitan medicamentos para controlar los niveles de glucosa en sangre. Hay otros que no, ya que pueden controlar la diabetes a través de la alimentación y el ejercicio. Dependiendo de las necesidades de su organismo, su médico le prescribirá medicamentos para ayudarle a controlar el azúcar sanguíneo. Los *medicamentos orales hipoglucemiantes*, comúnmente llamados "pastillas para la diabetes", se usan junto con el plan de alimentación y los programas de ejercicio para reducir el nivel de glucosa en sangre. Las píldoras para la diabetes se prescriben a ciertas personas con diabetes Tipo II. Si usted tiene diabetes Tipo I, su médico no incluirá este tipo de tabletas en su tratamiento.

## ¿QUÉ SON LAS PÍLDORAS PARA LA DIABETES?
Las píldoras para la diabetes son medicamentos que se administran por vía oral (por la boca) y que *no contienen insulina*. Hoy en día, la insulina sólo existe en forma líquida y debe inyectarse. En otras palabras, las píldoras para la diabetes no son insulina en tabletas, sino medicamentos que ayudan al organismo a producir o secretar su *propia* insulina y a aprovecharla mejor.

## ¿QUIÉN PUEDE TOMAR PÍLDORAS PARA LA DIABETES?
Las píldoras para la diabetes no están indicadas para todos los diabéticos. Son efectivas sólo si el páncreas aún es capaz de producir insulina; si el organismo necesita "ayuda" para aumentar su capacidad de producirla y usarla en forma más efectiva. Esto quiere decir que algunas personas —aquellas

con diabetes Tipo I y Tipo II cuyos organismos han perdido la capacidad de producir suficiente insulina— no pueden usar píldoras para la diabetes. Estos medicamentos son más efectivos en las personas que enfermaron de diabetes Tipo II después de los 40 y que la han tenido durante menos de 10 años.

## ¿CÓMO TRABAJAN LAS PÍLDORAS PARA LA DIABETES?

Las píldoras para la diabetes estimulan el páncreas, que es el órgano que produce la insulina. También actúan en el hígado y en otras células del organismo.

- Ayudan al páncreas a secretar más insulina.
- Ayudan a reducir la resistencia de las células a la insulina. Esto significa que aunque la cantidad de insulina que produce el organismo puede ser menor que la normal, es suficiente para manejar el azúcar sanguíneo.
- Aumentan la sensibilidad de los receptores de insulina en las células y permiten al organismo funcionar con cantidades menores de dicha hormona.
- Impiden la liberación excesiva de la glucosa almacenada en el hígado, lo que provocaría la saturación del torrente sanguíneo con mayor cantidad de glucosa de lo que insulina disponible pudiera manejar.

Es importante señalar que hay enormes diferencias entre las personas con diabetes Tipo II. El páncreas de muchas personas con este tipo de diabetes no produce suficiente insulina; sin embargo, hay algunas que en realidad producen *más* insulina de la normal, pero su organismo simplemente no puede aprovecharla de manera efectiva. Los medicamentos orales les permiten a algunos diabéticos aprovechar mejor su propia insulina durante todo el día, en a especial a quienes siguen un plan de alimentación y hacen ejercicio con regularidad.

## ¿CUÁNDO DEBEN TOMARSE LAS PÍLDORAS PARA LA DIABETES?

Hay dos reglas básicas que deben seguir quienes toman píldoras para controlar la diabetes:

- Deben tomarse con las comidas o antes.
- No deben compensarse las dosis que no se hayan ingerido. Si por accidente se salta una dosis, espere a tomar la siguiente a la hora que corresponda.

# TIPOS DE PÍLDORAS PARA LA DIABETES

**SULFONILUREAS.** En los Estados Unidos hay dos clases importantes de medicamentos orales para la diabetes: las *sulfonilureas* y las *diguanidas*. Las sulfonilureas se dividen en dos tipos principales:

1. Aquéllas que han estado en el mercado desde hace muchos años, llamadas "primera generación".
2. Un grupo más reciente, conocido como medicamentos de "segunda generación".

El Cuadro 7-1 enumera los diversos tipos de sulfonilureas que están a la venta en los Estados Unidos. Si usted necesita tomar píldoras para la diabetes, su médico le prescribirá el mejor tipo para su caso particular.

Generalmente se recomienda tomarlas antes de las comidas, pero el tiempo varía según el medicamento de que se trate. A veces se toman junto con insulina u otros fármacos para la diabetes. La combinación de dos tipos de píldoras sulfonilureas por lo general no incrementa su efectividad. Si toma una sulfonilurea y se olvida de tomar sus píldoras, no tome las píldoras faltantes en algún otro momento del día. A menos que se le indique lo contrario, es más seguro que el nivel del azúcar esté un poco alto momentáneamente que arriesgarse a presentar una reacción hipoglucémica.

**DIGUANIDAS.** Las diguanidas son otra clase de agentes orales de venta en los Estados Unidos; en realidad, apenas se están usando. Estos medicamentos pueden serle útiles a las personas que han usado sulfonilureas durante algún tiempo para controlar la glucosa en la sangre y han observado una disminución de la eficacia. Se han empleado en Europa y en otras partes. El *metformín* es el único medicamento oral de este tipo que puede conseguirse; se puede usar solo o combinado con una sulfonilurea o insulina. El Cuadro 7-1 aporta mayor información respecto del metformín. Siempre consulte a su médico y al equipo de especialistas que lo atienden sobre la combinación de cualquier medicamento.

## CUADRO 7-1. MEDICAMENTOS HIPOGLUCEMIANTES ORALES

| USADOS EN LOS ESTADOS UNIDOS | NOMBRE FARMACOLÓGICO | NOMBRE COMERCIAL | FABRICANTE | TABLETA | | DOSIS DIARIA |
|---|---|---|---|---|---|---|
| Agentes sulfonilureos "Primera generación" | | | | | | |
| | Tolbutamida | Orinase | genérico | Blanca 500 mg | | 500-2000 mg |
| | Tolazamida | Tolinase | genérico | Blanca 100 mg | Blanca 250 mg | 100-1000 mg |
| | | | | | Blanca 500 mg | |
| | Cloropropamida | Diabinese | Pfizer | Azul 100 mg | Azul 250 mg | 100-500 mg (a veces, 750 mg) |
| Agentes sulfonilureos "Segunda generación" | | | | | | |
| | Glipizida | Glucotrol | Div. Roerig de Pfizer | Blanca 5 mg | Blanca 10 mg | 2.5-40 mg |
| | Glipizida GITS | Glucotrol XL | Pfizer | Blanca 5 mg | Blanca 10 mg | 5-20 mg |

| | | | | |
|---|---|---|---|---|
| **Gliburida (glibenclamida)** | | | | |
| Micronase | Upjohn | Blanca 1.25 mg<br>Azul 5 mg | Rosa 2.5 mg | 1.25-20 mg |
| Glinase Press tabletas | Upjohn | Blanca 1.5 mg | Azul 3 mg | 1.5-12 mg |
| Diabeta | Hoechst-Roussel | Blanca 1.25 mg<br>Verde claro 5mg | Rosa 2.5 mg | 1.25-20 mg |
| **Diguanidas** | | | | |
| Metformin | Glucofage | Lipha/Bristol Myers-Squibb | Blanca 500 mg<br>Blanca 850 mg | 500-2500 mg<br>850-2550 mg |

Adaptada y actualizada con base en el *Manual Joslin para la Diabetes*, Richard S. Beaser, M.D., y Leo Krall, M.D., Lea & Febiger, Filadelfia, 1989.

## POSIBLES EFECTOS COLATERALES

Aunque los medicamentos orales pueden ser muy efectivos para el tratamiento de la diabetes, el enfermo debe conocer los posibles efectos colaterales.

## HIPOGLUCEMIA

Antes que nada, debe saber que los medicamentos orales pueden actuar
"demasiado bien" estimulando al páncreas para que produzca más insulina
de la que realmente necesita. Dado que la insulina excedente reacciona con
el azúcar disponible en el torrente sanguíneo, la glucosa en sangre puede
disminuir en forma anormal (debajo de 60 mg/dl) y traducirse en *hipoglucemia*. Este trastorno es más factible con una sulfonilurea que con metformín.

Cualquier medicamento que disminuya el azúcar sanguíneo debe usarse con cuidado para asegurarse de que el nivel no baje demasiado. Por ejemplo, el ejercicio disminuye la concentración de glucosa en sangre; por lo tanto, es necesario fijar un horario para tomar las píldoras para la diabetes,
hacer ejercicio y comer, a fin de que haya suficiente comida y no demasiado
medicamento que provoque la reducción del azúcar sanguíneo.

Sin embargo, la hipoglucemia puede presentarse aun cuando usted siga
con todo cuidado ese horario, quizá precisamente *porque* usted cumple con
los programas de alimentación y ejercicio. La pérdida de peso, por ejemplo,
puede reducir la resistencia de las células del organismo a la insulina, lo que
se traduce en una necesidad menor de insulina. Por lo tanto, si usted toma
píldoras para la diabetes y baja de peso, es posible que deba reducir la dosis
de medicamento o suspenderlo por completo.

Los primeros síntomas de hipoglucemia incluyen: hambre, estremeci-
mientos, nerviosismo, sudoración, mareos, debilidad, irritabilidad y palpitaciones. Si estos síntomas aumentan, verifique el nivel de azúcar sanguíneo, y
si es bajo, siga los pasos que se explican en el Capítulo 12 para prevenir la
hipoglucemia. Si los síntomas no ceden en 30 minutos, llame a alguno de los
especialistas que lo atienden para que lo oriente respecto de la dosis de medicamento y la hora en que debe tomarlo. Quizá la solución sea tomar un
medicamento de acción rápida o de acción prolongada, dependiendo de su
horario de alimentación y actividad.

## OTROS EFECTOS COLATERALES

Las píldoras para la diabetes llegan a causar otros efectos colaterales, tales
como: trastornos estomacales e intestinales, pérdida de apetito, erupciones
cutáneas y comezón. Si usted experimenta éstos u otros efectos secundarios
no comunes, consulte a su médico. A veces se presenta enrojecimiento facial
debido al efecto combinado del alcohol y una píldora para la diabetes lla-

mada *cloropropamida* (Diabinese). Esta reacción puede atemorizarlo, pero es inofensiva. Si usted toma el medicamento y tiene esa reacción, su médico le prescribirá uno de los medicamentos nuevos de la segunda generación, que producen menos problemas cuando se combinan con alcohol u otras sustancias.

Muchos de los efectos colaterales desaparecerán a medida que su organismo se "ajuste" a los medicamentos, pero la dosis debe reducirse de vez en cuando. En algunos casos, las personas no toleran un medicamento en particular y tienen que cambiar a otro tipo de píldora. Tenga cuidado si experimenta efectos colaterales indeseables derivados de la combinación de píldoras para la diabetes con otros medicamentos que le hayan prescrito y que pudieran restarle efectividad a las tabletas. Los medicamentos que pueden provocar dicho resultado incluyen los siguientes: diuréticos, corticosteroides, píldoras anticonceptivas y complementos de estrógenos. La mejor manera de evitar cualquiera de esos problemas es asegurarse de que el médico que lo atiende esté al tanto de todos los medicamentos que toma.

## ¿POR QUÉ PUEDEN FALLAR LAS PÍLDORAS PARA LA DIABETES?

Las píldoras para la diabetes pueden ser muy efectivas cuando se usan correctamente. Sin embargo, no les sirven a algunas personas con diabetes Tipo II, inclusive al principio del tratamiento. A esto se le conoce como "falla primaria", y no se sabe a ciencia cierta por qué sucede, pero en algunas personas pudiera ser porque no tuvieran diabetes Tipo II, como se pensaba. Tal vez desarrollaron diabetes Tipo I a una edad más avanzada y como consecuencia su organismo produce muy poca insulina o nada en absoluto.

Por razones desconocidas, las píldoras para la diabetes dan buen resultado durante un tiempo, pero después pierden su eficacia. A esto se le llama "falla secundaria", y ocurre en forma gradual a un ritmo de 5 a 10 por ciento anual, quizá porque el organismo produce menos insulina o se está volviendo más resistente a la propia. A veces la falla secundaria la provoca una infección, una enfermedad o el estrés emocional. En tales casos, la persona necesitará inyecciones de insulina hasta que el problema se resuelva y nuevamente pueda tomar sólo las píldoras. Cuando un tipo de píldora deja de ser efectivo, el doctor prescribe otro. Con la incorporación de metformín a la lista de medicamentos en el mercado, usted tiene a la mano una píldora que actúa en forma diferente de las sulfonilureas para probar si el medicamento que toma está empezando a ser menos efectivo.

A veces la falla de las píldoras para la diabetes no se debe a los medicamentos propiamente dichos, sino a un "error de uso". Con frecuencia las personas cometen el error de no seguir el programa de ejercicio o el plan de alimentación, creyendo que basta con las píldoras para controlar la diabetes. Por muy efectivas que sean, no controlan por el completo la enfermedad. Es por ello que es en extremo importante seguir un programa metódico; de hecho, la diferencia entre el éxito y el fracaso dependerá de que el paciente siga un programa adecuado.

Si usted toma medicamentos orales para controlar la diabetes, elabore junto con el equipo médico que lo atiende un plan de alimentación y un programa de ejercicio; decídase a poner todo su empeño en seguirlos. A la larga, este tratamiento integral le ayudará a controlar mejor la diabetes. Algunas personas llegan a darse cuenta con el tiempo de que pueden dejar de tomar por completo las píldoras para la diabetes y controlar el nivel de glucosa en sangre sólo con la alimentación adecuada y ejercicio.

## OTROS MEDICAMENTOS

Muchas personas con diabetes no pueden tomar medicamentos orales; necesitan insulina, que sólo está disponible en forma líquida y debe ser inyectada. Sin embargo, los científicos están tratando de superar este obstáculo y desarrollar otras píldoras para bajar el nivel de azúcar en la sangre. Actualmente se estudian varios medicamentos prometedores que estimulan la producción de insulina, ayudan a aprovecharla mejor o reducen la cantidad de glucosa que se absorbe en el torrente sanguíneo. Pida al equipo de especialistas que lo atiende que lo mantenga informado sobre estos avances. Siga aprendiendo todo lo que pueda sobre la diabetes; cuanto más sepa, tanto más efectivo será el programa de tratamiento que elabore.

# CAPÍTULO 8

# TERAPIA INSULÍNICA

Los científicos acostumbran usar poco la palabra adelanto; la reservan para los avances más notables. Sin embargo, es un hecho que el descubrimiento de la insulina puede clasificarse como un adelanto, uno de los logros médicos más importantes de todos los tiempos. Durante el siglo pasado, este medicamento mejoró y salvó la vida de millones de personas que no podían producir suficiente insulina para satisfacer las necesidades de su propio organismo. Si usted se cuenta en ese grupo, su doctor le prescribirá insulina para ayudarle a restablecer y mantener los niveles de glucosa en sangre dentro de límites normales. Si la insulina se combina con una buena nutrición y ejercicio constante, puede mejorar inmensamente la calidad de vida del enfermo.

## LA HISTORIA DE LA INSULINA

El tratamiento con insulina se aplica desde hace 75 años. Antes, muchas personas morían a causa de la diabetes; o si tenían diabetes Tipo II vivían unos años pero en condiciones de salud muy deficientes. Gracias a los esfuerzos de dos doctores canadienses, Frederick Banting y Charles Best, la insulina se extrajo por primera vez en 1921 del páncreas de animales y fue inyectada en animales diabéticos. Los experimentos tuvieron un éxito impresionante. Un año después, la insulina se usaba para tratar seres humanos.

Con los años, se han producido cambios en la fabricación de la insulina. Hasta hace poco, las insulinas producidas en los Estados Unidos se elaboran con insulina animal. Se extraían de las glándulas pancreáticas de ganado vacuno o porcino, o de una combinación de ambas. La mayoría de los usuarios aceptaron la insulina animal, pero algunos organismos experimentaron efectos colaterales de las primeras insulinas, debido a impurezas y al hecho de que la insulina se obtenía de animales. Por ejemplo, algunos enfermos presentaron reacciones alérgicas que variaban desde enrojecimiento y comezón ligeros hasta hinchazón y dolor considerables en el sitio donde eran inyectados. En realidad, el sistema inmunológico de algunos individuos percibió la insulina como una sustancia extraña y sus organismos reaccionaron produciendo anticuerpos para contrarrestarla. Las personas que experimentaban esta reacción a veces se volvían resistentes a la acción de la insulina y llegaban a necesitar dosis extraordinarias.

Por fortuna, los fabricantes han encontrado la forma de eliminar la mayoría de las impurezas de la insulina animal. Hoy en día, están a la venta insulinas animales altamente purificadas, y los efectos colaterales se han reducido en forma considerable.

En fecha reciente, los científicos revolucionaron la producción de insulina aún más con el desarrollo de la insulina *humana* sintética. Es idéntica a la insulina que produce el cuerpo humano, ya que no se extrae de animales sino que se fabrica mediante un proceso de "ingeniería genética"; su estructura es idéntica a la que produciría el páncreas de la persona diabética si pudiera. En la actualidad, la mayor parte de la insulina que se usa en los Estados Unidos es de este tipo.

## INFORMACIÓN GENERAL SOBRE LA INSULINA
Para controlar la diabetes en forma efectiva es necesario que usted conozca lo más elemental sobre la insulina.

- Debe inyectarse; no puede administrarse por vía oral (por la boca) porque sería digerida por los jugos gástricos y perdería su efectividad.
- Se mide en "unidades", cuya abreviatura común es la letra 'U'.
- Se produce en dos *concentraciones* diferentes en los Estados Unidos: U-100 y U-500. La gran mayoría de las personas usan la U-100, que significa que hay 100 unidades de insulina en cada centímetro cúbico (cc) de líquido (un centímetro cúbico equivale más o menos al tamaño de un cubo pequeño de azúcar). Debe usarse la jeringa apropiada para medir la dosis correcta. Por ejemplo, debe usarse una jeringa de U-100 para medir unidades de insulina U-100. (Las personas que no viven en los Estados Unidos o viajan a otros países pueden encontrar otras concentraciones).
- Además de las *concentraciones* de insulina, hay tres tipos diferentes: de acción rápida, de acción intermedia y de acción prolongada. Estos tipos de insulina varían en tres formas importantes en relación con el tiempo: (1) ¿qué tan rá-

pido empieza a actuar la insulina? (inicio de la acción); 2) ¿cuándo actúa al máximo? (efecto máximo); y 3)¿cuánto dura el efecto? (duración).

## TIPOS DE INSULINA

Cuando la insulina se lanzó por primera vez al mercado, los diabéticos no podían elegir el tipo que podían usar; sólo había uno a la venta. Era de acción rápida y su efecto duraba poco tiempo sin mucha variación. El tratamiento normal consistía en inyectarse varias dosis al día. Posteriormente, se empezó a distribuir un segundo tipo de insulina, de acción más prolongada, lo que permitía reducir el número de inyecciones diarias. En la actualidad, hay tres tipos de insulina que varían en cuanto a la duración de su efecto y al uso que se les da en el tratamiento.

Para entender lo anterior, recuerde cómo trabaja el cuerpo normalmente. Antes de que usted tuviera diabetes, los niveles de glucosa en su sangre se mantenían dentro de límites normales gracias a que el páncreas producía insulina natural en forma lenta pero constante y se absorbía en el torrente sanguíneo (suministro de insulina "basal"). Esto conservaba el nivel de glucosa dentro de límites normales (60-140 mg/dl ó 60-110 mg/dl antes de los alimentos). Y cuando usted necesitaba más insulina, como en las comidas, el páncreas aportaba cantidades adicionales. De esa manera, los niveles de insulina en la sangre cambiaban automáticamente según se requería.

Ahora que tiene diabetes, la coincidencia entre la insulina inyectada y las necesidades de su cuerpo no está tan finamente sincronizadas como cuando el páncreas trabajaba normalmente. Cuando se inyecta insulina, debe pasar un tiempo determinado antes de que empiece a actuar; después alcanza su máxima efectividad para ir perdiendo efecto en forma gradual. Así, las necesidades de insulina de su organismo no siempre coinciden con el patrón de acción de dicha hormona.

Son muchos los factores que hacen difícil que coincidan la insulina inyectada con las necesidades de su organismo. La velocidad a la que la insulina es absorbida puede ser afectada por los siguientes factores:

• tipo de insulina.
• sitio de la inoculación (como el brazo o la pierna).
• profundidad de la inyección.
• e incluso la temperatura de la piel y el aire del ambiente.

Los cambios en los alimentos —inclusive la hora a la que come y la cantidad y el tipo de alimentos que consume— también pueden impedir que haya una perfecta coincidencia.

Pese a todas estas dificultades, usted no debe escatimar esfuerzos para mantener el nivel de glucosa en sangre tan cerca de los límites normales como sea posible, día y noche. Los diferentes tipos de insulina —de acción rápida, intermedia y prolongada— pueden ayudarle en este esfuerzo. Usted y el equipo que lo atiende pueden elaborar un plan insulínico diario que se adapte al plan de alimentación y al programa de ejercicio. Cabe mencionar que las horas que se señalan en el siguiente apartado sobre las diferentes insulinas son *márgenes de acción*. La acción varía de una persona a otra y tiende a ubicarse en la parte más corta de la curva cuando la insulina es humana, y no extraída de animales.

## INSULINA DE ACCIÓN RÁPIDA

La insulina de acción rápida empieza a actuar a los 30 ó 60 minutos después de la inyección. Alcanza su acción máxima de 2 a 4 horas después de la inyección ("efecto máximo") y deja de actuar por completo después de 6 a 8 horas. Si depende totalmente de la insulina y usa sólo la de acción rápida, va a necesitar una inyección cada 6 horas. La curva de este tipo de insulina se muestra en la Figura 8-1.

La forma más común de la insulina de acción rápida se llama "regular", y es una solución cristalina.

## FIGURA 8-1
**Curva de la insulina de acción rápida**

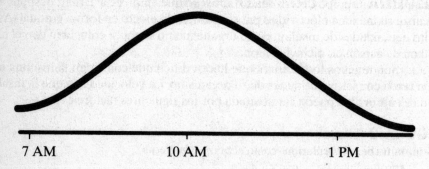

7 AM          10 AM          1 PM

## INSULINA DE ACCIÓN INTERMEDIA

Las insulinas de acción intermedia empiezan a actuar 1 ó 3 horas después de la inyección. Alcanzan su efecto máximo de 6 a 12 horas después y siguen actuando durante un lapso de 18 a 26 horas después de la inyección. La Figura 8-2 muestra la curva de acción.

## FIGURA 8-2
**Curva de acción de la insulina de acción intermedia**

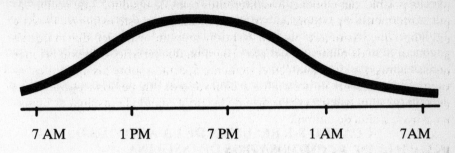

|  |  |  |  |  |
|---|---|---|---|---|
| 7 AM | 1 PM | 7 PM | 1 AM | 7AM |

Una forma de insulina de acción intermedia es la que se conoce como NPH (por sus siglas en inglés, que significa "Protamina Neutral Hagedorn". La protamina es una proteína que se adhiere a la insulina regular, retarda la absorción de la insulina debajo de la piel y actúa por un periodo más prolongado. Hagedorn es el nombre del científico que descubrió este tipo de insulina.

Otra forma de insulina de acción intermedia es la denominada "Lente" (lentamente), que se produce agregando cinc a la insulina regular para formar cristales que retardan la absorción en el torrente sanguíneo y prolongan su acción. Tanto la NPH como la Lente tienen aspecto turbio.

## INSULINA DE ACCIÓN PROLONGADA
La insulina de acción prolongada empieza a actuar de 4 a 8 horas después de la inyección. Su efecto máximo tiene una duración muy prolongada, de 12 a 18 horas después de la inyección, y sigue actuando hasta 24 ó 28 horas. Hay una forma de insulina de acción prolongada que se llama Ultralente, solución también turbia que se produce agregando cinc para prolongar su actividad. La Figura 8-3 muestra la curva de la insulina de acción prolongada.

## FIGURA 8-3
**Insulina turbia (Ultralente)**

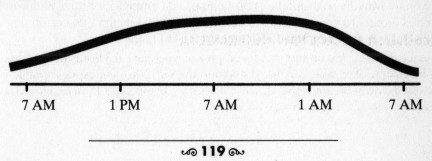

|  |  |  |  |  |
|---|---|---|---|---|
| 7 AM | 1 PM | 7 AM | 1 AM | 7 AM |

La insulina de acción prolongada se usa en combinación con una inyección de insulina regular antes de cada comida. Esto significa que debe inyectarse tres veces al día (una dosis combinada de regular y Ultralente en el desayuno; insulina regular antes del almuerzo y una dosis combinada de regular y Ultralente antes de la cena). La insulina Ultralente se usa con frecuencia en un tratamiento llamado "terapia intensiva para la diabetes", que se comenta en el Capítulo 9.

El Cuadro 8-1 sintetiza la actividad de cada tipo de insulina, el inicio, el efecto máximo y la duración.

### CUADRO 8-1. RESUMEN DE LA ACTIVIDAD DE LOS TIPOS DE INSULINA

|  | ACCIÓN RÁPIDA (REGULAR) | ACCIÓN INTERMEDIA (NPH,LENTE) | ACCIÓN PROLONGADA (ULTRALENTE, HUMANA) |
|---|---|---|---|
| Inicio | aprox.1/2 hora | 1 a 3 horas | aprox. 4 a 8 horas |
| Efecto máximo | 2 a 4 horas | 6 a 12 horas | aprox. 12 a 18 horas |
| Duración | 6 a 8 horas | 18 a 26 horas | aprox. 24 a 28 horas |

## DOSIS COMBINADAS DE INSULINA

Debido a que el efecto máximo de las insulinas de acción rápida, intermedia y prolongada es diferente, con frecuencia se combinan en una sola inyección denominada *dosis combinada*. Las dosis combinadas tienen un efecto máximo rápido para cubrir la comida ingerida inmediatamente después de la inyección y también brindan una acción prolongada que dura todo el día o toda la noche.

Es común que la insulina (regular) de acción rápida se combine con insulinas de acción intermedia o prolongada. La de acción intermedia casi nunca se combina con la de acción prolongada. Cuando la regular y la de acción intermedia se usan al mismo tiempo, ésta empieza a actuar al máximo en el momento en que decae la de acción rápida. La curva de acción de estas dos insulinas combinadas se muestra en la Figura 8-4.

## FIGURA 8-4

**Curva de acción de la dosis combinada de insulinas de acción rápida y acción intermedia**

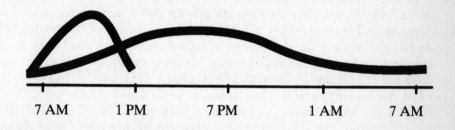

| 7 AM | 1 PM | 7 PM | 1 AM | 7 AM |

## MARCAS DE INSULINA

Hay en el mercado una amplia variedad de insulinas y con frecuencia el nombre comercial es regular, NPH y Lente. Las empresas farmacéuticas también establecen una diferenciación de acuerdo con la pureza de los productos.

El cuadro que aparece al final de este capítulo describe los diferentes tipos de insulina que distribuyen dos empresas estadounidenses que venden insulina en los Estados Unidos a partir de 1995. También señala las fuentes de insulina —animal o humana sintética (también llamada insulina "ADN recombinada")—, así como la concentración de la solución. Su médico le recomendará la marca que usted debe usar; no cambie de marca sin consultarlo. Inclusive una diferencia mínima en la dosis de insulina puede alterar la efectividad del tratamiento.

## TIPO Y DOSIS DE INSULINA

Al principio, será imposible que el equipo médico que lo atiende prediga la dosis exacta de insulina que usted necesita. Hasta cierto punto, la dosis se determina mediante prueba y error, pero una vez que se establece la dosis correcta, usted deberá usar la *misma cantidad* a la *misma hora* todos los días, a menos que se le indique lo contrario. Para prescribir la insulina se toman en consideración muchos factores, como la forma de diabetes que tiene, entre otros. Cada tipo requiere un tratamiento diferente.

## DIABETES TIPO I

La diabetes Tipo I (insulinodependiente) generalmente se desarrolla en cuatro fases principales: *inicio*, *remisión transitoria*, *intensificación* y *diabetes total*. Cada uno de estos estadios puede influir en el tipo y la acción de la dosis de insulina que usted necesite.

**FASE DE INICIO.** Durante este estadio, el enfermo todavía tiene algunas células beta que producen insulina, pero no las suficientes para satisfacer por completo las necesidades de insulina. Recuerde, el organismo diabético no ha recibido insulina suficiente durante los días o las semanas previas al diagnóstico. Para restablecer el funcionamiento normal del cuerpo después de este periodo carente de insulina, el médico prescribirá una fuerte dosis. Por ejemplo, los altos niveles de azúcar y cuerpos cetónicos en la sangre podrían haber reducido la capacidad de las células para reaccionar a la insulina, lo que significa que las dosis iniciales quizá deban ser mayores. Otros factores pueden influir en la cantidad de insulina que requiera el enfermo en un principio, como el número de células beta que aún trabajan en el páncreas, el peso corporal (en especial si el enfermo tiene sobrepeso) y el nivel de actividad física.

Una vez que los niveles de glucosa sanguíneo han vuelto a límites casi normales, el enfermo recién diagnosticado a veces puede controlar la diabetes con una sola inyección de insulina de acción intermedia cada mañana. Es frecuente, sin embargo, que se recomiende aplicar en la mañana una dosis combinada de insulinas de acción rápida e intermedia y quizá también en la tarde.

**REMISIÓN TRANSITORIA.** Una vez que se ha reducido el nivel del azúcar sanguíneo, el organismo y las células beta restantes casi siempre muestran una mejoría, que puede traducirse en un periodo denominado *remisión transitoria*, etapa conocida como "luna de miel", durante la cual la diabetes cede. Las personas que presentan esta fase controlan la diabetes con pequeñas cantidades de insulina al día. En este estadio, el enfermo no debe suspender las inyecciones, aunque las necesidades de insulina sean muy reducidas, ya que al reiniciarlas cuando la diabetes se reactive puede presentarse una reacción alérgica a la insulina. La continuación del tratamiento insulínico durante esta fase ayuda a prolongar la capacidad de las células beta para producir insulina.

**INTENSIFICACIÓN.** Durante este tercer estadio, llamado *intensificación*, el sistema inmunológico destruye las pocas células beta restantes en el páncreas, que van perdiendo de manera constante la capacidad de producir insulina hasta ocasionar el incremento gradual de los niveles de azúcar en la sangre. El médico que lo atiende deberá aumentar progresivamente la dosis de insulina; el tipo y la cantidad dependerán de sus necesidades particulares. Quizá tenga que incrementar la administración diaria de inyecciones.

**DIABETES TOTAL.** Se llega a la fase de *diabetes total* cuando las células beta han sido completamente destruidas. La mayoría de las personas con diabetes Tipo I requieren por lo menos dos o tres inyecciones diarias, con dosis combinadas de insulinas de acción rápida e intermedia, o de insulinas de acción rápida (regular) y prolongada (Ultralente). Por ejemplo, la primera inyección del tratamiento es una combinación de insulinas de acción rápida e intermedia, aplicada por lo menos 30 minutos antes del desayuno para permitir que la insulina de acción rápida empiece a actuar casi al mismo tiempo que los nutrientes entren en el torrente sanguíneo, e impida que el nivel de glucosa en sangre aumente demasiado después del desayuno. La segunda inyección de insulina regular se aplica 30 minutos antes de la comida; la tercera, casi siempre de insulina de acción intermedia, se administra al acostarse. Si bien este programa de tratamiento lo siguen muchas personas con buenos resultados, su médico puede recomendarle otro tipo de horario.

## DIABETES TIPO II

Muchas personas con diabetes Tipo II controlan la enfermedad con un plan de alimentación, ejercicio y, en algunos casos, con píldoras para la diabetes que estimulan al páncreas para que produzca insulina. Estas estrategias dan buenos resultados por un tiempo; sin embargo, a la larga, podrían ser insuficientes, ya que la diabetes puede empeorar debido a una serie de factores, como la atrofia o la reducción de las células beta, o la resistencia cada vez mayor de las células del organismo a los efectos de la insulina. Cuando se presenten estos cambios, quizá usted llegue a necesitar inyecciones diarias de insulina.

La cantidad de insulina que necesitan las personas con diabetes Tipo II varía de un individuo a otro y también puede cambiar con el tiempo. Algunos enfermos logran controlar la diabetes con una dosis de insulina de acción intermedia antes del desayuno. Otros llegan a necesitar una dosis combinada de insulinas de acción rápida e intermedia antes del desayuno. Algunos tienen que agregar una dosis de insulina de acción intermedia al acostarse, y otros más, una dosis combinada de insulinas de acción rápida e intermedia antes del desayuno y la cena. Hay diabéticos que siguen un horario similar al descrito anteriormente para las personas con diabetes Tipo I, y aún hay quienes se administran insulina de acción intermedia al acostarse y píldoras para la diabetes en la mañana.

## MEDICIÓN Y APLICACIÓN DE LA INSULINA

Para aplicarse la insulina, debe aprender a medir y a inyectar la dosis apropiada. La insulina se aplica con jeringa en el tejido adiposo subcutáneo. Los sitios recomendados para inyectarla son: abdomen, parte superior de glúteos, parte posterior de brazos y parte anterior de piernas. Vea la Figura 8-5.

El control del azúcar sanguíneo depende del sitio donde se inyecte la insulina, porque la absorción de ésta varía según el lugar. Para reducir las fluctuaciones en el nivel de la glucosa en sangre, es mejor alternar los sitios. Una opción es alternar sitios en el área del abdomen, por ejemplo. Cabe señalar que la insulina se absorbe más rápidamente en el abdomen que en los brazos, y aún más lentamente en muslos y caderas. Con esto en mente, el enfermo puede inyectarse en abdomen y brazos en la mañana (cuando el nivel del azúcar sanguíneo está más elevado) e inyectarse en muslos o en la parte superior de los glúteos por la tarde (cuando se requiere que la insulina siga actuando hasta la mañana siguiente).

## FIGURA 8-5
**Sitios de inyección**

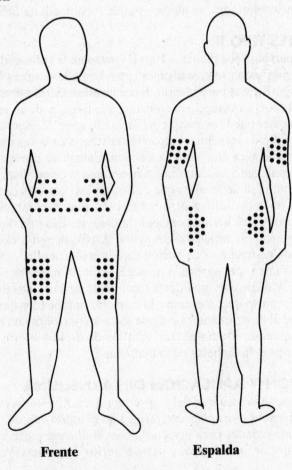

Frente                Espalda

Para que la absorción de la insulina sea óptima, se recomienda alternar las zonas de inyección. Esta medida reduce el riesgo de *hipertrofia*, que es la formación de tejidos adiposo y fibroso que aparece después de varias inyecciones en la misma área.

Hay dos métodos para medir la dosis de la insulina en la inyección. El que usted elija dependerá de que se aplique uno o dos tipos de insulina. La dosis que incluye un solo tipo de insulina es la "dosis única"; la que incluye dos, es la "dosis combinada", que contiene insulina de acción rápida (cristalina) y de acción intermedia (turbia). Las instrucciones para administrar una dosis única se ilustran a continuación.

**Cómo administrar una dosis única:**

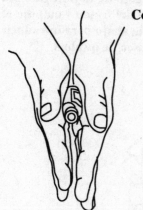

### FIGURA 8-6A
**Haga girar el frasco entre ambas manos y agítelo. Limpie la tapa de la botella con un pedazo de algodón humedecido en alcohol.**

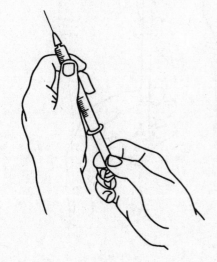

### FIGURA 8-6B
**Jale aire al interior de la jeringa moviendo el émbolo hacia afuera hasta la marca que indica las unidades de la dosis.**

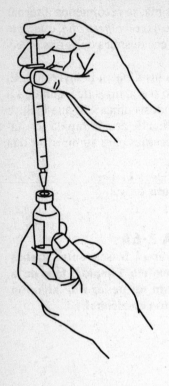

## FIGURA 8-6C

Inserte la aguja de la jeringa en la tapa de hule del frasco y empuje el émbolo hacia abajo para introducir aire en el frasco de insulina.

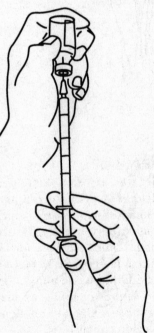

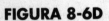

## FIGURA 8-6D

Con la aguja dentro del frasco, invierta el frasco. Jale el émbolo hacia afuera hasta la mitad de la jeringa. Después vuelva a empujar el émbolo hacia dentro para devolver la insulina al frasco.

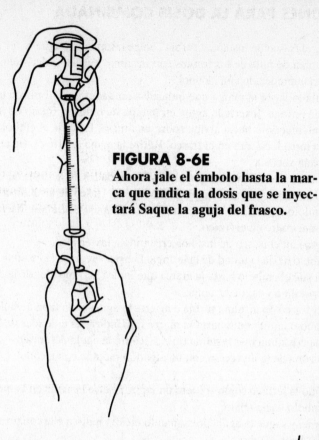

## FIGURA 8-6E

**Ahora jale el émbolo hasta la marca que indica la dosis que se inyectará Saque la aguja del frasco.**

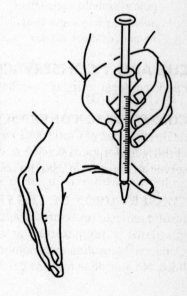

## FIGURA 8-6F

**Limpie con algodón humedecido con alcohol la zona elegida para la inyección. Pellizque la piel con una mano mientras con la otra sostiene la jeringa como si fuera un lápiz. Introduzca la aguja en la piel y empuje el émbolo hacia abajo. Suelte la piel y saque la aguja presionando el área junto a ella con un algodón humedecido con alcohol.**

# INSTRUCCIONES PARA LA DOSIS COMBINADA

1. Haga girar el frasco de insulina "turbia" entre las manos y agítelo.
2. Limpie la tapa de hule de los frascos con insulina "turbia" y "cristalina" con un algodón humedecido con alcohol.
3. Jale el émbolo hasta la marca que indica las unidades de la dosis de insulina turbia en la jeringa. Inserte la aguja en la tapa de hule del frasco de insulina turbia manteniéndolo hacia arriba sobre una mesa. Empuje el émbolo hacia abajo para introducir aire en el frasco. Retire la aguja del frasco (la jeringa y la aguja están vacías).
4. Jale el émbolo hasta la marca que indica las unidades de la dosis de insulina turbia en la jeringa. Inserte la aguja en la tapa del frasco de insulina cristalina manteniéndolo hacia arriba sobre una mesa. Empuje el émbolo hacia abajo para introducir aire en el frasco.
5. Deje la aguja en el frasco de insulina cristalina e inviértalo.
6. Jale el émbolo hasta la mitad de la jeringa. Después regrese la insulina al frasco. Ahora jale el émbolo hasta la marca que indica las unidades de la dosis de insulina cristalina y saque la aguja.
7. Invierta el frasco de insulina turbia e inserte la aguja en la tapa de hule.
8. Jale el émbolo lentamente hasta la marca que indica las unidades de la dosis de insulina cristalina más insulina turbia. Retire la aguja del frasco.
9. Limpie la zona de la inyección con un algodón mojado con alcohol. Pellizque el área.
10. Sosteniendo la jeringa como si fuera un lápiz, inserte la aguja en la piel y empuje el émbolo hacia abajo.
11. Suelte la piel y saque la aguja presionando el área junto a ella con un algodón humedecido con alcohol.

## CUIDADO Y CONSERVACIÓN DEL EQUIPO

Puede comprar jeringas desechables en la mayoría de las farmacias.

**CONSERVACIÓN DE FRASCOS SIN USAR.** Las etiquetas de los frascos de insulina dicen: *Consérvese en lugar fresco.* Guarde los frascos sin usar en el refrigerador, pero sin que se congelen. Siga estas instrucciones para conservar los frascos sin usar, no los que está usando actualmente.

**CONSERVACIÓN DE LOS FRASCOS EN USO.** A muchas personas les resulta molesto inyectarse insulina fría. Los frascos que esté usando pueden guardarse a temperatura ambiente; evite las temperaturas extremas. Conserve la insulina en la sombra y lejos de calentadores u otros lugares cálidos. No guarde la insulina cerca del hielo ni deje que se congele.

**FECHA DE CADUCIDAD.** Los frascos de insulina tienen marcada la fecha de caducidad. Una vez vencida, el fabricante no garantiza su eficacia. Independientemente de la fecha de caducidad, la insulina a temperatura ambiente empieza a perder potencia después de un mes y debe desecharse, aunque sobre un poco.

**FRASCOS DE RESERVA.** Debe guardar por lo menos un frasco de reserva de cada tipo de la insulina que use. Conserve la dotación de reserva en el refrigerador para que no pierda su potencia. El compartimiento para la mantequilla o los huevos es un lugar apropiado.

**CUIDADO DE LAS JERINGAS.** Las jeringas desechables, como su nombre lo indica, se usan una vez y se descartan. Sin embargo, algunas personas usan una jeringa dos o tres veces para ahorrar dinero. En tal caso, tape nuevamente la jeringa, consérvela en un lugar seco y vuélvala a usar 24 horas después cuando mucho.

**ELIMINACIÓN DE LAS JERINGAS.** Deshágase de las jeringas colocándolas en un frasco de café o en algún otro recipiente que pueda cerrarse herméticamente y guardarse en lugar seguro. Esta medida es muy importante en particular si hay niños en la casa. Cuando se llene el recipiente, agregue blanqueador, selle la tapa con cinta y deséchelo conforme a las normas establecidas para el efecto. Nunca deseche jeringas "sueltas"; alguien podría picarse en forma accidental y contraer una infección.

**VIAJAR CON INSULINA.** Cuando viaje, lleve consigo la insulina y las jeringas para evitar que se extravíen. En el Capítulo 22 se comenta más ampliamente el cuidado de la diabetes mientras se viaja.

**EQUIPOS ALTERNATIVOS PARA INYECTAR INSULINA.** Algunas personas usan otros equipos para inyectarse insulina; por ejemplo, un *inyector automático*, en el que se coloca la jeringa cargada con insulina. Después de limpiar la zona de la inyección, el inyector se apunta contra la piel, la persona aprieta un pequeño gatillo y la aguja se inserta en la piel. A continuación se empuja el émbolo hacia abajo y se inyecta la insulina.

Los *infusores de botón* están formados por pequeños discos inyectables unidos a un catéter, o sonda, que conduce a una aguja que se inserta debajo de la piel. También están a la venta los llamados *inyectores de chorro*, que no usan agujas, sino que introducen la insulina en la piel con aire a gran presión. Algunas personas usan *bombas de insulina*, equipo que se explica con más detalle en el Capítulo 9. Para los enfermos con muy mala vista hay lupas para jeringa, medidores de insulina y jeringas que mediante un "clic" le indican al usuario las unidades de insulina de una dosis.

## PROYECTOS MÉDICOS

Si bien la insulina ha sido el "medicamento maravilla" durante muchos años, a nadie le gusta inyectarse todos los días. Es por eso que los científicos se empeñan en encontrar una forma de insulina que pueda administrarse por vía oral para que su administración sea más sencilla y posiblemente menos cara. También se estudia la posibilidad de fabricar un atomizador nasal que contenga insulina. Por otro lado, se está tratando de crear nuevas formas de insulina que actúen en diferentes periodos de tiempo y sean aún más efectivas que la insulina humana.

Otros investigadores estudian los trasplantes de células beta: las células beta de un donante compatible se dan a un paciente diabético para revitalizar el páncreas. Se estudian tanto los trasplantes como los implantes de mecanismos. Otros científicos están tratando de precisar cuáles son los genes que producen la diabetes. Esperan, con el tiempo, llegar a encontrar la forma de corregir esos defectos genéticos y prevenir la diabetes en personas de alto riesgo.

Uno de los adelantos más significativos de los últimos años es el estudio concluido en 1993, después de 10 años de trabajo, llamado Experimento sobre el Control y las Compliaciones de la Diabetes (DCCT, por sus siglas en inglés). Este estudio despejó la duda que existía casi desde el descubrimiento de la insulina: ¿Cuándo es el control de la diabetes *suficientemente bueno* como para retardar o prevenir las complicaciones a largo plazo? ¿Qué tan bueno es bueno? El estudio demostró que si las personas con diabetes mantienen los niveles de azúcar sanguíneo tan cerca como sea posible de los límites normales, presentarán menos complicaciones crónicas. En otras palabras, las personas que se toman el tiempo de verificar los niveles del azúcar en sangre de 4 a 5 veces al día y ajustan su medicamento de acuerdo con los resultados, que hacen ejercicio y llevan un plan de alimentación —para mantener los niveles de azúcar dentro de límites normales en la medida de lo posible—, reducirán en un 50 por ciento o más el riesgo de presentar problemas oculares, nerviosos y renales. Estas halagüeñas noticias están relacionadas con las ventajas que ofrece el tratamiento llamado *terapia intensiva para la diabetes*, que es el tema central del Capítulo 9.

# INSULINAS DISPONIBLES

| PRODUCTO | FABRICANTE | ORIGEN | CONCENTRACIÓN |
|---|---|---|---|
| *Acción rápida* | | | |
| Humulin Regular | | | |
| Novolin R (regular) | Lilly | Humano | U-100 |
| Novolin R Penfill (regular) | Novo | Humano | U-100 |
| Velosulin Humana (regular) | Novo | Humano | U-100 |
| Iletin II Regular | Novo | Humano | U-100 |
| | Lilly | Cerdo | U-100, |
| Purified Pork R (regular) | | | U-500 |
| Velosulin (regular) | Novo | Cerdo | U-100 |
| Iletin I Regular | Novo | Cerdo | U-100 |
| | Lilly | Res/cerdo | U- 40, |
| Regular | | | U-100 |
| | Novo | Cerdo | U-100 |
| *De acción intermedia* | | | |
| Humulin L (Lente) | | | |
| Humulin N (NPH) | Lilly | Humano | U-100 |
| Insulatard Humana (NPH) | Lilly | Humano | U-100 |
| Novolin L (Lente) | Novo | Humano | U-100 |
| Novolin N (NPH) | Novo | Humano | U-100 |
| Novolin N Penfill (NPH) | Novo | Humano | U-100 |
| Iletin II Lente | Novo | Humano | U-100 |
| Iletin II NPH | Lilly | Cerdo | U-100 |
| Insulatard NPH | Lilly | Cerdo | U-100 |
| Puriefied Pork Lente | Novo | Cerdo | U-100 |
| Purified Pork N (NPH) | Novo | Cerdo | U-100 |
| Lente | Novo | Cerdo | U-100 |
| Iletin I Lente | Novo | Res | U-100 |
| | Lilly | Res/cerdo | U- 40, |
| Iletin I NPH | | | U-100 |
| | Lilly | Res/cerdo | U- 40, |
| NPH | | | U-100 |
| | Novo | Res | U-100 |
| *De acción prolongada* | | | |
| Humulin U (Ultralente) | | | |
| Ultralente | Lilly | Humano | U-100 |
| | Novo | Res/cerdo | U-100 |
| Combinaciones* | | | |
| Mixtard (30% regular, 70% NPH) | | | |
| Mixtard (70% NPH,30% regular) | Novo | Cerdo | U-100 |

## INSULINAS DISPONIBLES

| PRODUCTO | FABRICANTE | ORIGEN | CONCENTRACIÓN |
| --- | --- | --- | --- |
| Novolin 70/30 (70% NPH, 30% regular) | Novo | Humano | U-100 |
| Novolin 70/30 Penfill (70% NPH, 30% regular) | Novo | Humano | U-100 |
| Humulin 70/30 (70% NPH, 30% regular) | Novo | Humano | U-100 |
| Humulin 50/50 | Lilly | Humano | U-100 |
| | Lilly | Humano | U-100* |

*Más combinaciones en el mercado.

# CAPÍTULO 9

# TERAPIA INTENSIVA PARA
# LA DIABETES

La terapia insulínica que se comentó en el capítulo anterior, con frecuencia recibe el nombre de *terapia "convencional" para la diabetes*. Esta forma de tratamiento es la estrategia normal, o usual, para controlar la diabetes con insulina. Generalmente incluye de una a tres inyecciones de insulina al día, verificaciones del nivel de azúcar en sangre y un plan de alimentación. Las dosis de insulina casi siempre son "fijas", es decir, no varían de un día a otro.

También hay un tratamiento que se llama *terapia "intensiva" para la diabetes*, o *terapia insulínica intensiva*, cuyo objetivo es imitar la forma en que un páncreas normal reacciona a las necesidades de insulina del organismo. Conlleva determinaciones frecuentes del nivel de glucosa en sangre y el ajuste de la dosis de insulina o del plan de alimentación. En realidad, las dosis de insulina o el plan de alimentación pueden cambiar de un día para otro.

La terapia intensiva para la diabetes se usa cada vez más gracias a la disponibilidad de los equipos de autodeterminación que miden con precisión los niveles de azúcar en sangre. Esta clase de terapia no es apropiada para todas las personas; muchos enfermos que usan insulina controlan bastante bien la diabetes con la terapia convencional. Sin embargo, usted podría ser un buen candidato para la terapia intensiva. El Experimento sobre el Control y las Complicaciones de la Diabetes que se mencionó en el capítulo anterior, estableció que la terapia intensiva es mejor que la convencional para prevenir complicaciones a largo plazo. Sin embargo, aumenta el riesgo de una hipoglucemia.

## CUESTIÓN DE ENFOQUE

Durante décadas, la terapia insulínica convencional ha sido la piedra de toque del tratamiento de millones de personas que necesitan insulina. Es una forma comprobada de controlar el azúcar en sangre. De hecho, la terapia insulínica intensiva no es en realidad una forma diferente de tratamiento para la diabetes, sino más bien otra forma de usar el tratamiento convencional. En consecuencia, quizá no haya una división clara entre los dos tipos de terapia, sino sólo una diferencia de grado y también de enfoque.

## TERAPIA CONVENCIONAL

El enfoque de la terapia convencional es principalmente de *anticipación*, o de pensar por adelantado. En otras palabras, usted planea las inyecciones de insulina de acuerdo con las necesidades de insulina que prevé para las próximas 6 ó 12 horas. Sin embargo, para ello debe ser capaz de predecir todos los factores que influyen en los niveles de azúcar en sangre, como los alimentos que come y el nivel de actividad que espera. Para guardar el equilibrio de todos los elementos, usted necesita tener hábitos de alimentación constantes y niveles de actividad predecibles.

¿Es posible? Sí, hasta cierto punto. Muchas personas son capaces de mantener una forma de vida predecible. Usted puede ser una de ellas. De ser así, un programa convencional puede brindarle un control del azúcar en sangre de "bueno a excelente". Por supuesto, para lograr el éxito debe dar por sentado que todo lo que le pasa a su organismo —su estilo de alimentación, el nivel de actividad y el metabolismo— no varía mucho de un día a otro. Esta suposición puede ser bastante correcta para muchas personas con diabetes. Y, en ese caso, pueden usar una dosis fija de insulina para lograr un buen control del azúcar sanguíneo.

## TERAPIA INTENSIVA

Por otro lado, la terapia intensiva se fundamenta en un supuesto diferente: que el nivel de actividad diaria, el estilo de alimentación y el metabolismo no son iguales siempre. Para manejar los cambios, usted necesita determinar con frecuencia el azúcar en sangre y variar las dosis de insulina como corresponda. Esto hace que la terapia intensiva se base en dos elementos: (1) la anticipación de las necesidades futuras de insulina y (2) la dosificación de la insulina de acuerdo con los niveles presentes y futuros del azúcar en sangre. En esencia, este tipo de tratamiento intenta imitar dos características importantes de un páncreas normal: la capacidad de determinar el nivel del azúcar en sangre y la respuesta a éste con la cantidad correcta de insulina. Si usted tiene diabetes, su páncreas ya no reacciona así, pero el objetivo de la terapia intensiva es acercarse lo más posible al funcionamiento normal.

## ¿A QUIÉN BENEFICIA LA TERAPIA INTENSIVA?

Probablemente todos los enfermos que usan insulina podrían beneficiarse de la terapia insulínica intensiva, en particular a la luz de los nuevos descubrimientos del Experimento sobre el Control y las Complicaciones de la Diabetes (DCCT), que estableció que las personas que mantienen los niveles de azúcar sanguíneo tan cerca de lo normal como es posible, reducen su riesgo de desarrollar complicaciones en un 50 por ciento o más. En dicho estudio la meta se cumplió usando la terapia intensiva sólo con personas con diabetes Tipo I. Sin embargo, se concluyó que lo más importante era *mantener los niveles de azúcar cerca de lo normal*, no el programa de tratamiento insulínico con que se lograra ese objetivo. También dejó establecido que no es conveniente bajar tanto los niveles de azúcar al grado de presentar reacciones frecuentes o graves, que podrían ser peligrosas. Por lo tanto, el objetivo es lograr el mejor control posible de la diabetes, pero con el menor grado de riesgo.

Aunque todos los diabéticos pueden resultar beneficiados de la terapia intensiva, tal vez deba usted familiarizarse primero con la terapia convencional si le acaban de diagnosticar la enfermedad. En realidad, si su páncreas todavía puede producir algo de insulina —tal es el caso de las personas con diabetes Tipo II o con diabetes Tipo I en sus primeros estadios— quizá no necesite una terapia intensiva para mantener el nivel de control que el DCCT señala como deseable.

## DIABETES TIPO I

Algunas personas con diabetes Tipo I pueden controlar en forma adecuada el nivel de azúcar en sangre sin recurrir a la terapia intensiva. Por ejemplo, los enfermos en las primeras fases de la diabetes Tipo I o durante la remisión ("luna de miel") todavía pueden producir suficiente insulina propia, y les basta la terapia insulínica convencional. Pero, a la larga, la mayoría de las personas con diabetes Tipo I dejan de producir insulina por completo y llegan a necesitar una terapia intensiva que imite en la medida de lo posible la forma en que un páncreas normal secreta insulina.

**"METAS AMBICIOSAS".** Muchas personas con diabetes Tipo I están muy motivadas para usar la terapia intensiva. Convencidas de su efectividad para prevenir complicaciones —en particular a la luz de los resultados del DCCT—, eligen esta estrategia para alcanzar los niveles de glucosa en sangre lo más cercanos posible a lo normal. Otros enfermos optan por la terapia intensiva por razones de índole médica, como el embarazo o la planeación del embarazo.

**DIABETES QUEBRADIZA.** La condición de algunas personas con diabetes Tipo II es tan inestable, no importa lo que hagan, que no logran siquiera aproximarse a un control seguro o adecuado del azúcar en sangre. A esta situación se le conoce como diabetes "quebradiza", y la terapia intensiva es con frecuencia el tratamiento efectivo. ¿Por qué es tan difícil para algunas personas controlar el nivel del azúcar sanguíneo? La respuesta no es muy clara siempre, pero si la diabetes que usted padece corresponde a esta categoría, consulte a su equipo médico sobre el control más preciso que ofrece la terapia intensiva.

**CONSIDERACIONES SOBRE LA FORMA DE VIDA.** Si su forma de vida es impredecible, es un buen candidato para terapia intensiva. Quizá cambie de turno de trabajo con frecuencia o viaje constantemente, o su ritmo de actividad varíe de una hora a la siguiente, o de un día para otro. Si bien estas variaciones no son ideales, tal vez sean inevitables. En tal caso, es factible que usted necesite un programa de tratamiento que se adapte mejor a su cambiante rutina.

## DIABETES TIPO II

El estudio DCCT se llevó a cabo con personas enfermas de diabetes Tipo I. Sin embargo, la mayoría de los expertos piensan que los resultados pueden aplicarse a las personas con diabetes Tipo II. Estos pacientes también podrían reducir el riesgo de complicaciones tratando de alcanzar niveles normales del azúcar en sangre. Las personas con este tipo de diabetes deben centrarse en su alimentación y el ejercicio. Pueden agregar píldoras para la diabetes y, en algunos casos, insulina. Sin embargo, para muchos enfermos de diabetes Tipo II, la terapia convencional con frecuencia es eficaz porque el páncreas puede secretar suficiente insulina, pero no trabaja tan bien como debiera posiblemente porque las células del organismo se han vuelto resistentes a dicha hormona. En tales casos, el propósito principal del tratamiento es aportar la insulina adicional que necesita el cuerpo para compensar esa resistencia.

Para muchas personas con diabetes Tipo II, quizá sea suficiente con "intensificar" la terapia convencional para lograr los niveles deseados de azúcar en sangre. Para tal efecto, pueden optar por un tratamiento convencional de insulina, que consiste en una combinación de insulinas regular e intermedia por la mañana, insulina regular antes de cenar e insulina intermedia al acostarse. Deberán variar las dosis un poco cuando los resultados de la determinación de glucosa en sangre así lo ameriten.

Sin embargo, la terapia intensiva es recomendable para cualquiera que dependa de las inyecciones de insulina. Con ese tratamiento, la dosificación de insulina imita los niveles normales de insulina en sangre proporcionando un nivel de insulina "basal" constante, y aumentándolo en respuesta a la ingestión de comida. Al seguir un programa de esa naturaleza —de verificación frecuente del nivel de azúcar en sangre y de ajuste de la dosis de insulina—, se obtiene un mayor control de la diabetes. De hecho, cuanto más normal sea la curva de la insulina, tanto más normales serán los niveles de azúcar sanguíneo. Y muchas personas afirman que se sienten mejor.

## OBJETIVOS DEL TRATAMIENTO

El objetivo último de la terapia intensiva es la precisión: lograr un nivel más preciso de azúcar sanguíneo que el que podría alcanzarse con una dosis fija de insulina. El estudio DCCT indicó que *mantener los niveles de azúcar sanguíneo tan próximos a los normales como se pueda durante todo el tiempo que sea posible* reduce en forma considerable el riesgo de desarrollar complicaciones a largo plazo a consecuencia de la diabetes. Sin embargo, la pregunta es: ¿qué tan próximos a los normales deben ser los niveles de azúcar? Por otro lado, ¿qué tanto esfuerzo debe hacerse para lograr un objetivo que podría alcanzarse con mucho menor esfuerzo?

Si bien el estudio señaló que deben alcanzarse los niveles más próximos a los normales sin correr riesgos, también hizo otra observación: aun las personas con altos niveles de azúcar sanguíneo que pueden mejorarlos en cierta medida, pero sin acercarse a los límites normales, están mejor de lo que estarían con niveles más elevados. Esto significa que mejorar el control de la diabetes es benéfico, sin importar dónde empiece o cuánto mejore. Comente sus objetivos con el equipo médico que lo atiende antes de hacer cambios al programa de tratamiento. Recuerde, usted se hará cargo de la mayor parte del tratamiento, así que debe estar seguro de que sus objetivos son realistas, seguros y factibles.

## ¿EN QUÉ CONSISTE LA TERAPIA INTENSIVA?

Si usted opta por una terapia intensiva para controlar la diabetes, las dosis de insulina variarán de un día para otro, dependiendo de los niveles de azúcar en sangre en diferentes momentos del día. Las dosis —generalmente tres o más al día— cambian diariamente. Las dosis se basan en lo siguiente:

- El nivel del azúcar sanguíneo en el momento de la inyección
- Los alimentos que acaba de comer y los que piensa comer
- El nivel de actividad, ahora y más adelante

Usted debe determinar el nivel de azúcar en un lapso de 20 a 30 minutos antes de cada comida (véase Capítulo 10) y considerar el resultado para determinar la dosis de insulina que realmente necesita en ese momento con base en una "escala móvil" llamada también *algorritmo*. Éste es un programa de tratamiento que incluye diferentes dosis de insulina para los diferentes niveles de azúcar en sangre. Más adelante aparecerán algunos ejemplos en este capítulo.

## TIPOS DE INSULINA

En los últimos años, los adelantos médicos han hecho más factible la terapia intensiva. Los nuevos equipos facilitan las pruebas de sangre y los nuevos tipos de insulina ofrecen gran número de opciones de tratamiento. En la actualidad, usted tiene acceso a las insulinas de acción intermedia (NPH y Lente) y también a Ultralente de acción prolongada. Estas insulinas pueden usarse en forma combinada con insulina (regular) de acción rápida para controlar mejor la diabetes.

## TERAPIA CONVENCIONAL INTENSIFICADA. EL TÉRMINO MEDIO

Si está tratando de controlar mejor la diabetes, es importante que considere a la terapia insulínica como la serie de pasos de un proceso. Si bien cada paso puede volverse un poco más complejo y laborioso, también lo acercará un poco más al funcionamiento normal de un páncreas sano. Sin embargo, el cambio de una terapia convencional a una intensiva evitaría pasar por un "término medio" que podría significar para usted el control apropiado de la diabetes mediante un tratamiento más sencillo que el programa intensivo.

Para muchas personas que ahora llevan la terapia insulínica convencional, el primer paso para mejorar el control del azúcar sanguíneo consiste en "intensificar" dicha terapia. Por ejemplo, si se aplica una inyección de NPH por la mañana, quizá le convenga seguir un programa de dos o tres dosis fijas, como se explicó anteriormente, en el que se combinan insulina regular e insulina NPH de acción intermedia o Lente. Los programas de "dosis combinadas" reproducen mejor que la inyección diaria la producción de insulina de un páncreas normal, que mantiene un nivel constante de insulina (el nivel de insulina "basal") y después reacciona con insulina adicional para cubrir la ingestión de alimento. Este tipo de programa distribuye la acción de la insulina durante el día y ésta alcanza su máximo efecto en las horas próximas a las comidas (véase Figura 9-1). Si usa insulina con mayor frecuencia —y de diferente fase inicial, efecto máximo y duración—, siempre tiene algo de insulina en la sangre.

## FIGURA 9-1

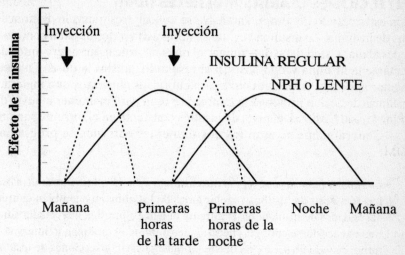

Efecto de un programa de dosis combinadas de insulina para la diabetes Tipo I: insulinas regular e intermedia antes del desayuno y de la cena.

El siguiente paso después de usar dosis fijas es cambiarlas. Esto se lleva a cabo elaborando un programa en el que se aplica más insulina regular en la mañana y antes de la cena si el azúcar sanguíneo está alto, y menos insulina si está baja. Este programa "convencional intensificado" requiere generalmente dos inyecciones diarias de insulina regular. Se trata de una estrategia simplificada que con mucha frecuencia tiene buenos resultados.

## PROGRAMAS INTENSIVOS DE DOSIFICACIÓN DE INSULINA

La mayoría de los programas "realmente" intensivos requieren por lo menos tres dosis ajustables diarias de insulina regular. Los especialistas en el cuidado de la diabetes han elaborado varias estrategias para inyectar esas dosis. Una se denomina *inyecciones diarias múltiples*, que incluye tres o más inoculaciones diarias de insulina regular con jeringas convencionales. Otra se llama *infusión de insulina subcutánea constante*, comúnmente conocida como la "bomba de insulina". La bomba es un dispositivo que se usa fuera del cuerpo; contiene insulina que pasa en forma constante a través de tubos y llega a una aguja que se inserta debajo de la piel. Cuando se usa la bomba, se debe determinar con frecuencia el nivel de azúcar en sangre para establecer la dosis de insulina correcta y ajustar la bomba como corresponda (véase la parte final de este capítulo). Veamos las diferentes estrategias con más detalle.

## INYECCIONES DIARIAS MÚLTIPLES (IDM)

Con este método de terapia intensiva se aplican tres o más inyecciones diarias de insulina. La insulina regular se administra antes de cada comida, tres veces al día. Usted debe determinar el nivel de azúcar en sangre antes de inyectarse la insulina y, con base en el resultado, ajustar la dosis. La insulina regular aporta la dosis necesaria para cubrir los alimentos que ingiera. Las insulinas de acción prolongada también se usan para mantener el nivel de insulina "basal", esto es, el nivel de insulina constante en el torrente sanguíneo.

Generalmente se usan los dos siguientes patrones de programas de IDM:

- *Insulina regular durante el día más insulina de acción intermedia al acostarse.* Las tres dosis de insulina regular antes de los alimentos también cubren sus necesidades de insulina basal durante el día. La insulina intermedia administrada al acostarse cubre las necesidades durante el prolongado intervalo nocturno, cuando no sería práctico tener que aplicarse inyecciones de insulina de acción rápida (regular). Este programa es muy flexible. Como durante el día se usa principalmente insulina de acción rápida, usted puede adaptarse a cualquier cambio de actividad o del plan de alimentación ajustando la siguiente dosis de insulina.

  El programa puede ser bastante efectivo durante toda la noche. Muchas personas experimentan incrementos naturales en sus necesidades de insulina al finalizar el periodo de sueño nocturno. Para el diabético, esto puede traducirse en altos niveles de azúcar en sangre un poco antes de despertar — "fenómeno del amanecer"— si no hay suficiente insulina para mantener bajos los niveles. En este programa, la insulina de acción intermedia que se aplica al acostarse alcanzará su efecto máximo cuando usted despierte, y mantendrá los niveles de azúcar bajo control a esa hora del día.

- *Insulina regular más insulina de acción prolongada.* Otra forma común de proporcionarle al organismo la insulina basal necesaria es aplicándole Ultralente de acción prolongada. Esta insulina se administra generalmente a la hora del desayuno y la cena, junto con dosis de insulina regular antes de cada una de las tres comidas del día. Ultralente se absorbe lentamente en un período de 24 a 28 horas. En algunas personas tarda aún más. Cuando se administra dos veces al día en dosis moderadas (que ascienden a la mitad de la dosis diaria de insulina), puede llegar a pensarse que no tiene "efecto máximo"; esta insulina proporciona la dosis de insulina basal constante que el organismo necesita.

Este programa brinda gran estabilidad. En realidad, Ultralente modera las fluctuaciones de los niveles de azúcar de algunas personas. También permite más flexibilidad en el horario de los alimentos. Sin embargo, no es tan efectivo para manejar los niveles de azúcar "en ayunas" (antes del desayuno) como el programa antes descrito, en el que se aplica insulina de acción prolongada al acostarse. Esto se debe a que Ultralente no alcanza su máximo efecto antes de despertar y, por lo tanto, no contrarresta el "fenómeno del amanecer" en forma tan efectiva.

*NOTA: Si Ultralente y la insulina regular se combinan en la misma jeringa, la mezcla debe inyectarse de inmediato. Si se deja reposar, parte de la insulina regular se convierte en Ultralente y la dosis pierde su efecto inmediato en cierta medida.*

## ESCALA MÓVIL PARA MEDIR LA INSULINA

Las personas que siguen la terapia intensiva con frecuencia consultan un *algorritmo*, que comúnmente se conoce como "escala móvil", para ajustar las dosis de insulina. Se trata de un cálculo que le indica la cantidad de insulina regular que debe administrarse y el momento apropiado para hacerlo, dependiendo de los resultados de la determinación de azúcar en sangre. El Cuadro 9-1 proporciona un ejemplo de ese tipo de escala móvil.

Su médico le preparará una escala especialmente para usted, con base en el cálculo de las necesidades de insulina y la cantidad de esta hormona que se haya administrado antes. Después, dependiendo de los resultados de las pruebas del azúcar en sangre, modificará las dosis de insulina para lograr el máximo control de los niveles de glucosa.

### CUADRO 9-1. ESCALA MÓVIL DE LA TERAPIA INTENSIVA PARA LA DIABETES

| MARGEN DE AZÚCAR EN SANGRE (mg/dl) | DOSIS DE INSULINA REGULAR (UNIDADES) | | | |
|---|---|---|---|---|
| | DESAYUNO | ANTES DEL ALMUERZO | ANTES DE LA COMIDA | ANTES DE LA CENA |
| 0-50 | 5 | 4 | 4 | 0 |
| 51-100 | 7 | 5 | 5 | 0 |
| 101-150 | 8 | 6 | 6 | 0 |
| 151-200 | 9 | 6 | 6 | 0 |
| 201-250 | 10 | 7 | 7 | 0 |
| 251-300 | 11 | 8 | 8 | 0 |
| 301-400 | 12 | 9 | 9 | 0 |
| >400 | 13 | 10 | 10 | 0 |

NOTA IMPORTANTE: Estas dosis son ejemplos. Cada persona debe tener dosis de insulina individualizadas prescritas por el equipo de especialistas que la atiende.

## AJUSTE EN CASO DE HIPOGLUCEMIA

Un problema común en la terapia intensiva es la hipoglucemia, bajo nivel de azúcar sanguíneo. Para que los niveles de azúcar vuelvan a la normalidad, siga las recomendaciones que aparecen en el Capítulo 12. Véase también el Cuadro 9-2.

Siempre que experimente una reacción hipoglucémica trate de determinar la causa. Verifique con frecuencia el nivel de azúcar en sangre y anote los resultados en un cuaderno. También registre los medicamentos que usa y sus programas de alimentación y ejercicio. Usted y el equipo médico que lo atiende pueden determinar la causa del problema y desarrollar una estrategia para prevenir la hipoglucemia.

## AJUSTE EN CASO DE HIPERGLUCEMIA

Si sigue usted una terapia intensiva y tiene hiperglucemia, alto nivel de azúcar sanguíneo, el equipo médico que lo atiende le recomendará que haga ajustes a las dosis de Ultralente o de insulina regular. Éstos son muy similares a los ajustes que se muestran en el Cuadro 9-2, pero consulte primero a su médico para determinar lo que más le conviene.

### CUADRO 9-2. RECOMENDACIONES PARA AJUSTAR LAS INSULINAS ULTRALENTE Y REGULAR

1.*Verifique otras causas*

Antes de ajustar la dosis de insulina, usted debe:

a. Seguir un plan de alimentación
b. Usar el equipo de prueba correctamente
c. Estar sano
d. Estar seguro de que no está experimentando reacciones hipoglucémicas y de rebote (véase la sección correspondiente en el Capítulo 12).

2. *Planeación de los niveles de azúcar en sangre.*

Asegúrese de planear los niveles de azúcar en sangre junto con su médico, y de que sean seguros y realistas. En términos generales, deben ser los siguientes:

En ayunas (antes del desayuno): 100-150 mg/dl

Antes de almorzar, antes de cenar y al acostarse: 100-150 mg/dl

## 3. *Ajuste en caso de hiperglucemia*

a. En ayunas (antes del desayuno), los niveles de azúcar en sangre son altos y es necesario hacer los siguientes ajustes a las dosis de insulina Ultralente:

Después de 4 días consecutivos de niveles altos de azúcar en sangre (180 mg/dl o más, o lo que el equipo médico que lo atiende considere alto), verifique el nivel a las 2 a.m.

Si el nivel de las 2 a.m. es bajo (menos de 100 mg/dl o igual a 100 mg/dl), el nivel alto registrado en ayunas quizá se debió a un rebote. Disminuya 1 unidad en las dosis de Ultralente de la mañana y de las primeras horas de la noche.

Si el nivel de las 2 a.m. es alto (más de 100 mg/dl o igual a 100 mg/dl), el nivel alto registrado en ayunas quizá se debió a la dosis insuficiente de insulina durante la noche. Incremente 1 unidad tanto en la dosis de Ultralente de la mañana como en la de las primeras horas de la noche.

Espere por lo menos 4 días entre un ajuste y otro de Ultralente. (A veces, debe esperar un poco más).

•*NOTA: Si se aplica sólo 1 inyección de Ultralente, ajuste la dosis 1 unidad, como se indicó anteriormente. Espere por lo menos 4 días entre cada ajuste.*

b. Cuando los resultados de las pruebas antes de almorzar, antes de cenar y al acostarse sean elevados, ajuste la escala móvil de la insulina regular como sigue:

Cuando los resultados antes del almuerzo sean altos (180 mg/dl o más durante 3 días o cualesquiera parámetros del equipo médico), incremente la escala de la mañana 1 unidad.*

Cuando los resultados antes de la cena sean altos (180 mg/dl o más durante 3 días o cualesquiera paramétros del equipo médico), incremente la escala de la hora del almuerzo 1 unidad.*

Cuando los resultados al acostarse sean altos (180 mg/dl o más durante 3 días o cualesquiera parámetros del equipo médico), incremente la escala de la cena 1 unidad.*

Espere por lo menos 3 días entre cada ajuste a la escala móvil, a menos que presente niveles extremadamente altos o bajos.

*\*NOTA: 180 mg/dl o más es un límite general. Su equipo médico puede establecer límites especiales para usted.*

## 4. *Ajuste en caso de hipoglucemia*

a. Si el nivel de azúcar en sangre es bajo (100 mg/dl o menos, o inferior al nivel más bajo fijado para usted por su equipo médico) durante tres días consecutivos, a la misma hora del día, sin síntomas de reacción insulínica u otra explicación evidente, *disminuya* la dosis de insulina, así como la aumentó en el ejemplo anterior. Espere dos días entre cada ajuste a la escala móvil de insulina regular y cuatro días entre cada ajuste a la dosis de Ultralente.

b. Si presenta una reacción insulínica "inexplicable" (menos de 60 mg/dl), que no pueda atribuirse a poca alimentación, demasiado ejercicio o a un error en la dosis de insulina, *disminuya* la dosis justo al día siguiente, como se explica anteriormente.

5. *Otras recomendaciones*

a. Nunca ajuste más de un tipo de insulina a la vez.
b. A menos que se le indique lo contrario, no haga más de dos ajustes sin consultar a su médico.
c. Para mejorar la absorción de Ultralente, quizá deba usar diferentes sitios para inyectar la insulina en la mañana y en las primeras horas de la tarde. Los integrantes del equipo médico que lo atienden analizarán esta situación junto con usted si lo estiman necesario.
d. Verifique su peso. Es muy fácil subir de peso con esta terapia insulínica intensiva o alguna otra. Si sube de peso, revise el plan de alimentación con su dietista.
e. Refrigerios. Generalmente no son necesarios en este régimen, pero si el nivel de azúcar al acostarse es menor de 200 mg/dl, quizá requiera un refrigerio antes o después de hacer ejercicio.
f. La insulina puede perder estabilidad (debilitarse) si se deja fuera del refrigerador durante mucho tiempo. No la deje fuera más de 30 días. Los frascos en uso no deben exponerse a temperaturas superiores a los 75m. Los frascos de insulina de reserva deben refrigerarse.

## LA BOMBA DE INFUSIÓN DE INSULINA

Uno de los grandes adelantos de los últimos años en la terapia para la diabetes es la creación de la bomba de infusión de insulina. Se trata de un mecanismo que "bombea" la cantidad necesaria de insulina al organismo. En la actualidad, sólo hay una bomba manual en el mercado. Se usa afuera del cuerpo y libera insulina a los tejidos del organismo a través de tubos y una aguja. La persona que usa esta bomba debe determinar la dosis de insulina apropiada verificando el nivel de azúcar en sangre, como si se tratara del programa de inyecciones diarias múltiples. La dosis se ajusta con base en los resultados de la prueba de glucosa en sangre.

Las bombas de infusión sólo usan insulina regular. Simulan la secreción de insulina del páncreas mediante un flujo lento y constante a través de tubos y una aguja, el suministro de insulina "basal". También aportan la insulina necesaria para cubrir los alimentos que se ingieren. Estas dosis adicionales de insulina se llaman *bolos*, cuya cantidad se determina con una escala móvil similar a la que se emplea para determinar las dosis de insulina regular en los programas de inyecciones diarias múltiples (véase la sección correspondiente).

Cabe señalar que estas bombas impulsan la insulina al organismo en forma continua. Por esta razón, los usuarios verifican el azúcar en sangre con frecuencia para asegurarse de que el dispositivo se está usando en forma segura y efectiva. Sólo verificando el nivel de azúcar en sangre se puede decidir correctamente el flujo de insulina que la bomba va a impulsar. Los investigadores están tratando de desarrollar una bomba automática que se implante en el cuerpo. Este sistema mediría el nivel del azúcar en sangre por sí solo, después inyectaría la cantidad correcta de insulina en forma automática. El usuario no tendría que hacer pruebas frecuentes o ajustes a la bomba. Los científicos esperan lanzar este sistema al mercado muy pronto.

## INYECCIONES O BOMBA

Si usted opta por la terapia insulínica intensiva, tiene dos alternativas esenciales: las inyecciones diarias múltiples o la bomba de insulina. A primera vista, la bomba parece más fácil de usar, pero hay que tomar en consideración varios factores.

Comparada con una jeringa simple, la bomba es parte de un sistema más complejo y requiere verificaciones frecuentes del nivel de azúcar en sangre. Por otro lado, la insulina entra constantemente en el organismo con la bomba. Si no se tiene precaución, los riesgos al usar una bomba pueden ser mayores que cuando se usa una inyección. Por lo tanto, la decisión de usar la terapia con bomba no debe tomarse a la ligera.

La gente que decide usar una bomba y hacer todo lo necesario para aplicar este método, con frecuencia obtiene buenos resultados. Las bombas simulan con bastante precisión las curvas insulínicas naturales, así que prácticamente ofrecen los niveles de azúcar en sangre normales. Además, al suavizarse las curvas insulínicas, los usuarios manifiestan que sentirse mejor.

Gran número de personas comete el error de pensar que la bomba le permitirá suspender otras partes del programa de tratamiento, como el plan de alimentación y el de ejercicio. Esto no es cierto; siguen siendo parte esencial del tratamiento. Por lo tanto, partiendo de la idea de que el tratamiento es un proceso gradual, la mayoría de las personas empiezan con las inyecciones diarias múltiples, y sólo si este método no resulta satisfactorio, optan por usar una bomba.

## NUTRICIÓN Y TERAPIA INTENSIVA

La terapia intensiva para la diabetes no es nueva. Lo que sí es nuevo es la variedad de formas para manejar el programa de tratamiento a través de la nutrición, muchas de las cuales ya han sido comentadas en los Capítulos 3 y 4. A continuación presentamos cuatro técnicas para planear la alimentación que usted puede analizar con el equipo médico que lo atiende, para reforzar la terapia intensiva:

- *Sistema de equivalentes.* Este sistema tiene por objeto simplificar la planeación de los alimentos, sin perder de vista el aspecto nutricional (Véase Apéndice: Listas de Equivalentes).
- *Sistema de intercambios.* Este sistema es la técnica más socorrida para planear la alimentación. Le permite elegir de seis grupos de alimentos y hacer sustituciones sin disminuir la cantidad de nutrientes (véase Capítulo 3).
- *Recuento de carbohidratos.* En este método, se cuentan los carbohidratos que se ingieren. Su dietista puede enseñarle a usarlo. Consulte la sección correspondiente en el Capítulo 3.
- *Glucosa total disponible (GTD).* Este sistema es muy complejo y se basa en la cantidad disponible de glucosa derivada de determinados nutrientes.

Todos estos métodos tienen pros y contras. Comente las diferentes opciones con el equipo de especialistas que lo atiende para que lo ayuden a elaborar un programa a la medida de sus necesidades personales.

## ¿QUÉ LE CONVIENE MÁS?

Hay muchas formas de usar la insulina, por lo que le sugerimos que, con la ayuda de su equipo médico, trate de identificar el programa que más le conviene. Recuerde, el objetivo general es crear un horario de dosificación congruente con el plan de alimentación y de ejercicio. No todas las personas pueden poner en práctica la terapia intensiva, pero los investigadores han demostrado lo que los expertos del Centro de Diabetes Joslin han venido diciendo a sus pacientes durante casi un siglo: si usted logra mantener el nivel de azúcar en sangre lo más cerca posible del límite normal, puede reducir los riesgos de complicaciones.

Si la terapia intensiva es el tratamiento que más le conviene, deberá hacer el esfuerzo de adoptar una rutina efectiva. Tendrá que verificar con mucha frecuencia el azúcar en sangre. Por otro lado, necesitará el apoyo de un grupo de especialistas; la terapia intensiva no es obra de un solista. La información que proporciona este capítulo sólo cubre de manera amplia los detalles de un programa de esa naturaleza. La terapia intensiva no debe ser puesta en práctica por personas que carezcan de la debida preparación.

Por otro lado, quizá tome algún tiempo ver resultados con este tipo de tratamiento. A veces pasan meses antes de que el programa empiece a funcionar. En realidad, la recompensa a sus esfuerzos podría ser lo que *no* sucede, más que lo que sí sucede. Por ejemplo, este programa le puede ayudar a evitar una aguda reacción insulínica (hipoglucemia). Tal vez su recompensa llegue más adelante: un menor riesgo de desarrollar las complicaciones que todos quieren evitar. Pero independientemente de que la recompensa llegue ahora o en el futuro, vale la pena el esfuerzo a cambio de saber que ha logrado su objetivo y que goza de buena salud.

Para mayor información sobre cómo emprender la terapia intensiva para la diabetes, consulte el libro *Outsmarting Diabetes,* de Richard Beaser (publicado por Chronimed, Inc., Minneapolis, 1994).

# PARTE IV

## VIGILANCIA Y AJUSTES DEL PROGRAMA DE TRATAMIENTO

# CAPÍTULO 10

# VIGILANCIA DE LA DIABETES

**S**i usted tiene diabetes, el metabolismo de su cuerpo ya no es "automático". Sin ayuda ya no es capaz de mantener el azúcar en sangre en los límites normales. Ahora usted desempeña una función clave, decidir en nombre de su organismo el tratamiento a seguir. Para ello, necesita saber cuáles son sus niveles de azúcar en sangre, esto es, verificarlos, o "vigilarlos", en forma metódica.

Obtendrá muchos beneficios con la vigilancia; le ayudará a controlar el azúcar en sangre; se sentirá mejor y tendrá más energía para emprender con entusiasmo las actividades cotidianas. Su vida, tanto en el hogar como en el trabajo, sufrirá menos interrupciones por problemas relacionados con la diabetes. Si usa los resultados de la vigilancia para ajustar el programa de tratamiento con el objetivo de controlar mejor el azúcar sanguíneo, es menos probable que llegue a presentar complicaciones a largo plazo.

No se engañe pensando que la vigilancia no es necesaria. Quizá piense: "Como no tengo síntomas de azúcar alta ni baja,¿para qué complicarme la vida vigilando los niveles en sangre?", o bien: "Mis resultados no sirven porque las pruebas caseras no son tan precisas como las del laboratorio". Esta forma de pensar no le conviene. El que se sienta bien no quiere decir que ya haya alcanzado los objetivos del tratamiento. La realidad es que generalmente no va a presentar síntomas cuando el azúcar sanguíneo se salga un poco de control. En cuanto a las determinaciones caseras, el grado de precisión que brindan se acerca lo suficiente a los resultados profesionales; le proporcionarán información muy útil para controlar la diabetes.

El mejor plan es adoptar un sistema de vigilancia que detecte niveles de azúcar altos o bajos *mucho antes de que aparezcan síntomas*. De esa manera, cuando llegue a experimentar hiperglucemia o hipoglucemia, estará preparado para controlar, mediante ajustes, la alimentación, el ejercicio y los medicamentos.

## ¿CÓMO VIGILAR LA DIABETES?

Se puede vigilar la diabetes de dos maneras: mediante pruebas de orina y de sangre. A principios de los años setenta, la única forma como las personas con diabetes podían vigilar su condición por sí mismas era midiendo la cantidad de azúcar en la orina. Dicha prueba se llevaba a cabo humedeciendo en la orina unas tiras especialmente tratadas para cambiar de color dependiendo del nivel de azúcar en la orina. Sin embargo, este tipo de prueba no era muy precisa; la única manera de llevar a cabo una medición exacta era acudiendo al médico o al laboratorio.

Durante los últimos años de los setenta, sin embargo, la tecnología médica creó un nuevo sistema para medir el control de la diabetes: la vigilancia casera del azúcar en sangre. Se considera un avance significativo, ya que la prueba se lleva a cabo muy fácilmente, puede realizarse en la propia casa y, además, brinda resultados mucho más precisos que los que la prueba de orina podría ofrecer.

### Prueba de sangre en orina. Historia antigua

Para comprender en qué consiste la prueba de orina —y por qué ya no se recomienda para vigilar la diabetes— es importante revisar la forma en que el organismo obtiene y aprovecha el azúcar en sangre. El sistema digestivo transforma los carbohidratos de los alimentos que ingiere en forma de azúcar llamada glucosa, que se absorbe en la sangre. Con la ayuda de la insulina, las células usan el azúcar para producir energía o la almacenan para usarla más adelante. Cuando hay suficiente insulina y el organismo la aprovecha correctamente, los niveles de azúcar sanguíneo se mantienen dentro del margen normal de 60-140 mg/dl.

La Figura 10-1 muestra cómo puede mantenerse el azúcar sanguíneo en niveles normales durante todo el día *cuando hay suficiente insulina y se aprovecha adecuadamente*. Cabe señalar que el azúcar en sangre aumenta inmediatamente después de comer —siempre permanece en niveles normales— para luego disminuir a medida que la insulina procesa el azúcar de los alimentos. Antes de presentar diabetes, el páncreas podía hacerlo en forma automática secretando la insulina necesaria para mantener el azúcar sanguíneo dentro de un rango normal, sin importar cuánto o qué comiera.

Ahora que tiene diabetes, el páncreas no puede satisfacer las necesidades de insulina del organismo y el azúcar se acumula en el torrente sanguíneo. El nivel llega a elevarse tanto que los riñones no pueden devolver el azúcar a la sangre y se "derrama" en la orina. Sin embargo, esto no sucede hasta que el azúcar en la sangre sobrepasa. Es por esta razón que los profesionales de la salud recomiendan la prueba de sangre, más que la de orina. Usted podrá detectar el aumento del azúcar en sangre antes de que alcance el "umbral renal" (del riñón) y se derrame en la orina.

## Figura 10-1
## Metabolismo normal

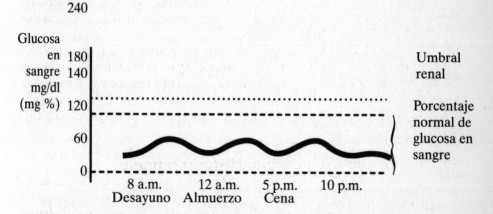

## PRUEBA DE AZÚCAR EN SANGRE... EL MEJOR MÉTODO

La prueba de sangre es el mejor método para medir qué tan bien está usted controlando la diabetes. Para verificar el nivel de glucosa en sangre, la persona se extrae una gota de sangre puncionándose un dedo con una *lanceta* estéril, un tipo especial de aguja que sólo se usa para este fin. Un buen lugar para extraer la gota de sangre es un costado del dedo, cerca de la punta. En comparación con la parte central del dedo, el costado tiene menos terminaciones nerviosas que provoquen dolor. Por otro lado, el volumen de sangre es mayor en esa región.

Si bien algunas personas se extraen la sangre usando sólo la lanceta, sin ningún mecanismo, muchas prefieren el instrumento especial para puncionar dedos. Hay muchos instrumentos de diferentes marcas para este fin; todos tienen una lanceta que se activa con un resorte. La mayoría de estos instrumentos están equipados con un mecanismo de seguridad que regula la profundidad a la que la lanceta penetra en la piel.

## Material para la prueba de sangre

Usted puede elegir uno de los dos métodos que hay para verificar el nivel de azúcar en sangre. Uno consiste en colocar una gota de sangre sobre una cinta reactiva tratada con sustancias químicas, que cambia de color al exponérsele a diferentes cantidades de azúcar. Después de un tiempo especificado, se limpia la sangre, se espera un poco más y se compara el color que aparece en la cinta con la escala de colores incluida en el equipo. Los resultados indican dentro de un margen estrecho la cantidad de azúcar en la sangre. El tiempo de espera varía dependiendo de la cinta que use, así que siga las instrucciones con toda precisión para obtener resultados exactos.

El segundo método consiste en colocar una gota de sangre sobre una cinta reactiva o un cartucho especial, que se inserta en un medidor portátil de glucosa en sangre. El aparato lee el nivel del azúcar sanguíneo y muestra los resultados en una pantalla. Algunos aparatos almacenan en la memoria los resultados de varias pruebas y los imprimen. Su médico le ayudará a elegir, y le mostrará cómo usar el mejor método para su caso particular, así como un tipo específico de cinta reactiva y medidor.

Siga con cuidado el procedimiento. Los resultados no serán precisos si la técnica es deficiente. A menudo se comete el error de no aplicar la sangre suficiente en la cinta reactiva; es esencial usar una gota grande. Otros errores comunes son: no limpiar bien la sangre, escoger el momento equivocado y dejar sucio el medidor. El manejo o el almacenamiento inadecuados de las cintas reactivas o de los medidores también provoca errores. Las cintas reactivas para la prueba de sangre deben conservarse en lugar fresco y seco y desecharse después de la fecha de caducidad marcada en el empaque.

También se obtienen resultados imprecisos si el medidor no funciona bien, así que verifique periódicamente el equipo y la técnica que emplea: haga la prueba con su equipo y al mismo tiempo en el laboratorio. Compare después los resultados. Si usa cintas reactivas, la lectura con su equipo debe tener una diferencia de 20 por ciento con respecto a los resultados del laboratorio; si usa un medidor, de 10 a 15 por ciento. También hay en el mercado "soluciones control" para revisar los medidores; siga las instrucciones del fabricante.

## Registro de los resultados de las pruebas

El nivel normal de azúcar en sangre antes del desayuno de las personas que no tienen diabetes es inferior a 115 mg/dl. En otros momentos del día —antes de las otras comidas o dos horas después de comer— es inferior a 140 mg/dl. El margen aceptable para alguien con diabetes puede ser ligeramente más alto, por lo que el médico tratante le fija límites aceptables diferentes. La prueba de sangre proporciona información bastante precisa sobre cuál es el nivel de azúcar en sangre en un momento específico. Puede detectar niveles altos, bajos o normales y, por lo tanto, le permite vigilar la curvas del azúcar en sangre durante el día y la noche, así como hacer los ajustes necesarios.

Llevar un buen registro de los resultados es una parte crucial de este proceso. En una bitácora asiente los niveles de azúcar en sangre en horas específicas, durante varios días consecutivos. También anote las dosis de insulina que se aplica en momentos específicos del día y reserve una columna para registrar cualquier evento significativo: cambios de actividad, de alimentación o de horario de la medicación, así como reacciones hipoglucémicas (bajo nivel de azúcar en sangre). (Véase la Hoja Control de la Figura 10-2). El registro de sus resultados le ayudará a usted y al equipo médico que lo atiende a determinar con mayor precisión las dosis de insulina, a ajustar las tomas de píldoras para la diabetes y los planes de alimentación y ejercicio.

## Prueba de hemoglobina $A_1$ y $A_{1c}$

Además de verificar el nivel de glucosa en sangre, su médico le prescribirá una prueba relativamente nueva que mide la *hemoglobina glucosilada*, también llamada *hemoglobina $A_1$ o $A_{1c}$*. Esta prueba proporciona información útil para evaluar el nivel promedio de azúcar en sangre en un periodo de aproximadamente ocho semanas. Para obtener esta información, su médico le toma una muestra de sangre y la envía al laboratorio.

La base de la prueba reside en la forma en que el azúcar sanguíneo interactúa con la hemoglobina, la sustancia que transporta oxígeno de los pulmones a todas partes del cuerpo y elimina bióxido de carbono. La hemoglobina se encuentra en los glóbulos rojos, que tienen una vida de cuatro meses. El organismo produce nuevas células conforme van muriendo otras. La mayor parte de la hemoglobina de los glóbulos rojos se llama hemoglobina A, una pequeña cantidad de la cual se denomina hemoglobina $A_1$, que se forma cuando el azúcar de la sangre se adhiere a la hemoglobina en los glóbulos rojos.

## Figura 10-2. HOJA CONTROL DE LA VIGILANCIA DE LA DIABETES

Nombre completo del paciente————————————

Calle ————————————————————————

Ciudad y estado————————————————————

| Fecha | Resultados de la prueba de glucosa | | | | | Insulina | | | | | | | Comentarios |
|---|---|---|---|---|---|---|---|---|---|---|---|---|---|
| | Antes del desayuno | Antes del almuerzo | Antes de la cena | Al acostarse | Otros | Antes del desayuno | | Antes del almuerzo | Antes de la cena | | Al acostarse | | |
| | | | | | | Reg. | Prol/ Int. | Reg. | Reg. | Prol/ Int. | Reg. | Prol/ Int. | |
| | | | | | | | | | | | | | |
| | | | | | | | | | | | | | |
| | | | | | | | | | | | | | |
| | | | | | | | | | | | | | |
| | | | | | | | | | | | | | |
| | | | | | | | | | | | | | |
| | | | | | | | | | | | | | |
| | | | | | | | | | | | | | |
| | | | | | | | | | | | | | |
| | | | | | | | | | | | | | |
| | | | | | | | | | | | | | |
| | | | | | | | | | | | | | |
| | | | | | | | | | | | | | |
| | | | | | | | | | | | | | |
| | | | | | | | | | | | | | |
| | | | | | | | | | | | | | |
| | | | | | | | | | | | | | |
| | | | | | | | | | | | | | |
| | | | | | | | | | | | | | |
| | | | | | | | | | | | | | |
| | | | | | | | | | | | | | |
| | | | | | | | | | | | | | |

Reg = Insulina regular o cristalina

Int = Insulina de acción intermedia: NPH o Lente

Prol = Insulina de acción prolongada: Ultralente

En la columna de "Comentarios" anote las variaciones en la rutina de ejercicio, en el consumo de alimentos o en el horario de los medicamentos, así como las reacciones hipoglucémicas.

Comentarios generales:

————————————————————————————

Médico/Enfermera instructora

————————————————————————————

La cantidad de azúcar que se adhiere a la hemoglobina depende de la cantidad de azúcar en la sangre. Esta fusión ocurre muy lentamente. Si usted experimenta un incremento repentino y breve del azúcar sanguíneo, hay una leve repercusión en la cantidad de azúcar que se adhiere permanentemente. Sin embargo, los niveles elevados de azúcar en sangre durante un periodo de varias semanas se adhieren a la hemoglobina; situación que se revelará en una prueba de hemoglobina $A_1$ y que refleja el promedio del control de la glucosa que usted ha tenido en los últimos 2 ó 3 meses.

Los laboratorios usan diferentes métodos para medir la hemoglobina $A_1$. Los márgenes normales varían de acuerdo con el método aplicado, de manera que los resultados de un método no pueden compararse con los de otro. Cuando interprete los resultados de una prueba, fíjese en el método que se usó y cuál es el margen normal correspondiente. En el método que se aplica en el Centro de Diabetes Joslin para medir la hemoglobina $A_{1c}$, la lectura de glóbulos rojos afectados fluctúa entre 4 y 6 por ciento cuando los niveles de azúcar sanguíneo se han mantenido normales, y hasta 16 por ciento cuando estos niveles siguen altos durante un tiempo. Algunos laboratorios miden la hemoglobina $A_1$, de la que la hemoglobina $A_{1c}$ forma parte. Cuando se usa este método, el margen normal va de 5.4 a 7.4 por ciento aproximadamente.

Sin embargo, es importante señalar que al interpretar las pruebas de hemoglobina $A_1$, los resultados cercanos a los normales no necesariamente significan que ha mantenido niveles aceptables de azúcar en sangre día tras día. De hecho, una lectura satisfactoria puede reflejar un promedio de niveles muy altos o muy bajos durante un periodo de ocho semanas. En tales casos, la cantidad de azúcar que se adhiere a la hemoglobina podría ser igual a la lectura que se obtiene cuando el nivel de azúcar sanguíneo se mantiene cercano al normal. Por lo tanto, usted podría obtener una visión distorsionada de la situación real.

Por tal razón, la prueba de la hemoglobina $A_{1c}$ por sí sola no revela fielmente si usted está controlando la diabetes en forma apropiada, pero si se usa en combinación con los resultados obtenidos de las pruebas de sangre periódicas, sí aporta información útil que permite detectar si hay alguna anomalía en el programa de tratamiento. Por ejemplo, si los resultados de las pruebas regulares son aceptables y el de la hemoglobina $A_{1c}$ es elevado, quizá sea necesario que se practique pruebas de sangre con más frecuencia para detectar las fluctuaciones que pudieran ocurrir en los momentos en que no las realiza.

También puede suceder que esté cometiendo algún error al realizar las pruebas de azúcar en sangre. En ese caso, debe consultar a su médico para corregir la técnica.

## CUÁNDO VIGILAR LA DIABETES

No existe un programa único de vigilancia apropiado para todas las personas con diabetes. La frecuencia con la que vigile su estado depende, en parte, del tipo de diabetes que tenga, los medicamentos que tome y cuándo los tome.

### Si se aplica insulina

Si usa insulina, deberá vigilar los niveles de azúcar en momentos relacionados con la curva de acción del medicamento. A continuación presentamos ejemplos de cómo vigilar dos dosis combinadas y una sola dosis de insulina de acción intermedia.

**DOS DOSIS COMBINADAS DE INSULINA.** Si tiene diabetes Tipo I, quizá requiera por lo menos dos inyecciones diarias una vez que su organismo produzca poca insulina o nada en absoluto. Cada inyección consiste en una combinación de insulinas de acción rápida e intermedia. Una dosis se aplica antes del desayuno y la otra antes de la cena. Algunas personas con diabetes Tipo II también pueden tener un horario similar.

Si ése es su horario, su médico le recomendará vigilar su condición mediante pruebas de sangre cuatro veces al día. Los mejores momentos son antes del desayuno, del almuerzo, de la cena y al acostarse, antes del último refrigerio. De esa manera, evaluará la acción de las diferentes insulinas para mantener los niveles de azúcar sanguíneo dentro de los límites normales. A continuación aparecen algunas recomendaciones para interpretar las pruebas:

- *Prueba antes del desayuno.* Muestra si la dosis de insulina de acción intermedia aplicada el día anterior, antes de la cena ha mantenido niveles satisfactorios de azúcar en sangre durante la noche.
- *Prueba antes del almuerzo.* Indica si la insulina de acción rápida inyectada antes del desayuno es la adecuada para el periodo entre éste y el almuerzo.
- *Prueba antes de la cena.* Muestra si la insulina de acción intermedia inyectada antes del desayuno es la adecuada para el periodo entre el almuerzo y la cena.
- *Prueba antes de acostarse.* Indica si la insulina de acción rápida inyectada antes del último refrigerio es la adecuada para el período entre la cena y el momento de acostarse.

**DOSIS ÚNICA DE INSULINA DE ACCIÓN INTERMEDIA.** Algunas personas con diabetes Tipo II pueden controlar su condición con una sola dosis de insulina de acción intermedia antes del desayuno. Si éste es su caso, no tiene que vigilar los niveles de azúcar en sangre con tanta frecuencia como las personas que usan dos dosis combinadas. Es suficiente con realizar pruebas antes del desayuno y la cena. Ahora veamos algunas interpretaciones de esas pruebas:

- *Prueba antes del desayuno.* Indica si usted mantuvo niveles satisfactorios de azúcar sanguíneo durante la noche anterior.
- *Prueba antes de la cena.* Indica si la insulina de acción intermedia inyectada antes del desayuno es la adecuada para el periodo de la mañana.

Si su programa de tratamiento incluye una dosis de insulina de acción intermedia antes de la cena, debe vigilar el nivel de azúcar en sangre varias veces al mes, entre las 2 y las 3 de la mañana. Hágalo si padece diabetes Tipo I o Tipo II. Las pruebas indican el efecto de la insulina antes de la cena en el nivel de azúcar sanguíneo a mitad de la noche, cuando la insulina actúa al máximo. Esta prueba es muy importante porque el azúcar en la sangre puede bajar mucho sin que usted despierte.

Hay muchos patrones más de tratamiento insulínico. El equipo de médicos que lo atiende puede explicarle cuál es el mejor horario para su programa de tratamiento personal. Y no olvide anotar los resultados, ya que son muy importantes para medir la eficacia del programa de tratamiento.

## Si no usa insulina

Si tiene diabetes Tipo II y no usa insulina, quizá deba vigilar una o dos veces al día los niveles de azúcar en sangre. Este horario proporcionará la siguiente información:

- *Prueba antes del desayuno.* Indica si la insulina producida por el organismo fue suficiente para mantener niveles satisfactorios de azúcar en sangre durante la noche anterior.
- *Prueba después de la cena.* Muestra si la insulina producida por el organismo es suficiente para reducir los niveles de azúcar sanguíneo que se elevan espontáneamente después de la última comida del día.

Tal vez deba hacer pruebas más frecuentes, en especial si apenas está iniciando un plan de tratamiento, una nueva rutina de ejercicio, un nuevo programa de medicamentos orales, o si hay otras circunstancias que requieran una vigilancia más estrecha.

## VIGILANCIA DE LAS CETONAS

En determinados momentos, es muy importante realizar una prueba de orina para detectar la presencia de las sustancias llamadas cetonas. Con mayor razón si usted está enfermo, que es cuando tiene mayores probabilidades de desarrollar niveles de azúcar sanguíneo extremadamente elevados (Véase Capítulo 13). Siempre que esto sucede, el organismo empieza a quemar ácidos grasos, lo que se traduce en producción de cetonas, que en presencia de niveles elevados de azúcar en sangre, puede causar una urgencia médica. Otro momento para verificar la presencia de cetonas es cuando usted planea hacer ejercicio (Véase capítulo 5). Si el azúcar en sangre es superior a 240 mg/dl, debe realizar una prueba para detectar cetonas. Si se descubre su presencia, no haga ejercicio hasta que el origen del problema se haya descubierto y corregido.

Hay tres productos en el mercado para vigilar la presencia de cetonas en la orina: Acetest, Ketostix y Chemstrip K. Todas estas pruebas son fáciles de realizar y ofrecen resultados exactos. Puede comprarlas en la farmacia sin receta médica. El equipo médico que lo atiende le ayudará a elegir el producto que más le conviene.

Acetest consiste en colocar una gota de orina en una tableta y observar el cambio de color de la tableta. El color se compara con una escala de colores que viene con el producto. Las pruebas Ketostix y Chemstrip K consisten en cintas reactivas similares a las que se usan para vigilar la glucosa en sangre. Las instrucciones vienen con cada producto; sígalas con cuidado. El horario es muy importante.

## BENEFICIOS GENERALES DE LA VIGILANCIA

Con base en la información obtenida de las pruebas de vigilancia, usted puede detectar momentos aislados de niveles altos o bajos de azúcar en sangre. Si usa insulina, los episodios pueden deberse a una dosis incorrecta. También pueden obedecer a haber comido mucho o poco, o a un cambio repentino de actividad. Siempre que ocurra un incidente aislado, trate de determinar la causa y busque la manera de impedir que vuelva a repetirse.

La vigilancia puede revelar niveles altos o bajos de azúcar en sangre ocurridos a la misma hora, durante varios días. Cuando esto sucede, el equipo médico que lo atiende puede sugerirle un cambio en el plan de alimentación, el tipo de ejercicio y la hora en que lo practica, o un cambio de medicamentos (insulina o píldoras para la diabetes). También puede recomendarle realizar pruebas más frecuentes para descubrir lo que sucede con los niveles de azúcar en sangre en diferentes momentos del día. Una vez que controle bien la diabetes, podrá reducir el número de pruebas.

Si sigue una "terapia intensiva para la diabetes", la idea fundamental de ese tipo de tratamiento se centra en vigilar de cerca el azúcar sanguíneo y ajustar la dieta, el ejercicio y la insulina. En este tipo de terapia deberá vigilar el azúcar en sangre con frecuencia, quizá de 4 a 6 veces al día. Cualquiera que sea su tratamiento, la recompensa por vigilar los niveles de azúcar puede ser grande. Como siempre, el objetivo es mantener los niveles de azúcar en sangre dentro de los límites normales, sentirse mejor y ayudar a prevenir las complicaciones a largo plazo de la diabetes.

# CAPÍTULO 11

# AJUSTES EN CASO DE NIVELES ELEVADOS DE AZÚCAR EN SANGRE

**P**ese a sus mejores intenciones, no todo saldrá siempre bien en el programa de tratamiento. Al vigilar el nivel de azúcar en sangre no se sorprenda si llega a descubrir que los niveles están demasiado altos o bajos. Esto puede suceder aunque la diabetes esté bien controlada. El objetivo es reducir estos episodios al mínimo posible y controlarlos mientras los síntomas sean leves. Si conoce los primeros signos de azúcar alta o baja en sangre, puede hacer los ajustes apropiados antes de que surjan problemas más graves.

## ¿QUÉ ES LA HIPERGLUCEMIA?

Cuando determine el azúcar sanguíneo, siempre anote los resultados y analícelos. El azúcar en sangre se considera alta, en términos generales, cuando el resultado es *180 mg/dl o más a la misma hora, durante tres días consecutivos.* Sin embargo, en los periodos de ajuste de las dosis de insulina, los niveles aceptables pueden variar o ser más prolongados los intervalos de tiempo.

## Síntomas de hiperglucemia

Muchas personas con niveles altos de azúcar en sangre con frecuencia no experimentan ningún síntoma físico evidente que les advierta que el azúcar sanguíneo está demasiado elevado. Por otro lado, algunas personas pueden experimentar síntomas similares a los que les llevaron a descubrir que tenían diabetes, como sed, cansancio o visión borrosa. Con o sin síntomas, la mejor manera de saber si el azúcar en sangre está alta es vigilando los niveles. Sólo mediante pruebas periódicas de sangre sabrá cuáles son los niveles de azúcar en sangre.

## Causas de la hiperglucemia

El programa de tratamiento se basa en un delicado equilibrio de ingestión de alimentos, ejercicio y medicamentos. La causa más frecuente de hiperglucemia es el exceso de comida. Si come demasiado —más alimentos de los permitidos en el plan de alimentación—, la cantidad de azúcar en sangre sobrepasará lo planeado. La cantidad de ejercicio y los medicamentos prescritos para compensar el plan de alimentación no serán los apropiados para ayudar a su organismo a convertir la comida en energía. El exceso de glucosa puede acumularse en la sangre y traducirse en hiperglucemia.

Una segunda causa de hiperglucemia es no practicar la cantidad de ejercicio planeada en el programa de tratamiento. El ejercicio reduce la cantidad de azúcar en la sangre, y si usted no hace tanto ejercicio como estaba pensado en el programa de tratamiento, el nivel de azúcar puede aumentar. Por último, la hiperglucemia también puede deberse a una deficiencia de insulina en el torrente sanguíneo o a que las células se resistan a la acción de dicha hormona. A continuación aparecen algunas recomendaciones sobre qué hacer en estos casos.

## Ajuste las píldoras para la diabetes

Si usted tiene diabetes Tipo II, el páncreas todavía produce un poco de insulina, pero quizá no la suficiente ni tan eficaz como se requiere para mantener el nivel de azúcar en sangre dentro de límites normales, aunque usted haya alcanzado el peso correcto y esté practicando algún ejercicio y siguiendo un plan de alimentación. En tales casos, el médico que lo atiende puede prescribirle píldoras para la diabetes a fin de estimular la producción natural de insulina. O bien, después de consultar al equipo médico que lo atiende, quizá tenga que empezar a tomar insulina. De tal suerte que si los niveles de azúcar sanguíneo permanecen elevados durante varios días, llame a su médico para decidir si debe empezar a tomar píldoras para la diabetes o aumentar la dosis, o incluso iniciar un tratamiento insulínico.

## Ajuste la insulina

Si toma insulina y el nivel de azúcar sanguíneo es alto, su médico le recomendará ajustar la dosis de insulina. Pero antes de hacerlo, asegúrese de que no hay otra explicación que justifique los elevados resultados. ¿Comió en exceso? ¿Cambió de ritmo de actividad? ¿Se equivocó al medir o programar la dosis de insulina? ¿Inyectó la insulina en un área de poca absorción? ¿Ha subido de peso? ¿O quizá está usando otro medicamento que incrementa el nivel de azúcar sanguíneo (Véase Capítulo 21 para mayor información). Si la respuesta es afirmativa a cualquiera de estas interrogantes, debe seguir con más cuidado el programa de tratamiento, en lugar de incrementar la dosis de insulina. Si contestó "no", quizá necesite más insulina.

Las pautas para ajustar la insulina en caso de hiperglucemia dependen de muchos factores: la máxima acción de las insulinas que se aplica, las horas del día en que se inyecta, y los momentos en que el azúcar sanguíneo es alto. Si el nivel de azúcar es elevado después de que la insulina alcance su máximo efecto, probablemente usted necesita ajustar esa insulina. Supongamos, por ejemplo, que usted se aplicó una dosis combinada de insulina de acción rápida y de acción intermedia antes del desayuno, y que la acción máxima de la intermedia se da a media tarde. Si la prueba antes de la cena indica un nivel elevado de azúcar sanguíneo quizá necesita más insulina de acción intermedia en la dosis combinada.

A continuación aparecen algunas recomendaciones para ajustar la insulina cuando el azúcar sanguíneo está elevado, seguidas de formas específicas para manejar los diversos tipos de insulina. Siempre verifique con su médico antes de aplicarlas; quizá él recomiende una estrategia ligeramente distinta. Las siguientes recomendaciones son para *los días en que usted se siente bien*, aunque las pruebas de azúcar en sangre arrojen resultados elevados. Por otro lado, es posible que el equipo médico que lo atiende prescriba algo diferente que sólo se aplique a usted, en especial si lleva alguna "terapia intensiva para la diabetes". Lea la categoría de "circunstancias especiales".

## RECOMENDACIONES GENERALES

Siga estas recomendaciones los días que se siente bien:

- Si los resultados de dos o más de las pruebas de azúcar en sangre de tres días consecutivos son elevados, haga los ajustes necesarios con respecto a los resultados "altos" de las primeras horas del día. No ajuste más de una dosis o tipo de insulina a la vez, a menos que su médico lo indique.
- Después de ajustar la dosis, espere tres días para que el nivel de azúcar en sangre mejore. Si no hay un cambio favorable, haga otro ajuste a la misma dosis. No ajuste la insulina por tercera vez sin consultar a su médico.
- Nunca aumente la dosis de insulina de acción intermedia de antes de cenar o al acostarse sin hacer pruebas entre las 2 y las 3 a.m. para determinar si el nivel de azúcar en sangre permaneció bajo durante la noche (condición que se comenta en el Capítulo 12).

- Nunca aumente una dosis de insulina hasta estar seguro de que la hiperglucemia no es producto de un "rebote" (condición que se comenta también en el Capítulo 12).
- A menos que su médico le indique lo contrario, no reduzca la dosis de insulina salvo que presente reacciones insulínicas (síntomas de hipoglucemia). Véase Capítulo 12 para mayor información.

## CIRCUNSTANCIAS ESPECIALES

Aplique las siguientes recomendaciones en las circunstancias especiales que se describen a continuación:

- Si el nivel de azúcar en sangre es 240 mg/dl, verifique la presencia de cetonas en la orina. Si las hay, llame a su médico de inmediato.
- Si el nivel de azúcar en sangre es 400 mg/dl o más, llame a su médico de inmediato, aunque no haya cetonas.
- Si el nivel de azúcar en sangre es 240 mg/dl o más, y se siente mal, siga las instrucciones del Capítulo 13.

## RECOMENDACIONES ESPECÍFICAS

Recuerde, a menos que sea un caso de emergencia, debe verificar primero con su médico antes de seguir las siguientes recomendaciones específicas. Quizá sea necesario adaptarlas a su caso particular.

Cuando ajuste la insulina en caso de hiperglucemia, siga las instrucciones para el tipo de insulina que usa y el horario en que se la aplica.

*Insulina de acción intermedia (NPH o Lente) antes del desayuno:*

1. *Si el nivel de azúcar en sangre antes de cenar, durante tres días consecutivos, es más alto que el nivel fijado por su médico:*
- y la dosis actual es de menos de 10 unidades, aumente 1 unidad a la dosis de insulina de la mañana del cuarto día.
- y la dosis actual es de 10 unidades o más, aumente 2 unidades a la dosis de insulina de la mañana del cuarto día.
2. *Si el nivel de azúcar en sangre antes del desayuno, el almuerzo o al acostarse es más alto que el nivel fijado por su médico, pero es aceptable antes de cenar:*
- llame a su médico. Quizá necesite otras dosis de insulina.

*Insulina de acción rápida (regular) o acción intermedia (NPH o Lente) antes del desayuno:*
1. *Si el nivel de azúcar en sangre antes del almuerzo, durante tres días consecutivos, es más alto que el nivel fijado por su médico:*

- y la dosis actual es de menos de 10 unidades, aumente 1 unidad a la dosis de insulina regular de la mañana del cuarto día.

- y la dosis actual es de 10 unidades o más, aumente 2 unidades a la dosis de insulina regular en la mañana del cuarto día.

2.  *Si el nivel de azúcar en sangre antes de la cena, durante tres días consecutivos, es más alto que el nivel fijado por su médico:*

- y la dosis actual es de menos de 10 unidades, aumente 1 unidad la dosis de insulina NPH o Lente en la mañana del cuarto día.

- y la dosis actual es de 10 unidades o más, aumente 2 unidades la dosis de NPH o Lente en la mañana del cuarto día.

3.  *Si el nivel de azúcar antes del desayuno o al acostarse, durante tres días consecutivos, es más alto que el nivel fijado por su médico, pero aceptable antes de la cena:*

- llame a su médico; quizá necesite una dosis de insulina en las primeras horas de la noche.

*Insulina de acción intermedia (NPH o Lente) antes del desayuno y de nuevo antes de la cena o al acostarse:*

1.  *Si el nivel de azúcar en sangre antes del desayuno, durante tres días consecutivos, es más alto que el nivel fijado por su médico, verifique que no haya un "rebote" mediante una prueba de sangre entre las 2 y las 3 a.m., a la mañana siguiente. Si no hay rebote:*

- y la dosis actual es de menos de 10 unidades, aumente 1 unidad a la dosis de insulina NPH o Lente de las primeras horas de la noche del día siguiente.

- y la dosis actual es de 10 unidades o más, aumente 2 unidades a la dosis de NPH o Lente de las primeras horas de la noche del día siguiente.

2.  Si el nivel de azúcar en sangre antes del almuerzo o al acostarse, durante tres días consecutivos, es más alto que el nivel fijado por su médico, pero aceptable antes del desayuno:

- llame a su médico; quizá necesite insulina de acción rápida.

3.  *Si el nivel de azúcar en sangre antes de la cena, durante tres días consecutivos, es más alto que el nivel fijado por su médico:*

- y la dosis actual es de menos de 10 unidades, aumente 1 unidad a la dosis de NPH o Lente de la mañana del cuarto del día.

- y la dosis actual es de 10 unidades o más, aumente 2 unidades a la dosis de NPH o Lente de la mañana del cuarto día.

*Insulinas de acción rápida (regular) e intermedia (NPH o Lente) antes del desayuno e insulina de acción intermedia (NPH o Lente) antes de la cena o al acostarse:*

1.  *Si el nivel de azúcar en sangre antes del desayuno, durante tres días consecutivos, es más alto que el nivel fijado por su médico, verifique que no haya un "rebote" mediante una prueba de sangre entre las 2 y las 3 a.m., a la mañana siguiente. Si no hay rebote:*
- y la dosis actual es de menos de 10 unidades, aumente 1 unidad a la dosis de insulina NPH o Lente de las primeras horas de la noche del día siguiente.
- y la dosis actual es de 10 unidades o más, aumente 2 unidades a la dosis de NPH o Lente de las primeras horas de la noche del día siguiente.

2.  *Si el nivel de azúcar en sangre antes del almuerzo, durante tres días consecutivos, es más alto que el nivel fijado por su médico:*
- y la dosis actual es de menos de 10 unidades, aumente 1 unidad a la dosis de insulina regular de la mañana del cuarto día.
- y la dosis actual es de 10 unidades o más, aumente 2 unidades a la dosis de insulina regular de la mañana del cuarto día.

3.  *Si el nivel de azúcar en sangre antes de la cena, durante tres días consecutivos, es más alto que el nivel fijado por su médico:*
- y la dosis actual es de menos de 10 unidades, aumente 1 unidad a la dosis de NPH o Lente de la mañana del cuarto del día.
- y la dosis actual es de 10 unidades o más, aumente 2 unidades a la dosis de NPH o Lente de la mañana del cuarto día.

4.  *Si el nivel de azúcar en sangre antes de acostarse, durante tres días consecutivos, es más alto que el nivel fijado por su médico, pero todas las demás pruebas son aceptables:*
- llame a su médico; quizá necesite una dosis de insulina de acción rápida antes de la cena.

*Insulinas de acción rápida (regular) e intermedia (NPH o Lente) antes del desayuno, insulina de acción rápida (regular) antes de la cena, e intermedia (NPH o Lente) al acostarse:*

1.  *Si el nivel de azúcar en sangre antes del desayuno, durante tres días consecutivos, es más alto que el nivel fijado por su médico, verifique que no haya un "rebote" mediante una prueba de sangre entre las 2 y las 3 a.m., a la mañana siguiente. Si no hay rebote:*
- y la dosis actual de las primeras horas de la noche es de menos de 10 unidades, aumente 1 unidad a la siguiente dosis de insulina NPH o Lente al acostarse.
- y la dosis actual de las primeras horas de la noche es de 10 unidades o más, aumente 2 unidades a la siguiente dosis de NPH o Lente al acostarse.

2.  *Si el nivel de azúcar en sangre antes del almuerzo, durante tres días consecutivos, es más alto que el nivel fijado por su médico:*

- y la dosis actual de la mañana es de menos de 10 unidades, aumente 1 unidad a la dosis de insulina regular de la mañana del cuarto día.

- y la dosis actual de la mañana es de 10 unidades o más, aumente 2 unidades a la dosis de insulina regular de la mañana del cuarto día.

3.  *Si el nivel de azúcar en sangre antes de la cena, durante tres días consecutivos, es más alto que el nivel fijado por su médico:*

- y la dosis actual de la mañana es de menos de 10 unidades, aumente 1 unidad a la dosis de insulina regular de la mañana del cuarto del día.

- y la dosis actual de la mañana es de 10 unidades o más, aumente 2 unidades a la dosis de insulina regular de la mañana del cuarto día.

4.  *Si el nivel de azúcar en sangre antes de acostarse, durante tres días consecutivos, es más alto que el nivel fijado por su médico:*

- y la dosis actual antes de la cena es de menos de 10 unidades, aumente 1 unidad de insulina regular a la dosis antes de la cena del cuarto día.

- y la dosis actual antes de la cena es de 10 unidades o más, aumente 2 unidades de insulina regular a la dosis antes de la cena del cuarto día.

Si, con alguno de los programas de tratamiento antes mencionados, descubre que el nivel de azúcar en sangre disminuye demasiado durante la noche, reduzca la dosis de insulina NPH o Lente de las primeras horas de la noche (o de la mañana, si es todo lo que usa) y llame a su médico para comentar los ajustes del programa.

**Instrucciones especiales para personas que usan Ultralente**
Si usa Ultralente como parte de la "terapia intensiva para la diabetes", consulte las recomendaciones del Capítulo 9.

## SITUACIONES EXTREMAS
Cuando los niveles de azúcar en sangre sean extremadamente altos, usted y las personas con las que vive deben estar preparados para actuar. De no atenderse, esta situación podría traducirse en coma diabético o la muerte.

### Cetoacidosis
Pueden presentarse problemas graves si el nivel de azúcar en sangre se eleva tanto que el organismo deba recurrir a sus reservas de grasa para producir energía, lo que conduce a la formación de cetonas que se acumulan en la sangre y se derraman en la orina. Esto sucede con mayor frecuencia en las personas con diabetes Tipo I (insulinodependientes), pero también ocurre en algunas personas con diabetes Tipo II (no insulinodependientes), aunque es menos probable.

De no atenderse, la combinación de hiperglucemia y cetonas puede llevar a la *cetoacidosis*, un  trastorno grave que pone la vida en peligro. La *cetoacidosis* no sucede en forma repentina, sino que se va gestando durante unos días si los niveles de azúcar en sangre no se controlan. La cetoacidosis es una situación de urgencia; los síntomas incluyen: náusea, dolor abdominal, vómito, dolor de pecho, respiración rápida y dificultad para mantenerse despierto.

En los días en que usted está enfermo, corre más riesgo de sufrir una cetoacidosis. De ahí la importancia de seguir las recomendaciones del Capítulo 13 siempre que se sienta enfermo o experimente cualquier otra situación asociada a estrés severo. Si sigue estas instrucciones, evitará que los niveles de azúcar en sangre y de cetonas aumenten al grado de provocar la cetoacidosis.

## Coma hiperosmolar no cetónico

Otro problema grave que puede derivarse de la hiperglucemia es el *coma hiperosmolar no cetónico*. Este trastorno ocurre en personas con diabetes Tipo II cuando el azúcar en sangre es tan alta que el organismo se deshidrata ocasionando un desequilibrio severo en la química corporal. El coma hiperosmolar no cetónico es más común en los pacientes de edad avanzada. Al igual que la cetoacidosis, se gesta a lo largo de varios días cuando no se atienden los síntomas de hiperglucemia, malestar general o deshidratación.

Los síntomas iniciales del coma hiperosmolar no cetónico incluyen: sed o micción excesivas, mayor apetito, mareos, náusea o vómitos, dolor abdominal y respiración rápida. Al igual que la cetoacidosis, se corre más riesgo de sufrir este tipo de coma los días en que el paciente presenta alguna otra enfermedad. Consulte el Capítulo 13 para saber cómo evitar este problema.

## ¿QUÉ HACER EN CASO DE EMERGENCIA?

*En caso de caer en coma o quedar inconsciente a causa de hiperglucemia, el enfermo requiere atención inmediata y debe trasladársele en ambulancia al hospital.*

Es importante que las personas con las que vive o trabaja sepan qué hacer en caso de emergencia. Por otro lado, cuando se sienta mal, pida a alguien más que esté pendiente de usted. Y, en todo momento, lleve una identificación en la que se indique que usted es diabético.

## RESUMEN

Qué hacer en caso de experimentar síntomas de hiperglucemia:
1. Verifique el nivel de azúcar en sangre para comprobar si está elevado. Compárelo con el fijado por su médico.

2. Siga su plan de tratamiento para la diabetes. Siga las recomendaciones del equipo médico que lo atiende en relación con las comidas y los refrigerios. Haga la misma cantidad de ejercicio todos los días. Verifique el nivel de azúcar en sangre.

3. Si toma píldoras para la diabetes, tome sólo la cantidad prescrita a la hora correcta.

4. Si usa insulina, ajuste la dosis de acuerdo con las instrucciones de su médico.

5. Llame a su médico si el nivel de azúcar en sangre es de más de 180 mg/dl durante 3 días consecutivos, o si se siente mal.

# CAPÍTULO 12

## AJUSTES EN CASO DE NIVELES BAJOS DE AZÚCAR EN SANGRE

Cuando pensamos en un tratamiento para la diabetes, generalmente nos viene a la mente la idea de tratar de controlar los niveles altos de azúcar en sangre. Sin embargo, a veces, las personas experimentan niveles bajos, o hipoglucemia. Los niveles de azúcar en sangre disminuyen con mayor frecuencia en las personas que usan insulina, por lo que la mayoría de las recomendaciones que aquí se mencionan se aplican a este grupo de individuos. Sin embargo, también pueden aplicarse algunas, en particular las relacionadas con la dieta y el ejercicio, a las personas que toman píldoras para la diabetes. Y recuerde, estas recomendaciones le ayudarán a tratar la hipoglucemia *los días que se sienta bien*; para los días en que tenga algún trastorno, consulte las recomendaciones del Capítulo 13.

### ¿QUÉ ES LA HIPOGLUCEMIA?

Si los niveles de azúcar en sangre son inferiores a 60 mg/dl, usted tiene hipoglucemia. Puede saber si el nivel de azúcar es bajo tan sólo por la forma en que se siente, pero es importante que esté seguro y que siempre lo confirme con una prueba de sangre.

### Síntomas de hipoglucemia

La hipoglucemia puede ocurrir en forma repentina. Los primeros síntomas incluyen: temblor, nerviosismo, sudoración, mareo, irritabilidad, hambre y palpitaciones. Los síntomas que se presentan más lentamente son: llanto, enojo, mareo, confusión, paso tambaleante, incapacidad para terminar el trabajo, visión borrosa y dolor de cabeza,

Cuando sienta cualquiera de estos síntomas, debe hacerse una prueba de sangre de inmediato, si es posible. La determinación es importante porque algunos síntomas de la hipoglucemia se parecen a los de otros trastornos médicos que nada tienen que ver con la diabetes. Por otro lado, cabe señalar que algunas personas que han tenido diabetes durante mucho tiempo o que la controlan en forma muy estricta, pueden perder la capacidad de reconocer algunos de los síntomas. En tales casos, es muy importante tomar precauciones adicionales y vigilar los niveles de azúcar en sangre.

Si el nivel de azúcar es bajo, debe empezar el tratamiento de inmediato; de no atenderse, pueden presentarse problemas más serios, como convulsiones o pérdida de la conciencia. Al finalizar este capítulo usted habrá aprendido qué hacer en esos casos.

## Causas de la hipoglucemia

La causa más común de hipoglucemia es un horario irregular para las comidas y los refrigerios. Cuando come menos cantidad, o se salta o retarda una comida, tiene menos azúcar en la sangre que si sigue fielmente el plan de alimentación. Se crea una situación en la que el organismo tiene demasiada insulina para la cantidad de azúcar que hay en la sangre. La insulina actúa sobre cualquier cantidad de azúcar que hay en la sangre dando lugar a la reducción del azúcar sanguíneo a niveles anormalmente bajos.

Otra causa de hipoglucemia es hacer más ejercicio del normal sin agregar un refrigerio o reducir la dosis de insulina. El ejercicio baja la cantidad de azúcar en la sangre. Cuanto más ejercicio, tanto menor será el nivel de azúcar en sangre. Si toma insulina, que también baja el nivel de azúcar, el ejercicio excesivo puede provocarle hipoglucemia.

La disminución del azúcar sanguíneo también puede deberse a los buenos resultados del programa para bajar de peso. Al bajar de peso, las células del organismo usan la insulina en forma más eficaz. En esencia, el organismo no necesita producir tanta insulina. Si usted toma píldoras para la diabetes, está estimulando al páncreas para que produzca insulina, quizá más de la que necesita para su nuevo peso. Para corregir esta situación, su médico puede reducir la dosis de píldoras o eliminarlas por completo.

Por último, la hipoglucemia puede deberse a dosis excesivas de insulina. Cuando hay más insulina en el organismo de la necesaria, el excedente actúa en el azúcar que ya está en la sangre y provoca una disminución fuera de lo normal, que se conoce como *reacción insulínica* o *choque insulínico*.

## Carbohidratos

Los siguientes productos ricos en carbohidratos (equivalentes a 15 gramos) son ideales para tratar una reacción hipoglucémica:

1/2 taza de jugo de naranja
1/3 taza de jugo de arándano
1/3 taza de jugo de uva endulzado
1/2 taza de bebidas de frutas como Tang o HiC
3/4 taza de ginger ale
3/4 taza de refresco, como Coca-Cola o Pepsi
3-4 cucharaditas de azúcar disueltas en agua
8 Salvavidas
6 frijoles de jalea (jelly beans) de tamaño normal, o 10 pequeños
9 gomitas chicas
3 malvaviscos grandes, o 25 chicos
1 cda. de crema de malvavisco
1 cda. de jarabe concentrado, como miel, maple, Karo, Coke
1 tubo pequeño de betún para pastel
1 1/2 raciones de frutas secas (vea las listas de frutas del Capítulo 24)
3 tabletas de glucosa B-D
1/2 tubo de Glutose (80 gramos)
1 1/2 paquetes de Monojel

El estudio DCCT demostró que las personas que controlan en forma estricta la diabetes y tratan de alcanzar niveles normales de azúcar en sangre tienen más probabilidades de presentar reacciones hipoglucémicas. Por lo tanto, es muy importante vigilar el nivel de azúcar con mayor frecuencia y hacer los ajustes necesarios al tratamiento si sigue una terapia intensiva. Si las reacciones hipoglucémicas son frecuentes, quizá deba aumentar el nivel de azúcar en sangre que se fijó como objetivo para reducir las probabilidades de este tipo de reacciones.

Si experimenta bajos niveles de azúcar en sangre porque la dosis de insulina que se aplica es muy grande, debe ajustar la dosis diaria. Pero en lugar de esperar tres días, como se recomienda cuando el nivel de azúcar es alto, un incidente aislado de hipoglucemia inexplicable debe atenderse reduciendo la dosis de insulina al día siguiente. Pero antes de ajustarla, asegúrese de que no hay otras causas y trate de identificar el motivo, que puede ser un horario desordenado para comer, no haber ingerido todos los alimentos que marca el plan de alimentación, hacer más ejercicio del acostumbrado (sin agregar alimentos o reducir la dosis de insulina), o una mala dosificación de la insulina.

## CUADRO 12-1. RECOMENDACIONES PARA REDUCIR LAS DOSIS DE INSULINA EN CASO DE NIVELES BAJOS DE AZÚCAR EN SANGRE

| DOSIS DE INSULINA | EN CASO DE REACCIÓN | CAMBIOS |
| --- | --- | --- |
| Dosis matutina de NPH o Lente | Cualquier hora del día | Si la dosis usual es de menos de 10 unidades, redúzcala 1 unidad a la la mañana siguiente. |
| | | Si la dosis usual es de 10 unidades o más, redúzcala 2 unidades a la mañana siguiente. |
| Dosis matutina de insulina regular y NPH o Lente | Antes de mediodía | Si la dosis usual de insulina regular es de menos de 10 unidades, redúzcala 1 unidad a la mañana siguiente. |
| | | Si la dosis usual de insulina regular es de 10 unidades o más, redúzcala 2 unidades a la mañana siguiente. |
| | Primeras horas de la tarde | Si la dosis usual de NPH o Lente es de menos de 10 unidades, redúzcala 1 unidad a la mañana siguiente. |
| | | Si la dosis de NPH o Lente es de 10 unidades o más, redúzcala 2 unidades a la mañana siguiente. |
| Dosis matutina de insulina regular y NPH o Lente, y NPH o Lente al acostarse | Antes del mediodía | Si la dosis usual de insulina regular es de menos de 10 unidades, redúzcala 1 unidad a la mañana siguiente. |
| | | Si la dosis usual de insulina regular es de 10 unidades o más, redúzcala 2 unidades a la mañana siguiente |
| | De mediodía a medianoche | Si la dosis usual matutina de NPH o Lente es de menos de 10 unidades, redúzcala 1 unidad a la mañana siguiente. |

| DOSIS DE INSULINA | EN CASO DE REACCIÓN | CAMBIOS |
|---|---|---|
| | | Si la dosis matutina usual de NPH o Lente es de 10 unidades o más, redúzcala 2 unidades a la mañana siguiente. |
| | De medianoche al día diguiente | Si la dosis usual de las primeras horas de la noche de NPH o Lente es de menos de 10 unidades, redúzcala 1 unidad a la mañana siguiente. |
| | | Si la dosis usual de las primeras horas de la noche de NPH o Lente es de 10 unidades o más, redúzcala 2 unidades a la tarde siguiente. |
| Dosis matutina de insulina regular y NPH o Lente, y una vez más antes de cenar | Antes del mediodía | Si la dosis matutina usual es de menos de 10 unidades, redúzcala 1 unidad a la mañana siguiente. |
| | | Si la dosis matutina usual es de 10 unidades o más, redúzcala 2 unidades a la mañana siguiente. |
| | Del mediodía a la cena | Si la dosis matutina usual de NPH o Lente es de menos de 10 unidades, redúzcala 1 unidad a la mañana siguiente. |
| | | Si la dosis matutina usual de NPH o Lente es de 10 unidades o más, redúzcala 2 unidades a la mañana siguiente. |
| | De la cena a la hora de acostarse | Si la dosis de insulina regular antes de la cena es de menos de 10 unidades, redúzcala 1 unidad al día siguiente. Si la dosis usual de insulina regular a la hora de cenar es de 10 unidades o más, redúzcala 2 unidades a la mañana siguiente. |

| DOSIS DE INSULINA | EN CASO DE REACCIÓN | CAMBIOS |
| --- | --- | --- |
| | Durante la noche | Si la dosis usual de NPH o Lente a la hora de cenar es de menos de 10 unidades, redúzcala una unidad al día siguiente. |
| | | Si la dosis usual a la hora de cenar de NPH o Lente es 10 unidades o más, redúzcala 2 unidades al día siguiente. |

Por otro lado, asegúrese de que el nivel de azúcar sanguíneo es realmente bajo. En realidad, siempre realice una prueba de sangre cuando empiece a sentir los síntomas de hipoglucemia para comprobar que ése es el problema. ¿Por qué? Porque los síntomas de otros trastornos médicos pueden ser parecidos a los de la hipoglucemia. Si usted determina que los síntomas realmente corresponden a un bajo nivel de azúcar en sangre, siga las instrucciones de su médico para reducir la dosis de insulina (si la usa). Las personas que toman píldoras para la diabetes y experimentan un episodio inexplicable de hipoglucemia, deben consultar a su médico sobre la posibilidad de reducir la dosis de medicamento.

## ESTRATEGIAS PARA CONTROLAR LA HIPOGLUCEMIA
Después de consultar a su médico, siga las indicaciones que aparecen a continuación para controlar la hipoglucemia.

### Recomendaciones generales

- *Actúe de inmediato ante una disminución de azúcar sanguíneo*. Recuerde, la mayoría de las personas que de vez en cuando usan insulina experimentan reacciones leves; algunas, con cierta frecuencia. Las reacciones insulínicas deben atenderse rápidamente para evitar problemas más serios.
- *Esté preparado para atender una reacción insulínica en su casa o fuera de ella*. Lleve siempre consigo algún producto rico en carbohidratos, como caramelos (consulte la lista siguiente). No coma chocolates ni nueces para incrementar el azúcar sanguíneo, ya que contienen grasa, que es desdoblada por el cuerpo más lentamente, y tienen más contenido calórico.

- *No se asuste*. Las reacciones insulínicas pueden causar temor. Sin embargo, es importante no perder la cabeza. Coma un alimento rico en carbohidratos y espere de 10 a 15 minutos para que actúe. De ser necesario, repita el tratamiento. Si la próxima comida está programada para dentro de una hora o más, coma un refrigerio, como la mitad de un sándwich de pavo. Si después de 10 a 15 minutos no nota ninguna mejoría, llame a su médico.
- *Lleve consigo una identificación de diabético*. Siempre lleve consigo una identificación que indique que usted es diabético.
- *Prepárese para recorridos largos*. Nunca maneje más de tres horas sin comer. Si experimenta una reacción insulínica mientras maneja, oríllese y coma algún producto rico en carbohidratos, como un caramelo. Espere de 10 a 15 minutos antes de continuar manejando.
- *Ajuste la dosis de insulina si está bajando de peso*. Si está siguiendo un programa para bajar de peso, recuerde que a medida que pierde kilos, es necesario reducir la dosis de insulina para evitar reacciones. Siga las recomendaciones de su doctor.
- *Ajuste la dosis de insulina si va a consumir alcohol*. El alcohol puede ocasionar una reacción hipoglucémica. Si va a tomar, siga las recomendaciones del Capítulo 21.
- *Ajuste la dosis de insulina*. Si usa insulina, puede ajustar la dosis en caso de hipoglucemia en las diferentes formas que se explican en las páginas siguientes.
- *Vigile los demás medicamentos que toma*. Algunos medicamentos pueden reducir el nivel de azúcar sanguíneo. Informe a su médico de todos los medicamentos que esté tomando.

## Recomendaciones para ajustar la dosis de insulina

Si toma insulina, puede hacer varios ajustes a la dosis en caso de hipoglucemia. En los días que tenga algún trastorno, consulte las recomendaciones del Capítulo 13.

- Los cambios de la dosis de insulina dependen del tipo que use, la hora en que se inyecte y el momento del día en que la insulina actúa (Véase Cuadro 12-1). Haga los ajustes correspondientes. Si usa Ultralente, consulte las recomendaciones especiales del Capítulo 9.
- Si dos o más de las pruebas de sangre diarias arrojan resultados bajos, ajuste la insulina conforme a la primera prueba del día. No ajuste más de una dosis o tipo de insulina a la vez, a menos que lo indique su médico.
- Si no experimenta mejoría al día siguiente, haga el mismo ajuste por segunda vez y comuníquese con alguno de los integrantes del equipo médico que lo atiende.

**DISMINUCIÓN RÁPIDA DEL AZÚCAR SANGUÍNEO.** De vez en cuando usted puede llegar a experimentar una disminución rápida de los niveles de azúcar en sangre cuando la insulina está actuando al máximo o durante la práctica del ejercicio. En tales casos, quizá sienta algunos de los síntomas de la hipoglucemia, aunque el nivel de azúcar sea de más de 60 mg/dl.

Con las pruebas de sangre usted puede determinar si lo que experimentó fue una disminución rápida de azúcar en sangre o realmente una reacción hipoglucémica. Si tiene los síntomas, pero no está seguro de la causa, es mejor comer carbohidratos que arriesgarse a experimentar síntomas más serios.

**BAJOS NIVELES DE AZÚCAR EN LA NOCHE.** Al ajustar la insulina en caso de hiperglucemia, nunca incremente la dosis de insulina de acción intermedia de antes de cenar o al acostarse sin verificar si son bajos los niveles de azúcar en sangre entre las 2 y las 3 a.m. La disminución de los niveles de azúcar sanguíneo durante la noche, que ocurre generalmente cuando usted duerme, se conoce como *hipoglucemia nocturna*. Puede ser producto de una dosis excesiva de insulina de acción intermedia antes de cenar o al acostarse; también puede presentarse cuando el efecto de la dosis matutina de insulina de acción intermedia se sobrepone a la insulina de las primeras horas de la noche.

La hipoglucemia no necesariamente llega a despertarlo. Quizá se levante a la mañana siguiente con dolor de cabeza; tal vez recuerde haber tenido pesadillas o haya sudado durante la noche. Es posible que los niveles de azúcar se hayan normalizado, o que estén inusitadamente altos antes del desayuno debido al mecanismo del cuerpo para corregir la hipoglucemia. Esta reacción del organismo se denomina *rebote*, y se comenta a continuación. Al vigilar los niveles de azúcar a medianoche puede detectar si se mantienen dentro de límites normales mientras duerme. Debe realizar una prueba de sangre siempre que incremente la dosis de insulina de acción intermedia antes de cenar o al acostarse.

**REBOTE.** El rebote, o efecto Somogyi, es producto del mecanismo del cuerpo para defenderse de la hipoglucemia. Al detectar bajos niveles de azúcar sanguíneo, el organismo secreta hormonas que liberan el azúcar acumulada en el hígado e incrementa así el nivel de azúcar en sangre. Esta reacción —caracterizada por el oscilamiento de niveles bajos de azúcar a niveles altos— puede durar varias horas. Por eso la hipoglucemia debe atenderse de inmediato comiendo carbohidratos.

Los efectos de estas hormonas continúan aún después de haber tratado la reacción. De hecho, el azúcar sanguíneo puede elevarse a 250-300 mg/dl o más y permanecer así de 12 a 24 horas, o hasta 48. Esta condición se resuelve por sí sola conforme las células usan el azúcar de reserva en la sangre o regresa al hígado para ser almacenada. Si usted trata de compensar los altos niveles de azúcar durante un rebote (con más insulina, menos comida o más ejercicio), el azúcar sanguíneo puede dispararse hacia el otro extremo —bajar demasiado después de que el hígado ha restituido sus reservas de azúcar. Por lo tanto, siga comiendo la cantidad usual y haciendo el ejercicio acostumbrado cuando experimente la reacción de rebote. No se aplique dosis adicionales de insulina a menos que la hiperglucemia persista más de tres días.

## INSTRUCCIONES EN CASO DE CONVULSIONES O COMA DIABÉTICO

No es muy probable que llegue a sufrir convulsiones (ataque) o que pierda el conocimiento durante una reacción insulínica; sin embargo, estos síntomas graves pueden ocurrir si usted no identifica a tiempo los síntomas de hipoglucemia, o no los toma en cuenta. Por otro lado, un pequeño porcentaje de personas con diabetes no experimenta los síntomas iniciales y no se da cuenta de que los niveles de azúcar están bajos sino hasta que aparecen síntomas más graves, como las convulsiones.

En caso de convulsiones o pérdida del conocimiento a causa de la hipoglucemia, debe administrársele una inyección de *glucagón*; hormona que secreta el páncreas pero que, a diferencia de la insulina, que disminuye el nivel de azúcar en sangre, lo incrementa, estimulando el hígado para que libere la glucosa almacenada y la haga circular por el torrente sanguíneo. La hormona glucagón debe inyectarse debajo de la piel (de la misma manera que la insulina) por un familiar, un amigo, o un médico o, en su defecto, el enfermo debe ser trasladado al hospital en ambulancia. Esta hormona puede causar náuseas o vómito, así que debe recostársele de lado cuando se la apliquen. Por *ningún* motivo debe introducirse comida o líquidos en la boca del enfermo.

Una vez aplicada la inyección de glucagón, la persona deja de convulsionarse o recupera el conocimiento en un lapso de 5 a 10 minutos. Si la condición del enfermo no mejora en ese tiempo, debe administrársele una segunda dosis.

*Si las convulsiones no desaparecen o la persona no recupera el conocimiento, debe llevársele de inmediato a la sala de urgencias o al consultorio del médico para recibir tratamiento, que con frecuencia consiste en inyectar una solución de glucosa en la vena.*

Una vez que la condición del enfermo mejora, debe ingerir un refrigerio rico en carbohidratos y proteínas, como un refresco de cola o ginger ale, seguido de galletas saladas con crema de cacahuate o un emparedado. De lo contrario, podría presentarse otra reacción severa.

Siempre tenga a la mano glucagón para un caso de emergencia. Algún miembro de su familia o un amigo debe saber cómo preparar e inyectar la hormona glucagón si llega a ser necesario. Puede comprar glucagón en cualquier farmacia, con receta médica. El paquete de glucagón está integrado por dos elementos:

- un frasco de glucagón en polvo.
- una jeringa con solución diluyente.

El paquete incluye instrucciones para preparar e inyectar la hormona. La fecha de caducidad está marcada en el producto y no se garantiza su eficacia una vez vencida. Revise el paquete con cierta frecuencia para corroborar que no ha caducado.

## RESUMEN

Qué hacer en caso de experimentar síntomas de hipoglucemia:

1. Verifique el nivel de azúcar sanguíneo para asegurarse de que está bajo. Compare el resultado con el límite fijado por su médico. Si no puede realizar la prueba, prosiga con el paso siguiente.
2. Si el azúcar sanguíneo está bajo, beba o coma uno de los productos siguientes: 1/2 taza de jugo de frutas, 3/4 de taza de refresco, 7 u 8 caramelos o 3 tabletas de glucosa. Siempre lleve consigo uno de ellos.
3. Descanse durante 10 ó 15 minutos. Si aún siente los efectos secundarios de la hipoglucemia, verifique nuevamente el nivel de azúcar, si es posible. Si el nivel sigue siendo bajo, repita el paso 2. Si no hay cambio después de ingerir por segunda vez un alimento rico en azúcar, llame a su médico.
4. Si falta más de una hora para la siguiente comida, ingiera un refrigerio, como queso bajo en grasa y galletas saladas o medio emparedado de pavo.
5. Si toma insulina, ajuste la dosis de acuerdo con las recomendaciones de su médico.
6. Si toma píldoras para la diabetes, verifique con su médico si puede reducir la dosis.
7. Trate de identificar la causa de la hipoglucemia. Comuníquese con el equipo médico que lo atiende si vuelve a ocurrir.

# CAPÍTULO 13

# CÓMO TRATAR LA DIABETES CUANDO CONTRAIGA OTRA ENFERMEDAD

**S**i tiene diabetes, necesita prodigarse cuidados especiales al contraer otra enfermedad, ya que el funcionamiento del organismo cambia en esos días, inclusive la forma en que las células usan la insulina. Debe prepararse para hacer ajustes.

Cualquier enfermedad infecciosa, aun el resfriado común, malestares estomacales, gripa o diarrea, significan tensión para el cuerpo humano. La tensión también puede deberse a una lesión, así como a la cirugía o los trabajos dentales agresivos, como una extracción. Por otro lado, un trauma emocional grave, como el divorcio o la muerte de un familiar, también puede causar estrés, y el organismo responde produciendo transmisores químicos llamados hormonas. Bajo los efectos de estas hormonas, el hígado acelera la producción de glucosa y también libera al torrente sanguíneo la que tiene almacenada. Este nuevo suministro de azúcar sanguíneo proporciona al cuerpo la energía adicional que necesita para defenderse de la enfermedad.

Presentes en grandes cantidades, estas mismas hormonas actúan en contra de la insulina haciendo que las células del organismo sean más resistentes a ella. En las personas que no padecen diabetes, el páncreas reacciona a la resistencia a la insulina incrementando su producción. En las personas con diabetes, la situación es muy distinta. Aun cuando el diabético no haya contraído otra enfermedad, el páncreas no puede producir suficiente insulina para satisfacer las necesidades del organismo. Cuando el diabético enferma, las hormonas antes descritas vuelven a las células del organismo más resistentes a la acción de la insulina y la devuelve al torrente sanguíneo. Por otro lado, las hormonas estimulan la liberación de la glucosa almacenada y provocan el aumento de los niveles de azúcar en sangre. Al combinarse estas reacciones, el organismo es más susceptible a sufrir aumentos extremos de los niveles de azúcar en sangre y a necesitar más insulina.

## Cetoacidosis

La situación puede complicarse todavía más. Si usted tiene diabetes Tipo I (insulinodependiente), la falta de insulina le impide usar el azúcar que hay en la sangre, y el organismo recurre a sus reservas de grasa para producir energía. Cuando esto ocurre, se producen los ácidos llamados cetonas, se acumulan en la sangre y se derraman en la orina. La formación excesiva de cetonas en la sangre se denomina cetosis, y la presencia de cetonas en la orina se llama cetonuria.

De no tratarse, la combinación de hiperglucemia y cetonas puede llegar a provocar cetoacidosis, trastorno extremadamente grave y peligroso que puede llevar al coma diabético o a la muerte. Los síntomas de la cetoacidosis son náusea, dolor abdominal, vómito, dolor de pecho, respiración rápida y dificultad para mantenerse despierto.

## Coma hiperosmolar no cetónico

Si usted tiene diabetes Tipo II (no insulinodependiente) y contrae alguna enfermedad, debe tener cuidado con otro trastorno llamado coma hiperosmolar no cetónico. Se produce cuando los niveles de azúcar sanguíneo son extremadamente elevados y hay micción excesiva con la correspondiente deshidratación grave. Este problema puede ser resultado del desequilibrio que sufre el organismo a causa de una enfermedad. Ocurre en algunas personas después de mucho tiempo de presentar niveles elevados de azúcar sanguíneo.

El coma hiperosmolar no cetónico ocasiona un desequilibrio severo en la química del organismo. El cuerpo aún puede producir algo de insulina, lo que impide la formación de las cetonas que llevan a la cetoacidosis. Sin embargo, la hiperglucemia y la deshidratación pueden provocar estado de coma o la muerte. Los síntomas que marcan el inicio del coma hiperosmolar no cetónico son micción y sed excesivas, mayor apetito, mareo, náusea, vómito, dolor abdominal y respiración rápida.

## CUIDADOS EN CASO DE ENFERMEDAD

La cetoacidosis y el coma hiperosmolar no cetónico son trastornos muy serios. Por eso son sumamente importantes los cuidados que se describen en este capítulo, en caso de enfermedad o de alguna situación relacionada con estrés severo. Si sigue estas recomendaciones impedirá que el nivel de azúcar sanguíneo y de cetonas aumente a límites peligrosos.

## Siga el tratamiento para curar enfermedades ocasionales

Es muy importante curar las enfermedades que contraiga. Siga las instrucciones del médico que lo atienda. Por ejemplo, quizá le prescriba un antibiótico para combatir una infección, o tomar acetaminofén (Tylenol) u otros medicamentos para la fiebre. Informe al médico que usted es diabético.

## Evite la deshidratación

Cuando los niveles de azúcar sanguíneo suben demasiado, los riñones no pueden reciclar toda el azúcar y la derraman en la orina. La presencia de exceso de azúcar y sal en la orina arrastra volúmenes adicionales de agua y produce grandes cantidades de orina. La pérdida de agua del organismo puede ocasionar la deshidratación; evítela tomando las siguientes medidas:

- Beba una taza de líquido cada 30 ó 60 minutos. Alterne líquidos salados, como consomé, con líquidos menos salados.
- Si puede seguir el plan de alimentación acostumbrado, consuma líquidos sin azúcar, como agua o refresco de dieta.
- Si no puede seguir el plan de alimentación acostumbrado (por vómito, etc.), alterne líquidos que contengan azúcar (bebidas no dietéticas, jugos de frutas, gelatina y paletas heladas) con líquidos sin azúcar.

## Evite el coma hiperosmolar no cetónico

Siga las recomendaciones que aparecen a continuación para evitar este grave trastorno, el cual pueden presentar las personas con diabetes Tipo II:

- Si le prescriben píldoras para la diabetes o insulina, nunca prescinda de ellas, aun cuando no pueda comer. Verifique con su médico si es necesario aumentar la dosis cuando contraiga una enfermedad.
- Vigile el nivel de azúcar sanguíneo cada 3 ó 4 horas. Ponga el reloj despertador durante la noche. Si está muy enfermo, pida a alguien más que le haga la prueba de sangre.
- Si el nivel del azúcar sanguíneo es de 240 mg/dl o más, debe hacer una prueba de orina para detectar cetonas. Si las hay, o si el azúcar sanguíneo permanece en 240 mg/dl o más, llame a su médico. Es muy importante vigilar la presencia de cetonas en la orina cuando padezca alguna enfermedad. Puede comprar en la farmacia, sin receta médica, el material necesario para medir el nivel de ce-

tonas. (Véase Capítulo 10). El equipo médico que lo atiende le ayudará a elegir el producto que más le conviene.

## Evite la cetoacidosis

Este trastorno puede llevar al coma diabético y causar la muerte. Para prevenirlo es muy importante evitar que el nivel de azúcar sanguíneo aumente demasiado. Siga las recomendaciones que aparecen a continuación:

- Tenga a la mano un frasco de insulina regular (de acción rápida) cuando contraiga alguna enfermedad, aunque no acostumbre usarla; estará preparado en caso de necesitar insulina adicional cuando esté enfermo. En este capítulo se incluyen recomendaciones sobre la dosificación y el horario de aplicación de la insulina regular mientras está enfermo.
- Siempre lleve consigo la dosis diaria de insulina. Nunca la omita, aunque no pueda comer, a menos que su médico indique lo contrario.
- Vigile el nivel de azúcar sanguíneo cada 3 ó 4 horas. Programe el despertador durante la noche. Si está muy enfermo, pida a alguien más que le haga la prueba de sangre.
- Si los niveles de azúcar sanguíneo son 240 mg/dl o más, debe realizar una prueba de orina para detectar cetonas (Consulte Capítulo 10).
- Si hay presencia de cetonas junto con hiperglucemia, siempre es necesaria una dosis adicional de insulina llamada "dosis en caso de enfermedad". La insulina adicional también se necesita, aunque en menor dosis, si el azúcar sanguíneo es elevado y no hay presencia de cetonas.
- No use más insulina si el azúcar sanguíneo es de menos de 240 mg/dl, aunque haya cetonas.

## Descanse y evite cualquier ejercicio

No haga ejercicio cuando esté enfermo porque podría aumentar el nivel de azúcar sanguíneo. Pida a alguien que lo cuide.

## Nutra su cuerpo

El organismo necesita más insulina para superar las enfermedades. Por eso es vital que usted coma o beba productos ricos en nutrientes y calorías cuando tenga algún padecimiento.

Trate de comer la cantidad de alimentos ricos en carbohidratos que acostumbra, como lácteos, verduras, frutas, panes y almidones. Es recomendable comer pequeñas porciones durante todo el día. El Cuadro 13-1 muestra cómo convertir los menús del plan de alimentación normal en alimentos adecuados para superar una enfermedad ocasional. En el Cuadro 13-2 aparecen otras sugerencias.

## CUADRO 13-1 AJUSTE DEL PLAN DE ALIMENTACIÓN EN CASO DE UNA ENFERMEDAD OCASIONAL

| COMIDA | EQUIVALENTES DE LOS GRUPOS DE ALIMENTOS | HORA* | MENÚ MUESTRA |
|---|---|---|---|
| Desayuno | 1 leche<br>1 fruta<br>2 pan/almidón<br>1 carne<br>1 grasa | 8 A.M.<br><br><br>9 A.M.<br>10 A.M.<br><br><br>11 A.M. | 1/2 taza leche descremada<br>1/2 taza avena<br>1 taza de té<br>1/2 taza jugo de manzana<br>6 galletas saladas<br>1 taza de consomé |
| Almuerzo | 2 verduras<br>1 fruta<br>2 pan/almidón<br>3 carne<br>1 grasa | 12 P.M.<br><br>1 P.M.<br>2 P.M.<br>3 P.M. | 1 rebanada pan tostado<br>1/2 taza gelatina<br>1/2 taza agua de fruta de lata sin azúcar<br>1/2 paleta helada ginger ale dietético |
| Refrigerio | 1 pan<br>1 carne | 4 P.M.<br>5 P.M. | 1/2 taza flan<br>1 taza consomé |
| Cena | 2 verdura<br>1 fruta<br>2 pan<br>4 carne<br>1 grasa | 6 P.M.<br><br><br>7 P.M.<br>8 P.M. | 1 rebanada pan tostado<br>1/3 taza yogurt frutas<br>refresco dietético<br>1/2 taza jugo manzana<br>1 taza té |
| Refrigerio | 1 leche<br>1 pan<br>1 carne | 9 P.M. | 1/2 taza helado de agua<br>3 galletas saladas |

*Para evitar la deshidratación, es necesario comer y/o beber cada hora.

## Cuidado con las señales de peligro

Comuníquese con uno de los integrantes del equipo médico que lo atiende si presenta cualquiera de los síntomas que se mencionan a continuación. Con frecuencia es necesario hospitalizarse para atender estos problemas.

• Signos de deshidratación, como boca seca, labios partidos, ojos hundidos, pérdida de peso, piel seca y enrojecida.

- Incapacidad para beber la cantidad recomendada de líquidos, o vómito persistente por más de una hora.
- Síntomas de cetoacidosis, como náusea, dolor abdominal, vómito, dolor de pecho, respiración rápida o dificultad para permanecer despierto.
- Después de tomar dos (2) dosis adicionales de insulina en 24 horas, el nivel de azúcar sanguíneo sigue siendo de 240 mg/dl o más.

### CUADRO 13-2. SUGERENCIAS DE ALIMENTOS EN CASO DE ENFERMEDADES OCASIONALES (CADA PRODUCTO EQUIVALE A 15 GRAMOS DE CARBOHIDRATOS)

| | | | |
|---|---|---|---|
| puré de manzana | 1/2 taza | Jarabe Hershey | 2 cdas. |
| jugo de manzana | 1/2 taza | Salvavidas | 7 |
| flan | 1/2 taza | malteada | 1/4 taza |
| jarabe de Cola | 1 1/2 cdas. | paleta helada | 1 |
| cereales cocidos | 1/2 taza | pudín (endulzado) | 1/4 taza |
| sopas cremosas | 1 taza | helado de leche | 1/2 taza |
| natilla | 1/2 taza | gelatina | 1/3 taza |
| yogurt de frutas | 1/3 taza | refrescos | 3/4 taza |
| paleta de yogurt de envase | 1 barra / 1/3 taza | galletas saladas | 6 |
| jugo de uva | 1/3 taza | helado de agua | 1/4 taza |
| miel | 3 cditas. | pan tostado | 1 rebanada |

## DOSIS Y HORARIO DE LA INSULINA ADICIONAL

Cuando esté enfermo, verifique el nivel de azúcar sanguíneo cada 4 horas. Si se aplica insulina y el nivel de glucosa en sangre es 240 mg/dl o más, debe incrementar la dosis en los días en que esté enfermo. La cantidad adicional de insulina que necesita se basa en el número total de unidades que toma a diario cuando goza de buena salud. Generalmente se aplica como la insulina regular.

A continuación aparecen algunas recomendaciones para incrementar las dosis de insulina. Verifique con el equipo médico que lo atiende antes de adoptarlas. Su médico quizá le recomiende un método diferente para su caso particular.

- Si los niveles de azúcar sanguíneo son elevados y hay *presencia de cetonas,* la dosis de insulina regular adicional para los días en que esté enfermo deberá ser un 20 por ciento, o una quinta parte, de la dosis diaria acostumbrada. Para calcular la cantidad, divida entre 5 el número total de unidades de la dosis usual. Aplíquese esa cantidad además de la dosis rutinaria de insulina.

- Si *no hay cetonas*, la dosis de insulina regular adicional para los días en que esté enfermo deberá ser un 10 por ciento, o una décima parte, de la dosis diaria acostumbrada. Para calcular la cantidad, divida entre 10 el número total de unidades de la dosis usual. Aplíquese esa cantidad además de la dosis rutinaria de insulina.
- De ser necesario, la dosis de insulina para los días en que esté enfermo deberá administrarse después de la prueba de glucosa en sangre, cada 3 ó 4 horas, mientras los resultados del azúcar sanguíneo y las cetonas permanezcan elevados. Después de dos dosis adicionales, llame a su médico para mayores instrucciones.

## Ejemplos de cómo calcular la dosis para los días en que esté enfermo

1. *Dosis diaria usual: 30 unidades de NPH antes del desayuno.*

Tome las siguientes cantidades de insulina regular además de la dosis usual:

- Si el nivel de azúcar sanguíneo es elevado y hay presencia de cetonas, divida 30 unidades entre 5, que equivale a 6. Use 6 unidades de insulina regular como dosis para los días en que esté enfermo.
- Si el nivel de azúcar sanguíneo es elevado, pero no hay cetonas, divida 30 unidades entre 10, que equivale a 3. Use 3 unidades de insulina regular como dosis adicional para los días en que esté enfermo.

2. *Dosis diaria usual: 10 unidades de insulina regular y 50 unidades de NPH antes del desayuno.*

Tome las siguientes cantidades de insulina regular además de la dosis usual:

- Primero calcule el número total de unidades: 10 + 50 unidades= 60 unidades.
- Si el nivel de azúcar sanguíneo es elevado y hay presencia de cetonas, divida 60 unidades entre 5, que equivale a 12. Use 12 unidades de insulina regular como dosis adicional para los días en que esté enfermo.
- Si el nivel de azúcar sanguíneo es elevado, pero no hay cetonas, divida 60 unidades entre 10, que equivale a 6 unidades. Use 6 unidades de insulina regular como dosis adicional para los días en que esté enfermo.

3. *Dosis diaria usual: 6 unidades de insulina regular y 24 unidades de Lente antes del desayuno, más 10 unidades de Lente al acostarse.*

Tome las siguientes cantidades de insulina regular además de la dosis usual:

- Primero calcule el número total de unidades: 6 unidades + 24 unidades + 10 unidades = 40 unidades.
- Si el nivel de azúcar sanguíneo es elevado y hay presencia de cetonas, divida 40 unidades entre 5, que equivales a 8. Use 8 unidades de insulina regular como dosis adicional para los días en que esté enfermo.
- Si el nivel de azúcar sanguíneo es elevado, pero no hay cetonas, divida 40 unidades entre 10, que equivale a 4. Use 4 unidades de insulina regular como dosis adicional para los días en que esté enfermo.

Observe que las dosis para los días en que esté enfermo deberán tomarse *además de la dosis usual de insulina*. Si verifica el nivel de azúcar en sangre y necesita una dosis adicional cuando va a aplicarse la dosis usual de insulina, puede agregar las unidades adicionales de insulina regular a la dosis rutinaria y combinarlas en la misma jeringa. Si no sabe cómo mezclar dos insulinas, puede aplicárselas por separado.

Después de administrarse una dosis adicional, espere tres o cuatro horas y vuelva a verificar el azúcar en sangre. Si los niveles son menores de 240 mg/dl, no tome más insulina, aunque siga habiendo cetonas en la orina. Si los niveles siguen siendo altos, repita la dosis aunque haya o no haya cetonas. Verifique el nivel de azúcar en sangre nuevamente después de tres o cuatro horas. Si no mejora su estado, llame a uno de los integrantes del equipo médico que lo atiende. *No tome una tercera dosis adicional antes de consultar a su médico*. A veces las personas que están enfermas no saben si deben usar una dosis de insulina adicional. Si no está seguro de cuánta debe aplicarse, llame a su médico.

Por otro lado, las personas que generalmente no usan insulina pueden aplicársela en forma temporal para controlar los niveles de azúcar sanguíneo cuando están enfermas, si se van a someter a una cirugía o si tienen alguna lesión grave. Una vez que ha pasado la cirugía o sanado la lesión, por lo regular se deja de usar insulina.

# PARTE V

# RETOS ESPECIALES DE
# LA DIABETES

# CAPÍTULO 14

# DIABETES EN NIÑOS

**S**i su hijo tiene diabetes, es muy probable que a usted lo asalten muchas dudas: *¿Qué debo hacer cuando el azúcar sanguíneo esté demasiado alto o demasiado bajo? ¿Qué puede comer? ¿Qué cuidados diarios debo darle? ¿Cómo voy a encontrar una niñera confiable? ¿Qué debo hacer si le da gripe?*

Antes de dar respuesta a éstas y otras preguntas, es importante poner énfasis en que los especialistas saben mucho más que nunca cómo tratar al niño diabético. Hay muchas formas de insulina que pueden serle útiles para controlar de manera aceptable el nivel de azúcar sanguíneo de su hijo. Existen medidores de glucosa para que usted y las demás personas a cargo de su hijo vigilen el nivel de azúcar sanguíneo. El equipo médico que lo atiende a usted también está dispuesto a brindarle la información y el apoyo que usted y su familia necesitan.

La clave es enfrentar la diabetes de su hijo en forma organizada y positiva. Los niños tienen una capacidad de adaptación sorprendente. De hecho, ellos aceptan más los cambios en su forma de vida que los adultos, primordialmente porque no se han formado hábitos difíciles de romper. Con la ayuda de usted —y el consejo experto de un equipo médico— su hijo seguirá llevando una vida feliz, saludable y activa.

## CAPACITACIÓN BÁSICA DE QUIENES ESTÁN A CARGO DE UN NIÑO DIABÉTICO

Cuando a su hijo se le diagnostica diabetes, el primer paso como padres o personas a su cargo es centrarse en el programa de tratamiento inmediato que el niño necesita. Con el tiempo, usted aprenderá más sobre los embrollos de la diabetes; conocerá mejor las opciones de tratamiento y podrá ayudar a su hijo a vivir bien. Pero debe ir conociendo de qué se trata la diabetes en forma gradual; no es realista tratar de saber todo de inmediato. Sólo se confundiría y se sentiría abrumado. No es el momento de preocuparse por los posibles problemas que pueden experimentar las personas que no han controlado bien la diabetes durante mucho tiempo. Ya habrá tiempo de sobra para desarrollar estrategias que le ayuden a prevenir complicaciones a largo plazo. Empiece por aprender cómo enfrentar los aspectos básicos.

## Lo que necesitan saber los padres y quienes se hacen cargo del niño

Como responsable del cuidado de su hijo, su primer objetivo es contar con los siguientes "conocimientos básicos para sobrevivir":

- *aplicación de inyecciones de insulina* —cómo llenar una jeringa y aplicar la insulina.
- *hipoglucemia* —cómo reconocer, tratar y prevenir la disminución de los niveles de azúcar sanguíneo.
- *hiperglucemia* —cómo reconocer, tratar y prevenir el incremento de los niveles de azúcar sanguíneo.
- *vigilancia* —cómo vigilar los niveles de azúcar sanguíneo de su hijo y las cetonas en orina.
- *nutrición* —qué clase de alimentos preparar, cuánto ofrecerle y cuándo.
- *ejercicio* —cómo ajustar la dosis de insulina y la ingestión de alimentos en los momentos en que su hijo realice alguna actividad física.
- *reglas para los días en que esté enfermo* —cómo controlar la diabetes de su hijo cuando contraiga alguna enfermedad ocasional.

En este capítulo se familiarizará con esos conocimientos prácticos. Para mayor información, lea los demás capítulos sobre el tema. Y, por supuesto, consulte al equipo médico que lo atiende; le dirá lo que necesita saber sobre la diabetes de su hijo. En este capítulo aprenderá las formas en que la diabetes puede afectar el comportamiento normal en diferentes etapas del desarrollo de su hijo. Comprender estos cambios es una parte muy importante del cuidado de su hijo.

## Lo que su hijo debe saber

¿Cuánto debe saber su hijo sobre la diabetes que padece? Todo depende de la edad y la madurez del niño. Algunos niños pueden aprender a medir e inyectarse la dosis de insulina cuando llegan a los 12 años. Sin embargo, se recomienda que los padres y los responsables del cuidado del niño compartan con él la responsabilidad de la aplicación de la insulina hasta que pase la etapa de la pubertad, generalmente a la mitad de la adolescencia. Cada niño tiene una capacidad diferente para enfrentar las demandas de la diabetes, pero todos necesitan y merecen la ayuda y el apoyo de sus padres durante casi toda la adolescencia. Antes de responsabilizar a su hijo de medir e inyectarse la insulina por sí solo, recuerde que se trata de un asunto serio y complejo. El niño debe ser lo suficientemente maduro para manejar el problema; en general, los niños no son capaces de inyectarse por sí solos la insulina hasta antes de cumplir 15 años.

¿Qué ocurre con la vigilancia? Los niños necesitan comprender por qué es necesario vigilar con regularidad el nivel de azúcar sanguíneo, independientemente de que ellos puedan llevar a cabo las pruebas o no. Más importante aún es que los niños necesitan aprender a reconocer los síntomas de una "reacción hipoglucémica" (llamada también reacción insulínica) y a tomar las medidas apropiadas. Posteriormente, conforme vayan reconociendo la importancia de los objetivos generales del tratamiento para la diabetes, aceptarán participar más. De hecho, los niños aprenden rápidamente que conservar un buen estado de salud es la clave para integrarse a sus amigos en muchas actividades normales de la juventud.

## UN MENSAJE PARA LOS PADRES: CONTROLEN SUS EMOCIONES

A medida que usted va adquiriendo las habilidades básicas para cuidar a su hijo, es importante ocuparse de sus pensamientos y sentimientos. Primero, piense en su reacción al enterarse de que su hijo tenía diabetes. Quizá se sintió abrumado, confundido o enojado porque algo así le pasara a su hijo y a su familia. Tal vez hasta se sintió culpable por haber calificado equivocadamente a su hijo de ser flojo o irritable cuando, en realidad, la diabetes era la causa de la mayor parte de los problemas. Estos sentimientos forman parte del proceso normal de "aceptación" que se inicia con el diagnóstico.

Si usted logra deshacerse de esos sentimientos negativos, será menos proclive a caer en una trampa emocional que podría obstaculizar el control de la diabetes de su hijo. A continuación presentamos algunas actitudes positivas que debe desarrollar en cuanto al cuidado de su hijo.

### Aprenda a compartir responsabilidades

Como padre, usted llevará la mayor parte de la carga del cuidado de la diabetes de su hijo. En esencia, usted será quien ayude a planear, llevar a cabo y evaluar el tratamiento del niño.

Es de esperarse que la dinámica familiar cambie. Al criar a un hijo, la meta de los padres es convertirlo gradualmente en un individuo reponsable. Sin embargo, cuando un niño tiene diabetes, no sucede exactamente igual. Los padres deben encontrar el equilibrio entre alentar la independecia de su hijo y requerir cierto nivel de dependencia. Es muy importante hablar con su equipo médico sobre este delicado aspecto de la paternidad.

A veces sentirá que *solo usted* puede satisfacer las necesidades especiales de su hijo, pero debe darse cuenta de que es necesario transferir cierto grado de responsabilidad a otras personas, como familiares, maestros, entrenadores y amigos. Ellos también pueden aprender cuáles son los síntomas de la hipoglucemia y cómo tratar el problema. El equipo médico puede orientarlo para educar a familiares, maestros y amigos sobre la diabetes.

## Presente un frente unido

Al principio, los padres se sienten temerosos y frustrados ante la diabetes de su hijo. En medio de su frustración, culpan mutuamente a la familia del otro por "causar". la diabetes, con exabruptos como éste: "¡En mi familia no hay diabetes!" Como padres, no deben desperdiciar su valiosa energía emocional en esa inútil discusión. El hecho es que en realidad nadie sabe por qué su hijo enfermó de diabetes. Es mucho mejor concentrarse en una meta común presentando un frente unido para ayudar a su hijo.

## Sea positivo, honesto y optimista

Si su hijo tiene diabetes, es necesaria la participación de toda la familia. A veces, esto puede provocar tensión en cuanto a la capacidad familiar para comprender y apoyar al niño diabético y a usted. Llegará a sentirse muy solo; quizá su hijo sea la única persona que conoce con diabetes, en especial si vive en una población pequeña. En los Estados Unidos, cerca de 100,000 niños y adolescentes tienen diabetes. Esto significa que sólo una de cada 700 personas desarrollan diabetes antes de los 19 años. Si se siente solo en su lucha, podría abatirse y dejar de hacer algunas cosas que debiera llevar a cabo para ayudar a su hijo. Como padre seguramente estará librando otras batallas que también pueden interferir en el tratamiento de su hijo, como presiones financieras o problemas laborales, que lo lleven a darse por vencido y a dejar a su hijo "completamente solo".

¿Qué puede hacer? Reconozca con sinceridad lo que siente. Antes que nada, externe lo que piensa al equipo de médicos que atienden a su hijo, quienes le pueden ayudar a enfrentar la situación de una manera realista — y con una gran dosis de esperanza— y a no perder de vista el principal objetivo que es el bienestar de su hijo. En segundo término, relaciónese con los padres de otros niños diabéticos. Pida al equipo de médicos que le ayuden a conocer a otros padres en circunstancias similares, o comuníquese a alguna de las asociaciones de diabetes para pedir informes sobre grupos de apoyo cercanos a su domicilio.

Recuerde, los niños aprenden de los padres. Si usted mantiene la actitud de "yo puedo", su hijo la adoptará. También estará en mejores posibilidades de enseñarle a su hijo más sobre la diabetes. Por ejemplo, es posible que su hijo piense que la diabetes va a desaparecer algún día. Sin embargo, la diabetes nunca se cura; permanecerá con su hijo para siempre. Es necesario que usted lo ayude a aceptar esa realidad.

## ¿POR QUÉ SE DESARROLLA LA DIABETES EN LOS NIÑOS?

La diabetes aparece en los niños por las mismas razones que en los adultos. En el caso de la diabetes Tipo I —la forma más común en los niños—, es probable que los factores hereditarios hayan preparado el terreno. En otras palabras, es factible que su hijo haya nacido con determinados genes, las estructuras básicas de la vida, que aumentaron sus probabilidades de desarrollar la diabetes. Después, algo desencadena la acción del sistema inmunológico que empieza a destruir por error a las propias células del organismo —las células beta del páncreas que producen la insulina. Una vez que esto ha sucedido, el niño se vuelve diabético. Quizá ese "algo" es una infección viral, o tal vez la tensión normal a la que está sujeto el cuerpo por el rápido crecimiento en la pubertad, lo cual ocasiona que el sistema inmunológico destruya las células beta.

La mayoría de los niños desarrollan diabetes Tipo I, también conocida como "diabetes insulinodependiente", porque deben depender de inyecciones de insulina para vivir. En realidad, este tipo solía denominarse "diabetes juvenil" hasta que los científicos descubrieron que la diabetes Tipo I puede aparecer a cualquier edad. Afecta a la misma proporción de niños que de niñas.

En los menores, los síntomas de la diabetes Tipo I por lo general se desarrollan rápidamente, a diferencia de los adultos, en quienes la diabetes Tipo I aparece con más lentitud. En la población infantil, los síntomas incluyen una sed tremenda y micciones frecuentes. A veces llegan a mojar la cama. El niño no pierde el apetito y come en grandes cantidades, aunque experimenta una inexplicable pérdida de peso. Si el trastorno no se detecta en sus inicios, puede sobrevenir la deshidratación por la pérdida de líquidos debida a la micción frecuente. La visión se nubla por los cambios temporales que sufre el cristalino. Un niño activo y robusto se vuelve débil, irritable y tiene poca energía. El aprovechamiento escolar decae; el niño llega a quejarse de dolores en piernas y abdomen o presenta dificultad para respirar.

Cuando el inicio de la enfermedad es abrupto, puede hacerse un diagnóstico atinado con rapidez. Sin embargo, a veces los síntomas de la diabetes pueden confundir a los padres, ya que se asemejan a un "refriado" o a infecciones del estómago o las vías urinarias. No obstante, el médico que conoce estos síntomas ordena una prueba de sangre, y si los resultados indican un nivel elevado de azúcar sanguíneo, diagnostica diabetes. Cuando los niveles de glucosa en sangre son elevados, generalmente hay azúcar en la orina, así como cetonas.

Los niños también desarrollan la diabetes Tipo II (no insulinodependiente), conocida como "diabetes de iniciación en la madurez". Estos niños por lo general son adolescentes obesos. Se requiere una prueba especial para diagnosticar este tipo de diabetes.

## FASES DE LA DIABETES EN LOS NIÑOS
Los niños pasan con frecuencia por las siguientes fases de la diabetes:

- *Inicio agudo o diagnóstico reciente:* Éste es el primer indicio de que su hijo tiene diabetes. Los síntomas incluyen fatiga, micción frecuente, sed y, desde luego, nivel elevado de azúcar en sangre. Durante esta fase, los niveles de azúcar sanguíneo del niño pueden controlarse con dosis pequeñas de insulina de acción intermedia, con o sin insulina regular, una o dos veces al día.
- *Remisión o "luna de miel":* Durante esta fase, la diabetes parece mejorar o incluso haber desaparecido. Esta "remisión" es breve; la diabetes no se ha curado. Pronto volverá a manifestarse, y controlarla será un reto aún mayor. Durante esta fase, es importante continuar con las dosis de insulina del niño, aunque sólo se le apliquen una o dos unidades al día. (Se ha comprobado que incluso las dosis pequeñas de insulina inyectada protegen a las células beta restantes y, por lo tanto, se prolonga la fase de luna de miel). La remisión con frecuencia termina con una infección o algún otro padecimiento agudo, o con el inicio de la pubertad y el crecimiento.
- *Intensificación:* Durante esta fase, el control de la diabetes de su hijo es más intenso. La enfermedad no se hace más severa, pero es más difícil controlarla. Usted debe vigilar con mucha frecuencia los niveles de azúcar sanguíneo del niño, y quizá incrementar la cantidad o ajustar los tipos de insulina que le inyecta. Tanto usted como su hijo se sentirán desalentados al ver que los niveles de azúcar sanguíneo fluctúan mucho sin causa aparente y a pesar de todos los cuidados.
- *Diabetes total:* En esta fase, las células beta del páncreas ya se han destruido por completo. El organismo depende exclusivamente de la dosis externa de insulina para convertir los alimentos en energía o para almacenarla para el futuro. El control de la diabetes se hace más difícil porque el cuerpo ya no pro-

duce insulina para complementar la dosis inyectada. Si no se aplican las inyecciones, el niño está en riesgo inminente de una cetoacidosis, trastorno peligroso debido a la acumulación de cetonas en la sangre (véase Capítulo 11).

## EL TRATAMIENTO

Una de las metas del tratamiento de control de la diabetes, elaborado por el equipo de especialistas, es aliviar los síntomas causados por los elevados niveles de azúcar sanguíneo. También evita complicaciones agudas severas como la cetoacidosis y el coma diabético. Por otro lado, el tratamiento reduce las probabilidades de desarrollar complicaciones a largo plazo causadas por la diabetes. Conforme su hijo siga el tratamiento se sentirá mejor y tendrá más energía.

Los niveles de azúcar en sangre repercuten en la forma en que el niño crece y se desarrolla. Por esa razón, los niveles de glucosa en sangre de su hijo deben estar tan controlados como sea posible. Si bien puede parecer difícil en ocasiones, ésa debe ser la meta primordial. Siempre aborde este tratamiento con algo de realismo; es importante que el niño diabético se sienta integrado a la familia, la escuela y las fiestas, y quizá haya veces en que para mantener la salud social y emocional del niño usted deba transigir. Por ejemplo, no es realista tratar de controlar los niveles de azúcar en sangre durante la fiesta de cumpleaños de su hijo.

### El equipo médico es vital

Si su hijo es diabético, es vital que usted busque la orientación de un equipo de especialistas integrado por expertos en desarrollo infantil, tanto físico como emocional, que estén actualizados y tengan experiencia en el control de la diabetes Tipo I.

El equipo debe incluir un pediatra y una enfermera especializados en el tratamiento de la diabetes, un profesional del cuidado de la salud mental (una trabajadora social o un psicólogo clínico que comprenda los problemas emocionales y sociales de la familia), y un dietista que trabaje mayormente con niños y adolescentes para ayudarles a entender la nutrición y el plan de alimentación. El equipo debe colaborar con el pediatra del niño y otras personas involucradas en el desarrollo del menor, como sus maestros, la enfermera de la escuela, el tutor escolar y el entrenador.

El equipo médico está a su servicio ahora y lo estará en el futuro. Primero, le ayudará a usted y a su hijo a entender y a seguir el tratamiento y después a continuarlo en el futuro con los ajustes necesarios a medida que el niño crezca y se desarrolle. Este apoyo constituye una parte importante del tratamiento general.

Si usted no vive cerca de un centro hospitalario que cuente con un equipo médico especializado en diabetes, es probable que su médico pueda brindarle a su hijo el cuidado de rutina y el tratamiento de emergencia que requiere. Sin embargo, es conveniente que de vez en cuando visite un centro médico que cuente con un departamento especializado en diabetes. Si opta por esta alternativa, es indispensable que todas las personas implicadas en el cuidado del niño diabético —usted, el médico familiar y los miembros del equipo médico a cargo del tratamiento— estén en constante comunicación.

## Insulina

La insulina es el tratamiento primordial para los jóvenes con diabetes. Antes de que su hijo fuera diabético, había insulina en su sangre todo el tiempo. El páncreas la secretaba en forma automática cuando el niño comía, y el nivel de insulina aumentaba con la cantidad y el contenido nutricional de los alimentos que ingería. Ahora que su hijo tiene diabetes y recibe inyecciones de insulina, la meta es tratar de copiar el patrón lo más posible. En términos generales, no es suficiente una inyección diaria. La mayoría de los niños con diabetes Tipo I necesitan varias inyecciones y generalmente varios tipos de insulina —de acción rápida y de acción intermedia— para mantener el nivel deseado de azúcar sanguíneo. Los programas de dosificación de la insulina descritos en el Capítulo 8 para la diabetes Tipo I también pueden aplicarse en el tratamiento de niños y adolescentes; estudie este capítulo para entender las diferentes dosificaciones.

Algunas personas con diabetes siguen un tratamiento llamado "terapia intensiva para la diabetes". En este tratamiento, que se describe en el Capítulo 9, las dosis de insulina cambian todos los días con base en los resultados de repetidas pruebas de sangre. Generalmente, no se recomienda para los niños pequeños, quienes no pueden reconocer los síntomas de hipoglucemia y responsabilizarse del tratamiento.

Es muy probable que durante las cuatro fases de la diabetes antes descritas, sea necesario ajustar la terapia insulínica de su hijo. Durante el "inicio agudo", el tratamiento varía dependiendo de los niveles de azúcar en sangre. Estos niveles son bastante estables, de manera que las dosis generalmente cambian sólo cuando varía el consumo de alimentos y el ritmo de actividad. En esta fase, los niños requieren una o dos inyecciones de uno o dos tipos de insulina. En la fase de remisión, la diabetes de su hijo puede ser controlada con dosis pequeñas de insulina de acción intermedia. Aunque la diabetes parezca haber desaparecido, no interrumpa la insulina.

Una vez que se alcanza la fase de intensificación o de diabetes total, el niño necesita seguir un programa insulínico de "dosis combinada", la cual consiste en mezclar dos tipos de insulina en la misma jeringa. La dosis se "divide" y se aplica en más de una ocasión durante el día. Los niños casi siempre requieren dos o tres inyecciones de insulina durante estas fases de la diabetes.

El siguiente tratamiento da muy buenos resultados con los niños, pero siempre consulte al equipo médico antes de aplicarlo:

- una dosis matutina combinada de insulinas de acción rápida y de acción intermedia;
- una segunda inyección antes de la cena, ya sea con una dosis combinada de insulinas de acción intermedia y de acción rápida o bien una dosis de insulina de acción rápida y una tercera inyección al acostarse de insulina de acción intermedia.

El propósito de la insulina de acción intermedia antes de la cena o al acostarse es reducir al mínimo los niveles elevados de azúcar en la noche, que podrían manifestarse con micciones o incontinencia nocturnas o con niveles muy elevados de azúcar sanguíneo antes del desayuno.

¿Cuánta insulina necesita su hijo? El médico determinará la cantidad precisa que debe usar, dependiendo de las necesidades del niño, que es factible que cambien a medida que se vaya desarrollando. Es importante, por lo tanto, que el estado de su hijo sea evaluado por lo menos cada tres meses o con la periodicidad que el equipo médico recomiende.

El ejercicio puede reducir las necesidades de insulina del organismo, si bien *nunca* remplazará completamente a la insulina inyectada (véase Capítulo 5). Si el nivel de actividad de su hijo varía, es necesario ajustar la dosis de insulina. Por ejemplo, si su hijo va a ir a un campamento de verano o va a desempeñar un trabajo muy activo después de un año escolar sin ninguna actividad, necesitará menos insulina, más comida, o ambos.

¿Cómo determina usted si es necesario un ajuste? Cualquier modificación a la dosis de su hijo depende de los resultados de las pruebas de sangre tomadas durante tres días o más. Si se observa un patrón fijo, el equipo médico le recomendará que cambie la dosis de insulina. No haga más de un ajuste cada tres días, a menos que se presente un episodio severo de hiperglucemia o hipoglucemia, o que el equipo médico así lo indique.

¿Cuándo debe aplicar la inyección? Debe administrarse *media hora antes de los alimentos*, a menos que el nivel de azúcar sanguíneo del niño sea de menos de 70 mg/dl. Esto permite que la insulina de acción rápida llegue al torrente sanguíneo para empezar a actuar cuando el niño haya comido. Si su hijo come inmediatamente después de la inyección, los niveles de azúcar sanguíneo se elevarán más rápidamente.

Ambos padres y todas las personas a cargo del cuidado diario del niño deben aprender a preparar y aplicar inyecciones de insulina. En el Capítulo 8 se proporciona información detallada al respecto. A los 12 años más o menos, los niños pueden empezar a inyectarse a sí mismos, pero sólo con la orientación de los padres. No precipite a su hijo a asumir esa responsabilidad hasta que sea lo suficientemente maduro para comprender los peligros de una dosis incorrecta de insulina.

## Nutrición

Las necesidades nutricionales de los niños diabéticos son las mismas que las de los demás. Su hijo no necesita alimentos, vitaminas o minerales especiales. El programa de alimentación que el dietista le prepare incluirá todo lo que él necesita para tener energía y crecer. Sin embargo, la clave de la planeación de los alimentos es coordinar la comida con la acción de la insulina y el ejercicio que practique su hijo. Este tema se analiza en detalle en el Capítulo 3.

Las comidas y los refrigerios de su hijo deben seguir el mismo horario todos los días, de acuerdo con el plan de alimentación. El número total de calorías, así como las proporciones de carbohidratos, proteínas y grasa deben ser constantes día con día. Sin embargo, el programa de alimentación del niño debe revisarse por lo menos una vez al año debido a los cambios en los patrones de crecimiento y las necesidades de calorías. Por regla general, un niño de peso promedio al año de edad necesita cerca de 1,000 calorías diarias, que aumentarán a razón de 100 calorías diarias por cada año hasta el inicio de la pubertad (de 11 a 14 años). Por ejemplo, las necesidades diarias de un niño de 10 años son 1,000 más 1,000 (100 x 10), para un total de 2,000 calorías al día. Sin embargo, toda regla tiene excepciones, y deben considerarse las necesidades particulares de cada niño.

Es importante coordinar las comidas con el tiempo de acción de la insulina. Debe haber suficiente azúcar en la sangre cuando actúa al máximo; de lo contrario, el nivel puede bajar demasiado. Para reducir al mínimo la probabilidad de una hipoglucemia, su hijo necesita ingerir refrigerios entre las comidas y antes de acostarse. La mayoría de los adolescentes pueden omitir el refrigerio de media mañana pero, aun así, siempre deben tener a la mano algún producto rico en carbohidratos, por si se da el caso de que los niveles de azúcar sanguíneo bajen demasiado (consulte la lista de alimentos en el Capítulo 12).

Muchos jóvenes se dejan influir por su grupo de amigos, quienes los presionan para que coman o dejen de comer, o para perder peso. El miedo o la vergüenza de experimentar una reacción hipoglucémica frente a los amigos orilla a los adolescentes a comer en exceso. A veces los niños ponen a prueba los límites de la diabetes comiendo mucho o dejando de comer. En su lucha por independizarse, tratan de manipular a sus padres comiendo desordenadamente. Para resolver esta situación, los padres deben actuar de la misma manera en que la familia soluciona otro tipo de conflictos con sus hijos. Con reglas firmes, pero realistas, previamente consultadas con el dietista del equipo médico que lo atiende.

## Ejercicio

El ejercicio es una buena manera de reducir los niveles de azúcar sanguíneo, combinado con el uso de insulina y un plan de alimentación. En realidad, un programa de ejercicio constante permite a los jóvenes diabéticos un mayor número de opciones en su alimentación.

**CÓMO REDUCIR EL AZÚCAR SANGUÍNEO.** Los beneficios del ejercicio para el diabético se comentan en el Capítulo 5. En pocas palabras, el ejercicio disminuye el nivel de azúcar en sangre en el momento en que se realiza. Los niveles pueden bajar también después de hacer ejercicio, un efecto "retardado" de las células del cuerpo al volverse más sensibles a la insulina que persiste aun cuando la persona interrumpe el ejercicio. Por otro lado, una vez que concluye el ejercicio, el organismo trabaja para restituir las reservas de glucosa (glucógeno) recurriendo al azúcar en la sangre. En consecuencia, los niveles de azúcar sanguíneo pueden disminuir un poco más todavía. Los alimentos adicionales son necesarios para evitar esos episodios de reducción de los niveles de azúcar.

Habrá momentos en que aumente la actividad general de su hijo, como en las vacaciones de verano, y necesite menos insulina. El doctor le ayudará a determinar la dosis.

Los adolescentes pueden aprender a reducir la dosis de insulina cuando participan en deportes. La reducción depende de los resultados de las pruebas de azúcar sanguíneo practicadas antes y después del ejercicio. Padres y adolescentes deben consultar a los especialistas antes de hacer ajustes a la dosis de insulina.

**CUIDADO CON LOS NIVELES ELEVADOS DE AZÚCAR SANGUÍNEO.** Hay veces en que el ejercicio realmente incrementa los niveles de azúcar sanguíneo y puede provocar la producción de cetonas. Llega a suceder cuando el ejercicio es muy intenso y el control de la diabetes Tipo I es deficiente. Si su hijo presenta niveles de azúcar sanguíneo de 240 o más y cetonas en la orina (o bien 400 mg/dl o más sin cetonas), no es recomendable ninguna actividad vigorosa mientras la situación no haya sido controlada. Para mayor información, consulte el Capítulo 5.

# VIGILANCIA DE LA DIABETES EN NIÑOS

## Prueba de azúcar en sangre

La prueba de sangre en la casa, llamada también vigilancia, es una buena forma de supervisar la curva diaria del azúcar sanguíneo de su hijo. Le permite tomar decisiones sobre cómo manejar cualquier variación en la forma de vida de su hijo. El concepto y las técnicas de vigilancia se analizan con detalle en los Capítulos 10 y 13, donde también encontrará recomendaciones especiales para los días en que su hijo contraiga una enfermedad ocasional.

A veces pensará que la vigilancia es una tarea molesta, impuesta a usted y a su hijo por el equipo médico que lo atiende. Mejor piense en los beneficios que le reporta; es una herramienta muy eficaz para evaluar el control de la diabetes de su hijo. Las pruebas de sangre le ayudarán a determinar si el nivel de azúcar sanguíneo es demasiado alto o demasiado bajo; también le darán una idea de cómo ajustar la alimentación y la insulina de acuerdo con el nivel de actividad del niño.

La mayoría de los niños toleran muy bien las pruebas de sangre. Muchos niños en edad escolar saben usar los medidores de glucosa y hacerse la prueba ellos mismos. No hay edad específica para aprender, sino un momento adecuado para cada niño en particular. Sin embargo, usted y su hijo no tienen que ser esclavos de esa tarea; lo mejor es saber cómo y cuándo vigilar y qué hacer con los resultados. Vigile hasta donde sea necesario. Las pruebas muy frecuentes son una pérdida de tiempo y dinero, a menos que los resultados se usen para ayudar a ajustar la insulina, la dieta y el ejercicio con el fin de controlar mejor la diabetes.

Pregunte al equipo médico cuándo debe vigilar el nivel de azúcar sanguíneo de su hijo y solicite un programa de vigilancia a la medida de las necesidades particulares de su hijo. Los expertos en diabetes recomiendan practicar por lo menos dos pruebas de sangre diarias a los niños. Dos días por semana, realice cuatro pruebas, antes de las tres comidas principales y del último refrigerio nocturno. Una vez al mes, lleve a cabo dos pruebas de glucosa en sangre entre las 2 y las 3 a.m. para ver si el nivel del azúcar sanguíneo de su hijo se mantiene estable durante la noche. Antes de acostarlo, haga una prueba de sangre si la actividad física del niño fue más intensa de lo normal. Si el nivel de azúcar en sangre al acostarse es de menos de 120 mg/dl, es necesario un refrigerio abundante.

Siempre que realice pruebas, anote los resultados y muéstreselos al equipo médico. No deje de anotar cualquier variación importante en el ritmo de actividad o en la alimentación. Con este registro, el equipo médico puede detectar los patrones del azúcar sanguíneo en su hijo y hacer los ajustes correspondientes.

Al verificar el azúcar sanguíneo, evite las palabras "prueba" y "buenos" o "malos" para describir los resultados. El niño o el adolescente lo interpretarán como un juicio de valor que puede causar resentimiento y enojo, sentimientos que podrían conducirlos a perder el interés por controlar la diabetes. Se sabe que los niños dan resultados falsos con el fin de complacer a sus padres. Las palabras "altos" y "bajos" son más apropiadas para describir los niveles de azúcar.

## Hemoglobina glucosilada

Esta prueba, descrita en el Capítulo 10, también se denomina hemoglobina $A_1$ o $A_{1c}$. Da una buena idea de qué tan bien se ha controlado el azúcar sanguíneo de su hijo en los últimos 2 ó 3 meses. Esta prueba es especialmente útil con los niños, y ya sus niveles de azúcar en sangre fluctúan, lo que dificulta evaluar los resultados de las pruebas de sangre convencionales. Recuerde, los resultados de la hemoglobina glucosilada sólo representan un promedio de los niveles de azúcar en sangre. Por lo tanto, la prueba no puede considerarse nunca como un substituto de la prueba de azúcar sanguíneo. Sólo debe usarse como complemento de la vigilancia diaria.

El equipo médico puede establecer un límite específico para los niveles de $A_{1c}$ de su hijo. En el Centro de Diabetes Joslin, el margen normal de $A_{1c}$ para personas sin diabetes es de 4.0 a 6.0 por ciento; para adultos con diabetes, el "control excelente" indica un nivel de $A_{1c}$ inferior a 7 por ciento. Sin embargo, el nivel de actividad y los hábitos de alimentación de los niños varían, así que un nivel inferior a 8 por ciento puede ser difícil o inseguro. Tenga siempre en mente que los límites aceptables de azúcar en sangre son individuales y, como se comentó anteriormente, las pruebas de laboratorio pueden tener un índice "normal" diferente.

## DIABETES Y DESARROLLO INFANTIL

El tratamiento del niño diabético varía de acuerdo con la etapa de crecimiento y desarrollo en que se encuentre. Como padre, usted debe estar al tanto de las diferentes formas de tratamiento para las diferentes edades.

### Bebés y niños muy pequeños

Cada vez crece más el número de niños menores de 5 años que se vuelven diabéticos. Los bebés necesitan cantidades de insulina relativamente pequeñas, de manera que usted o el farmacólogo deberán diluir la insulina transparente (regular) de concentración U-100 a U-50 (la mitad), a U-25 (la cuarta parte), o a U-10 (la décima parte). Para diluirla, use la solución diluyente que distribuyen los fabricantes de insulina. Su médico puede decirle cómo preparar una mezcla adecuada con la mínima cantidad de dilución. Tenga en mente que las cantidades de insulina necesarias aumentan a medida que su hijo crece.

## Hasta los 12 años

Muchos jóvenes diabéticos llegan a dominar algunos de los cuidados que requieren. Antes de los 12 años, pueden participar en forma activa en la planeación de los alimentos, aprender a detectar los síntomas de hipoglucemia y qué hacer en ese caso, y ayudar a realizar las pruebas de sangre. Sin embargo, probablemente su hijo no estará preparado para hacerse cargo de las inyecciones de insulina sino hasta después de los 12 años, así que no debe apresurarlo. Es decisivo que la insulina se aplique en el momento preciso y en la dosis correcta. De lo contrario, los resultados pueden ser muy graves.

Una vez que los niños alcanzan la madurez necesaria para hacerse cargo de la mayor parte del tratamiento, los padres deben seguir supervisando todos los aspectos. Algunos padres se preocupan demasiado porque piensan que al menos que su hijo asuma plena responsabilidad al inicio de su tratamiento, terminará dependiendo de otros cuando sea un joven adulto. Esto no es cierto; su hijo aprenderá con el tiempo a aceptar su participación en el cuidado de su enfermedad. Los niños de más edad están ansiosos por hacerse cargo de las inyecciones cuando reciben una recompensa a cambio, como dormir en la casa de un amigo, irse de campamento o excursión.

¿Qué sucederá con el crecimiento de su hijo? Antes de que los médicos entendieran los efectos de la hiperglucemia crónica en el crecimiento, algunos niños con diabetes no alcanzaban estaturas normales. Esa situación ha cambiado por completo. En la actualidad, con los métodos modernos de vigilancia y administración de insulina, los niños que reciben la terapia insulínica usual (dos o tres inyecciones diarias), y llegan a controlar en forma adecuada su metabolismo, crecen a un ritmo normal. Si el crecimiento y el desarrollo de su niño no son los esperados, consulte a su médico. Quizá sea necesario poner más atención al control de la diabetes, o cambiarle el tratamiento. Desde luego, existen causas ajenas a la diabetes por las que el crecimiento y el desarrollo de un niño pueden no ser normales.

## Adolescentes

Todos los niños —diabéticos o no— aprenden poco a poco a aceptar sus responsabilidades y luchan por su independencia. Cuando un niño tiene diabetes, la búsqueda de la independencia es más complicada. Todos los niños al llegar a la adolescencia experimentan cambios corporales y sexuales bruscos. Para un niño diabético, los cambios corporales dificultan el control del azúcar sanguíneo. La conclusión es que los adolescentes diabéticos necesitan mayor supervisión médica, justo cuando quieren ser más independientes y hacer las cosas "a su manera". También atraviesan por una etapa en la que rechazan temporalmente los valores de sus padres o de otras autoridades. La diabetes es, a menudo, el campo de batalla propicio. Algunos adolescentes ponen a prueba los límites permitidos porque quieren saber si *realmente* tienen diabetes y qué sucede si no siguen el tratamiento. Esta actitud puede reflejarse en comer en exceso, omitir inyecciones de insulina o rehusarse a verificar el nivel de azúcar en sangre.

El adolescente con diabetes es bastante sensible a la idea de "ser diferente", al grado de omitir inyecciones de insulina, comer sin restricción con su grupo de amigos y olvidarse de la vigilancia con tal de demostrar que "no le pasa nada". Como padre, usted debe estar preparado para tolerar hasta cierto límite esa clase de comportamientos de vez en cuando. Sin embargo, si su hijo adolescente da muestras de una conducta autodestructiva grave —acciones que desencadenan episodios frecuentes de cetoacidosis y numerosas visitas a la sala de urgencias—, es señal de que la familia necesita la ayuda y el apoyo de un consejero profesional. En tales casos, una enfermera instructora, una trabajadora social psiquiátrica o un psicólogo clínico pueden ser integrantes importantes del equipo médico a cargo del control de la diabetes de su hijo adolescente.

## Pubertad y menstruación

En términos generales, el inico de la pubertad se presenta "a tiempo" en los niños con diabetes. Sin embargo, una diabetes mal controlada puede retrasar la pubertad. Por ejemplo, para las niñas puede significar el retraso de la menstruación, lo que puede ocasionar gran ansiedad y aflicción a la joven y a sus padres. Pero tenga la seguridad de que si las funciones tiroideas y otras hormonas son normales, ese retraso se corrige sólo a medida que se va controlando mejor la diabetes de su hija. Durante la menstruación, muchas mujeres observan un aumento en los niveles de azúcar en sangre por unos días, justo antes de iniciarse el flujo mensual. En esos momentos es factible que su hija necesite incrementar temporalmente la dosis de insulina. Los niños no experimentan cambios tan drásticos.

## ACTIVIDADES DIARIAS

### Escuela

Los niños diabéticos pueden participar sin reservas en las actividades escolares, pero deben entender la necesidad de controlar la diabetes durante la jornada escolar. Esto no sólo les ayuda a tener un crecimiento y un desarrollo normales, sino que reduce al mínimo las reacciones hiperglucémicas o hipoglucémicas que pueden resultar aflictivas y hacerlos "diferentes".

Los maestros deben estar al tanto de la diabetes del niño, pero no deben sobreprotegerlo haciéndole concesiones evidentes, como dejarle menos tarea que al resto de sus compañeros. Los padres deben reunirse con los maestros de su hijo al principio de cada año para explicarles la naturaleza de la diabetes y la necesidad de tomar refrigerios y comer a tiempo. Lo que es más importante, los maestros deben estar informados sobre las reacciones hipoglucémicas: cómo reconocerlas y tratarlas. Las enfermeras y otros empleados de la escuela también pueden participar en el cuidado de su hijo durante la jornada escolar. Es útil preparar un instructivo para los maestros del niño.

## Deportes organizados

Debe alentarse a los adolescentes con diabetes a participar en todo tipo de actividades deportivas; sólo asegúrese de que el entrenador y los miembros del equipo estén enterados de la posibilidad de una reacción hipoglucémica, de cuáles son los síntomas y cómo tratar el problema. En los días de intensa actividad, su hijo puede necesitar una mayor vigilancia de lo niveles de azúcar en sangre y comer más. Es recomendable que tenga a la mano un producto rico en carbohidratos para controlar la disminución del azúcar sanguíneo. La diabetes no es un obstáculo para tener éxito en los deportes. Varios atletas profesionales —en beisbol, hockey y otros deportes— han logrado controlar en forma eficaz la diabetes Tipo I.

## Dejar a su hijo al cuidado de una niñera

Es importante que los padres puedan salir, aunque sólo sea por una noche, pero encontrar una niñera tal vez sea un poco más difícil. Reserve un poco de tiempo para enseñar a la niñera los aspectos fundamentales de la diabetes y qué hacer en caso de emergencia (en el Capítulo 23 se presenta un rápido repaso). Asegúrese de que la niñera sabe reconocer y controlar un episodio de hipoglucemia. Si usted estará ausente más de un día, invite a la persona a su casa uno o dos días antes para que aprenda, mientras usted está presente, la rutina diaria de su hijo para el control de la diabetes.

Una llamada telefónica puede resolver muchos problemas. Siempre deje el número telefónico del doctor de la familia y el número telefónico y la dirección de donde se encuentre usted. Muchos padres llevan un localizador para facilitar la comunicación.

## Campamentos y otros programas especiales

El que su hijo sea diabético no significa que deba privarse de ir a un campamento de verano. Desde 1920, se han organizado  campamentos para jóvenes diabéticos. Puede ser muy benéfico para su hijo, tanto física como psicológicamente, asistir a uno de ellos, así como aprender más sobre la diabetes.

Hay campamentos regulares con personal preparado para hacerse cargo de niños diabéticos. También hay dos campamentos dedicados sólo a niños con diabetes. El Centro de Diabetes Joslin organiza el campamento Elliot P. Joslin para niños en Charlton, Massachusetts, y proporciona el personal médico para el Campamento Clara Barton para niñas, cerca de Oxford, Massachusetts. Para mayor información sobre campamentos en los Estados Unidos, comuníquese a la Asociación Americana de Diabetes (consulte, la lista de centros de información en el Capítulo 24). También hay campamentos en otros países.

El objetivo primordial de estos campamentos es brindar diversión y recreación mientras se sigue un buen tratamiento para la diabetes y se ayuda a los niños a aprender más sobre el control de la enfermedad. Una experiencia positiva en un campamento saca a los niños de su aislamiento y los hace sentir más cómodos consigo mismos; adquieren confianza al hacerse cargo del cuidado que requieren y al darse cuenta de la forma en que sus compañeros enfrentan una situación similar. El campamento también alivia la ansiedad y la depresión que sienten algunos niños por ser "diferentes". Un beneficio adicional es que esa clase de campamentos representan varias semanas de libertad alejados de los cuidados diarios. ¡Todos se van de vacaciones!

# CAPÍTULO 15

# DIABETES Y EMBARAZO

Gracias a los adelantos de los últimos 50 años en el cuidado de la diabetes, las mujeres diabéticas pueden dar a luz a bebés sanos. En realidad, las tasas de supervivencia infantil entre los hijos de mujeres diabéticas son casi iguales a las de las mujeres no diabéticas.

En la actualidad, las mujeres pueden controlar la diabetes vigilando en forma personal el nivel de azúcar en la sangre y haciendo ajustes a la dosis de insulina. Por otro lado, hay muchas pruebas médicas para vigilar el bienestar de la madre y del bebé durante todos los meses del embarazo. Tales adelantos han reducido de manera significativa los riesgos del embarazo para la madre y aumentado las posibilidades de supervivencia del feto. Sin embargo, es importante darse cuenta de que la diabetes sí hace más díficil el embarazo, y que los bebés de mujeres diabéticas tienen mayor riesgo de presentar malformaciones congénitas. Sin embargo, si se logra controlar la diabetes antes de la concepción, los riesgos de aborto y de defectos congénitos se reducen de manera considerable.

Antes del embarazo, sométase a ciertos estudios para comprobar si el control de la diabetes es suficientemente bueno como para tolerarlo. Ese "control suficientemente bueno" debe continuar durante toda la gestación. Se requiere una gran fuerza de voluntad de la madre, que debe estar dispuesta a verificar los niveles de azúcar en sangre cuatro veces al día y a revisar los resultados con su médico cada semana. Por otro lado, las mujeres diabéticas generalmente necesitan estar bajo el cuidado de un obstetra especializado en casos de "alto riesgo". Y después del parto, el bebé puede necesitar los cuidados de un médico especializado en recién nacidos.

## ¿ES DIFERENTE EL EMBARAZO DE LA MUJER DIABÉTICA?

Todas las mujeres embarazadas, diabéticas o no, requieren más insulina de la normal. Esto se debe a que la placenta, que proporciona los nutrientes al bebé en formación, produce hormonas que restan eficacia a la insulina. A medida que la placenta crece, necesita más insulina para mantener los niveles de azúcar en sangre dentro de límites normales. Al final del embarazo, es frecuente que la madre requiera el doble de insulina.

La escasez de insulina puede provocar problemas con el tipo de combustible nutricional que el organismo quema durante el embarazo. En términos generales, el cuerpo obtiene energía del azúcar sanguíneo (glucosa). Si no hay suficiente insulina en el torrente sanguíneo para ayudar a convertir el azúcar disponible en energía utilizable, el organismo recurre a la grasa y a las proteínas para producirla. En *cualquier* mujer embarazada, el organismo tiende a convertir la grasa, y reserva las proteínas para el crecimiento del bebé.

Las mujeres no diabéticas por lo general pueden satisfacer la mayor demanda de insulina del embarazo; siguen aprovechando el azúcar sanguíneo de manera eficaz. En cambio las mujeres diabéticas —que no tienen insulina suficiente para satisfacer sus necesidades— son más proclives a quemar grasa en lugar de azúcar. Cuando esto sucede, el azúcar sanguíneo y las cetonas se acumulan en el torrente sanguíneo y ocasionan el peligroso trastorno llamado cetoacidosis (consulte Capítulo 11). Evitar estos problemas es una de las principales razones por las que la mujer diabética debe cuidarse de manera especial durante el embarazo. Debe vigilar constantemente el nivel de azúcar en sangre y la presencia de cetonas en la orina.

### Diabetes preexistente

Si usted ya tenía diabetes y necesitaba insulina antes de embarazarse, es probable que requiera una mayor dosis durante los meses de la gestación. En realidad, cuando esté próximo el momento del parto, necesitará mucha más, quizá el doble. Por otro lado, su alimentación debe incluir más calorías, más carbohidratos y proteínas para satisfacer sus necesidades y las del bebé en formación. Durante el embarazo, deberá poner especial atención al equilibrio de insulina, alimentos y actividad física. Con la ayuda del equipo de médicos que le atiende, es probable que deba hacer muchos ajustes a su tratamiento.

## Diabetes gestacional

Pueden aparecer niveles de azúcar en sangre superiores a lo normal en mujeres que no eran diabéticas antes del embarazo. ¿Por qué aumenta el azúcar sanguíneo? Porque el páncreas, que en condiciones normales puede suministrar suficiente insulina, no es capaz de satisfacer la mayor demanda de insulina del embarazo. Este trastorno se conoce como diabetes gestacional, porque la gestación se refiere al tiempo en que el bebé se desarrolla en el útero. Esta forma de diabetes es más común en mujeres obesas o mayores de 30 años, o con antecedentes familiares de diabetes. Sin embargo, la diabetes gestacional puede aparecer en mujeres sin factores conocidos de riesgo.

La mayoría de las mujeres que presentan diabetes durante la gestación lo descubren durante el embarazo mismo, como resultado de la revisión rutinaria que su médico les practica cuando tienen entre 24 y 28 semanas de embarazo. Primero debe hacerse una prueba de carga de glucosa, en la que el nivel de azúcar sanguíneo se revisa cada hora después de beber un líquido azucarado. Si el nivel es elevado en esos momentos, el obstetra recomendará una prueba de tolerancia a la glucosa (que se comenta en el Capítulo 1), en la cual se mide el azúcar sanguíneo durante 3 horas también después de beber un líquido azucarado.

El aspecto más importante del tratamiento de la diabetes gestacional es mantener una buena alimentación. Son pocos los casos que requieren insulina para controlar el azúcar sanguíneo, e incluso cuando la mujer debe aplicársela por lo general no la necesita después del parto; sin embargo, debe tener en mente que podría desarrollar diabetes más adelante. Algunas mujeres con diabetes gestacional necesitan la insulina después de dar a luz. En tales casos, es muy probable que ya hayan tenido diabetes en sus primeras fases, y que el embarazo sólo la haya hecho manifestarse.

Si alguna vez tuvo diabetes gestacional, indíquelo en el futuro a los médicos que consulte en un siguiente embarazo —o por alguna otra razón— para que vigilen los cambios en su metabolismo. Para reducir el riesgo de desarrollar diabetes en el futuro, debe hacer ejercicio aeróbico con regularidad (véase Capítulo 5) y trate de conservar su peso ideal en la medida de lo posible.

## LA PLANEACIÓN DEL EMBARAZO

La decisión de embarazarse es muy personal. Si usted padece diabetes y está pensando en tener un bebé, la mejor forma de asegurar que su desarrollo sea sano, es comprobar que el control de la diabetes es excelente antes de embarazarse. Su médico revisará los resultados de las pruebas de azúcar sanguíneo junto con usted y le ayudará a ajustar la dosis de insulina hasta lograr los niveles deseados; quizá también le prescriba vitaminas antes del embarazo. Estudios recientes han demostrado que una de esas vitaminas, el ácido félico, reduce el riesgo de algunas malformaciones congénitas.

Muchas mujeres se preguntan si el embarazo agrava las complicaciones que ya tienen por la diabetes. Para contestar esa pregunta, su médico debe hacer una evaluación completa antes del embarazo, de preferencia. De esa manera, el equipo médico que la atiende puede informarle si corre riesgos adicionales durante la gestación. Si bien algunas complicaciones de la diabetes pueden empeorar temporalmente, una vez que nazca el bebé volverá al nivel anterior al embarazo. Sin embargo, usted y su equipo médico deben poner especial atención a los siguientes trastornos, que pueden ser peligrosos, aunque sólo se agraven temporalmente.

## Retinopatía

Uno de esos serios trastornos es el cambio de los vasos sanguíneos en la retina, la delicada membrana sensible a la luz que recubre la parte posterior del ojo. Este padecimiento, conocido como *retinopatía*, se comenta en detalle en el Capítulo 17. Si usted tiene este problema y ha llegado al punto en que se están formando en la retina nuevos vasos sanguíneos no deseados (*neovascularización*), corre el riesgo de perder la vista. El embarazo puede empeorar la situación, ya que se aceleran los cambios que la diabetes produce en los ojos. Si le detectan nuevos vasos sanguíneos, debe posponer el embarazo.

Otro problema de los ojos, llamado *retinopatía de fondo*, ocurre con frecuencia en personas diabéticas e implica menor riesgo de ceguera que el trastorno antes descrito. Esta enfermedad puede avanzar un poco con el embarazo, pero generalmente no llega a una fase peligrosa.

Si usted tiene diabetes, es muy importante conocer el estado de sus ojos, en especial si está pensando en embarazarse. Un *oftalmólogo* debe revisarle los ojos, de preferencia un especialista en el diagnóstico y tratamiento de enfermedades de la retina. Si se detecta la retinopatía y se encuentra en una fase de riesgo, el médico le recomendará posponer el embarazo para evitar un daño más severo. La retinopatía puede tratarse con éxito mediante terapia de rayo láser, y una vez estabilizada, es menos probable que se agrave durante la gestación.

Todas las mujeres diabéticas embarazadas deben acudir al oftalmólogo dos o tres veces durante el embarazo. Si el estado de sus ojos empeora, el médico podrá detectar el problema en su inicio y empezar el tratamiento de inmediato. Como sucede con otras complicaciones derivadas de la diabetes, cualquier cambio en los ojos durante el embarazo debe mejorar gradualmente después del alumbramiento.

## Riñones

Es recomendable revisar el funcionamiento de los riñones antes de embarazarse. Su médico puede determinarlo con simples análisis de orina. Si los riñones funcionan bien, es muy probable que sigan así durante el embarazo. Sin embargo, si se están perdiendo proteínas en la orina, el embarazo puede agravar el problema y provocar presión alta (*hipertensión*), así como retención de líquidos (*edema*). En tal caso, la mujer embarazada debe tener cuidados extremos, incluso permanecer en cama por tiempo prolongado en su casa o en el hospital. A veces es necesario adelantar el parto para proteger la salud de la madre.

## Neuropatía

Aunque haya un buen control de la diabetes, las lesiones nerviosas (*neuropatías*) pueden empeorar durante el embarazo. Los síntomas incluyen hormigueo, entumecimiento o dolor en piernas o pies. Consulte Capítulo 17 para mayor información sobre cómo aliviar los síntomas de lesiones nerviosas.

## EL CONTROL DE LA DIABETES DURANTE EL EMBARAZO

Si tiene diabetes y está embarazada, es mejor que le atienda un equipo de especialistas en esta área de la medicina, el cual está integrado por un especialista en diabetes (*endocrinólogo*), un obstetra especializado en embarazos de alto riesgo (*perinatólogo*), un especialista de ojos (*oftalmólogo*), una enfermera instructora, un dietista y un psicólogo. También debe estar presente en el parto un especialista en recién nacidos (*neonatólogo*).

Si usted no vive cerca de un centro médico para diabetes que cuente con ese grupo de especialistas, consulte a su médico familiar, a su ginecólogo y a su pediatra. Sobre todo, usted va a necesitar dos tipos de ciudados —para la diabetes y para el embarazo—, y ambos deben estar bien coordinados por los especialistas que ya mencionamos.

## EL CURSO DEL EMBARAZO

### Primer trimestre

Tan pronto como se diagnostique el embarazo, debe acudir a consulta con el equipo de especialistas una vez por semana. El primer trimestre (los primeros tres meses) es decisivo para el desarrollo del bebé (feto). Durante este tiempo, se forman las estructuras básicas del cuerpo, y si la diabetes no está bajo control, podrían provocarse daños estructurales importantes en el feto que se traducirían en malformaciones congénitas.

En la primera consulta, acuda con el especialista en diabetes y el obstetra. Por otro lado, es importante que vea a una enfermera instructora, quien revisará con usted los cuidados que deberá tener en su casa durante el embarazo; también consulte al nutriólogo para que le prescriba una dieta que incluya calorías adicionales a fin de cubrir las necesidades del embarazo. Por lo general, le prescribirá hierro y complementos vitamínicos. También es importante vigilar muy de cerca presión arterial, peso y ojos. Si su embarazo le produce mareos y vómitos —trastorno conocido como "náuseas propias del embarazo"—, puede reducir un poco la dosis de insulina en un principio.

Como parte de los cuidados de rutina, se recomiendan urocultivos frecuentes para detectar, en su caso, infecciones en vías urinarias. Ese tipo de infecciones pueden afectar el control de la diabetes y deben atenderse. Si presenta fiebre, orina turbia o con sangre, ardor o urgencia para orinar (la sensación constante de querer orinar), llame de inmediato al médico. En las etapas finales del embarazo a veces es difícil distinguir si se trata de síntomas de infección urinaria o de la presión que ejerce el bebé sobre la vejiga; es mejor que el doctor determine lo que realmente sucede.

## Segundo trimestre

Durante el segundo trimestre (del cuarto al sexto mes), deben continuar las revisiones semanales. Por otro lado, no interrumpa el cuidado y la vigilancia de la diabetes. En muchas mujeres en esa etapa del embarazo, la diabetes se estabiliza más que en el primer trimestre, aunque sea necesario aumentar la dosis de insulina. Durante este periodo, el equipo de especialistas la vigilará muy de cerca para evitar presión arterial alta, retención de líquidos e insuficiencia renal. Además, quizá le hagan varias pruebas para determinar la salud del bebé en desarrollo. La anemia es un problema común durante este periodo y tal vez necesite un complemento de hierro.

## Tercer trimestre

Las revisiones semanales continúan durante el tercer trimestre (del séptimo al noveno mes). En muchas mujeres la diabetes permanece relativamente estable, aunque es posible que se deba incrementar la dosis de insulina, ya que la mayoría necesita el doble. Por otro lado, podría ser necesario cambiar la combinación de insulinas. Los ajustes de la dosis de insulina varían de una persona a otra, de la misma manera que la diabetes. El objetivo es lograr un buen control, sin importar la dosis de insulina que haga falta. Es frecuente que hacia las últimas semanas del embarazo empiece a disminuir la cantidad necesaria de insulina.

Durante el tercer trimestre, es preocupante cualquier signo de presión arterial alta, acumulación de líquidos o problemas renales. Debe llevarse a cabo una prueba periódica de ultrasonido (se describe más adelante) para verificar el desarrollo del bebé, y también se vigila muy de cerca su corazón. Se realizan otras pruebas, algunas de las cuales son rutinarias en todos los embarazos, por ejemplo, la prueba del nivel de hemoglobina en sangre para verificar que no hay anemia. Existen algunas pruebas más, dependiendo de cada caso. Por ejemplo, quizá su médico quiera medir el funcionamiento de la tiroides.

## VIGILANCIA DE LA SALUD DE LA MADRE

Durante el embarazo, la meta del tratamiento de la diabetes es lograr niveles de azúcar en sangre tan próximos a los normales como sea posible; por supuesto, este nivel varía de una persona a otra. Lo ideal es un nivel de 60 a 100 mg/dl antes del desayuno (nivel en ayunas) y de 100 a 140 mg/dl una o dos horas después de comer. Para lograr este control, usted debe hacerse pruebas de sangre por lo menos cuatro veces al día: antes de desayunar y dos horas después del desayuno, el almuerzo y la cena. Antes de ajustar la dosis de insulina, considere todas las posibles causas del cambio de los niveles de azúcar sanguíneo, lo que comió, el horario de la dosis de insulina con respecto a las comidas o cualquier variación en la actividad física.

### Ajustes al plan de alimentación

La expresión "¡Ahora tienes que comer por dos!" adquiere un significado adicional para las mujeres diabéticas embarazadas. Al igual que los demás cuidados, la alimentación es una parte significativa del tratamiento para la diabetes durante el embarazo.

Por ello usted debe consultar desde un principio a un dietista experimentado en nutrición para mujeres diabéticas embarazadas. Juntos preparen un plan de alimentación para el primer trimestre. Al iniciarse el segundo, quizá sea necesario modificarlo un poco para satisfacer la creciente demanda del bebé en desarrollo. El plan de alimentación se basará en los principios generales señalados en el Capítulo 3. Sin embargo, durante el embarazo necesitará calorías adicionales y muy probablemente le prescriban complementos de vitaminas y minerales, como hierro, ácido fólico y calcio. Por otro lado, es factible que necesite más refrigerios entre comidas porque las necesidades metabólicas de las mujeres embarazadas aumentan.

### Ajuste de la dosis de insulina

Las recomendaciones para ajustar la dosis de insulina aparecen en el Capítulo 8. En términos generales, usted puede usar los mismos tipos de insulina que usaba antes del embarazo. Se necesitan tres o cuatro inyecciones diarias para lograr niveles de azúcar sanguíneo cercanos a los normales. A este tratamiento se le conoce como "terapia intensiva para la diabetes" y se comenta en el Capítulo 9. Las investigaciones han demostrado que mantener un control estricto de la diabetes durante el embarazo es importante para la salud del feto.

Durante la gestación, las células del cuerpo se vuelven más resistentes a la insulina, lo que significa que el azúcar sanguíneo aumenta más rápidamente después de comer, alcanza su máximo nivel y después disminuye con mayor rapidez a niveles más bajos antes de la siguiente comida. Para contrarrestar este patrón, usted debe esperar 30 minutos después de aplicarse la insulina para empezar a comer, a fin de permitir que parte de la insulina llegue al torrente sanguíneo para reaccionar con el azúcar de los alimentos que ingiera. Tal vez requiera mayor cantidad de insulina de acción rápida (regular) y menos de insulinas de acción intermedia o prolongada en la dosis combinada anterior a las comidas; o quizá también deba comer más refrigerios entre comidas para evitar que el nivel de azúcar en sangre baje antes de los próximos alimentos.

Las mujeres que no logran un buen control de la diabetes con inyecciones múltiples, tal vez necesiten un tratamiento con bomba de insulina. Como sucede con los demás métodos de tratamiento insulínico, el control del azúcar sanguíneo con bomba de insulina debe establecerse antes del embarazo.

El beneficio que recibe el feto cuando el nivel de azúcar en sangre es cercano al normal debe sopesarse con el riesgo que corre la madre de sufrir una reacción hipoglucémica severa, en particular si ya no puede diferenciar cuando su nivel de azúcar es bajo (consulte Capítulo 12). Si usted experimenta una reacción hipoglucémica, puede perder el control de su automóvil, desmayarse o sufrir un ataque; es posible que no sea capaz de tomar nada por la boca para normalizar el nivel de azúcar. En situaciones como ésa, poco frecuentes, puede administrársele una inyección de glucagón (consulte Capítulo 12). Los miembros de la familia deben aprender a aplicársela.

## Prueba para detectar cetonas

Su médico le pedirá llevar a cabo pruebas de orina para detectar la presencia de cetonas, debido al creciente riesgo de una cetoacidosis durante el embarazo (la prueba para detectar cetonas se describe en el Capítulo 10). La cetoacidosis puede ser peligrosa tanto para usted como para el bebé. Verifique la presencia de cetonas cada mañana antes de comer o aplicarse la insulina. Si detecta su presencia dos días consecutivos, aunque el nivel de azúcar en sangre sea normal o cercano al normal, llame a uno de los integrantes del equipo médico. Las causas varían, pero podría necesitar un refrigerio nocturno más abundante.

En los días en que se siente bien y el nivel de azúcar es superior a 240 mg/dl, verifique la presencia de cetonas. Llame a su médico de inmediato si aparecen más que "rastros". En los días en que esté enferma, es aún más importante vigilar las cetonas, aunque la enfermedad sea leve, como un resfriado común, malestar estomacal, gripe o diarrea. (Para aprender a controlar la diabetes cuando esté enferma, consulte las recomendaciones del Capítulo 13). ¿Por qué es tan importante toda esta vigilancia? Porque necesita hacer todo lo posible para evitar una cetoacidosis que pudiera afectarla a usted y al bebé y, en última instancia, provocar la muerte del feto. Por fortuna, desde que la vigilancia del azúcar sanguíneo y el control intensivo de la diabetes se pueden realizar en la casa, la cetoacidosis no es muy frecuente.

Un buen control del azúcar sanguíneo también ayuda a evitar la *preeclampsia*, trastorno que se caracteriza por la combinación de varios factores: presión arterial alta, proteínas en la orina y retención de líquidos. Es más común en mujeres jóvenes y aquellas con presión arterial alta y embarazos previos complicados con preeclampsia. Este problema puede convertirse en un trastorno grave llamado *eclampsia*, que se manifiesta con ataques. (Este trastorno es diferente de la insuficiencia renal descrita al principio de este capítulo). La preeclampsia puede ocurrir en cualquier mujer, pero el problema es más común en las diabéticas. Si vigila estrechamente su salud, su médico podrá diagnosticar la preeclampsia al principio del embarazo y empezar el tratamiento, que con frecuencia incluye permanecer en cama en la casa o en el hospital. Si la preeclampsia es severa, quizá sea necesario adelantar el parto para proteger la salud de la madre. Esta decisión puede perjudicar al bebé, ya que sus pulmones tal vez no sean capaces de mantenerlo con vida por sí solos y deba recurrirse a un respirador para ayudarlo a respirar. En ocasiones, los bebés muy prematuros no sobreviven.

## VIGILANCIA DE LA SALUD DEL BEBÉ

Dependiendo de las necesidades específicas de la madre, el equipo médico encargado de su salud tal vez decida someterla a una serie de pruebas para verificar que el bebé se desarrolla normalmente. Estas pruebas también sirven para predecir el momento del parto.

- *Alfafetoproteína*. Se trata de una prueba de sangre que se lleva a cabo entre las 16 y las 18 semanas para detectar posibles malformaciones en el cerebro o la médula espinal del bebé. Dado que la prueba no es muy precisa, se realiza un ultrasonido si los resultados son anormales a fin de evaluar más a fondo al feto.
- *Ultrasonido*. Esta prueba usa ondas sonoras que pasan a través de la madre y el feto y se traducen en imágenes de los órganos internos y las estructuras óseas del bebé. En esa prueba no se usan rayos-x, que pueden dañar al feto en formación. El ultrasonido se realiza por primera vez entre las 16 y las 18 semanas, y

sirve para calcular la fecha del parto. Generalmente se repite entre las 26 y las 28 semanas, y una vez más próximo a la fecha del parto para asegurarse de que el bebé está creciendo correctamente y medir el peso y la talla. La talla es importante para determinar si el bebé puede nacer con un parto normal o se requiere una cesárea (cirugía). Pueden hacerse más pruebas de ultrasonido si se desea, por ejemplo, como preparativo para la amniocentesis:

- *Prueba sin estrés.* En esta prueba se usa un dispositivo de captación de sonidos, pero diferente al del ultrasonido. Con frecuencia se realiza en las últimas semanas del embarazo; mide la frecuencia cardiaca del bebé conforme se va moviendo.
- *Prueba de la oxitocina o con estrés.* En esta prueba, que también se realiza en las últimas semanas, se administra una pequeña dosis de medicamento a la madre para provocarle una leve contracción uterina. Se observa la reacción del corazón del bebé.
- *Amniocentesis.* Esta prueba se lleva a cabo en el líquido que rodea al bebé, y sirve para revisar los pulmones del feto. Se perfora la piel (una vez anestesiada) y el útero con una aguja hasta llegar al líquido amniótico. Si los resultados son "altos", significa que los pulmones del bebé están maduros y no es probable que presente problemas para respirar al nacer. La amniocentesis también detecta una serie de malformaciones congénitas, incluidas ciertas anomalías genéticas.

Es muy importante una buena alimentación para su salud y la del bebé. Si tiene alguno de los problemas de la lista del Cuadro 15-1, consulte a su médico o dietista.

## CUADRO 15-1. CUÁNDO LLAMAR AL DIETISTA DURANTE EL EMBARAZO

*Consulte a su dietista (o médico) para que revise su plan de alimentación en cualquiera de los casos siguientes:*

1. CETONAS presentes en la orina cuando el nivel de azúcar sanguíneo es normal o cercano al nivel normal. Podría ser indicio de que no come lo suficiente y, en particular, de que necesita un refrigerio más abundante en las primeras horas de la noche.
2. PÉRDIDA DE PESO. Puede indicar que no come lo suficiente.
3. AUMENTO DE PESO INADECUADO (menos de 1 kilo al mes durante el segundo y tercer trimestres). Puede indicar que no come lo suficiente.
4. AUMENTO EXCESIVO DE PESO (más de medio kilo al mes en el primer tri-

mestre y, en lo sucesivo, tres kilos y medio o más al mes o más de 1 kilo a la semana). Puede indicar que está comiendo en exceso o que está reteniendo líquidos.

5. NIVELES MUY VARIABLES DE GLUCOSA EN SANGRE. Puede indicar que está comiendo en exceso a ciertas horas del día. (Consulte a su médico para este problema en particular).

# AUMENTO DE PESO Y EJERCICIO

## Aumento de peso

Su plan de alimentación le ayudará a aumentar de peso durante el embarazo para asegurar el crecimiento adecuado del bebé. Por otra parte, usted necesita suficientes carbohidratoos en la dieta para que el organismo no queme la grasa para producir energía y se formen cuerpos cetónicos. ¿Cuántos kilos debe aumentar? Primero, verifique el cuadro de peso del Capítulo 6. Si su peso es el adecuado para su estatura, debe planear un aumento de 12 a 14 kilos durante el embarazo. Si tiene exceso de peso, sólo debe aumentar entre 7 y 12 kilos. Si pesa menos de su peso ideal, puede aumentar de 14 a 16 kilos.

Aproximadamente la mitad del peso que se aumenta durante el embarazo se debe al crecimiento de los tejidos de la madre para respaldar el crecimiento del feto (sangre adicional, crecimiento de los senos y reservas de grasa). La otra mitad se debe al bebe mismo, la *placenta* (el tejido en el útero que nutre al bebé), y el *líquido amniótico* (el líquido que rodea al feto).

El equipo médico que la atiende vigilará muy de cerca su peso durante el embarazo. La rapidez para aumentar de peso varía de una mujer a otra, pero en promedio se espera un aumento de 1.5 a 2.5 kilos en el primer trimestre. Después, durante el segundo y el tercer trimestres, se espera un incremento de medio kilo por semana. Trate de aumentar de peso en forma gradual. Si está adelgazando, consulte al equipo médico que la atiende para que analicen y resuelvan el problema.

## Actividad física

Si tiene diabetes y está embarazada, puede seguir practicando ejercicio ligero y seguro. En realidad, la mayoría de las mujeres diabéticas pueden continuar el plan de ejercicio que llevaban antes de embarazarse. Pero no es el momento de empezar un nuevo programa de actividad física. Al igual que las demás mujeres encintas, debe tener cuidado conforme vaya avanzando el embarazo. El peso adicional que carga en el abdomen ocasiona un cambio en su centro de gravedad, y más que practicar algún ejercicio que la haga perder el equilibrio con facilidad, elija aquel que sea más seguro, como caminar sobre una acera bien pavimentada o en un centro comercial.

## EL PARTO

Las mujeres diabéticas ya no tienen que permanecer hospitalizadas antes del parto. Un día antes se les practica una amniocentesis para corroborar la madurez de los pulmones del bebé. El parto se programa generalmente a las 38 semanas, pero algunas mujeres con embarazos sin complicaciones, que han mantenido la diabetes bajo excelente control, pueden dar a la luz sin riesgo alguno a las 39 ó 40 semanas (a término). Una vez que nace el bebé, se le traslada a la unidad de cuidado intensivo para recién nacidos del hospital, donde se le observa muy de cerca.

Con base en el tamaño calculado del bebé y la presencia o ausencia de retinopatía grave, el médico recomienda un parto por el canal del parto (canal vaginal) o por cesárea (operación quirúrgica). Si se planea un parto vaginal, la madre recibe una solución intravenosa que contiene Pitocina, hormona sintética que estimula las contracciones del útero. El día del parto, sólo se le administra una fracción de la dosis matutina acostumbrada de insulina.

Tan pronto como nace el bebé, la necesidad de insulina de la madre disminuye significativamente. Durante unos días es factible que necesite menos de la que usaba antes del embarazo. Sin embargo, a medida que el organismo se va normalizando, las necesidades de insulina probablemente vuelvan a ser las mismas que antes del embarazo.

## LACTANCIA

No se desalienta a las mujeres diabéticas a amamantar a su bebé; sin embargo, quizá usted prefiera alimentarlo con biberón. La decisión dependerá de usted y de lo que le aconsejen los doctores.

Si el bebé necesita permanecer en la unidad de cuidado intensivo, será un obstáculo para la lactancia. Para resolver esta situación, a la mayoría de los bebés, durante los primeros tres días después del parto, se les alimenta con fórmula para evitar que los niveles de azúcar en sangre disminuyan demasiado. Usted puede solicitar una bomba para estimular la producción de leche, que generalmente empieza tres días después del parto. A partir de ese momento puede alimentar adecuadamente a su hijo.

Las mujeres que amamantan a su bebé, con frecuencia necesitan aumentar la cantidad que comen, similar a la que ingerirían durante el embarazo, aunque varía de una persona a otra. Quizá sea conveniente un refrigerio antes de alimentar al bebé para evitar que baje el nivel de azúcar sanguíneo. Por otro lado, la dieta debe aportar suficiente calcio. Si los senos se inflaman o duelen (generalmente se debe a una infección), debe llamarse al médico para determinar la causa y las medidas a tomar.

## UNA DECISIÓN PERSONAL

La decisión de embarazarse debe estudiarse y planearse con mayor cuidado si se tiene diabetes. Pero es un alivio saber que la ciencia médica ha reducido los riesgos significativamente. En la actualidad, muchas mujeres diabéticas dan a luz a bebés sanos sin problemas. La decisión, en última instancia, es de usted, pero siempre consúltela con su pareja y con su médico. Juntos pueden tomar la mejor decisión para usted y la familia.

# CAPÍTULO 16

# DIABETES Y SEXUALIDAD

Con frecuencia una persona con diabetes se pregunta: "¿Alterará la diabetes o el tratamiento mi vida sexual?" Después de todo, los diabéticos tienen los mismos apetitos sexuales que el resto de la gente. La buena noticia es que, en general, los diabéticos pueden realizar sus actividades sexuales en forma normal y disfrutar una vida sexual satisfactoria. Sin embargo, tanto hombres como mujeres con diabetes pueden llegar a presentar algunos problemas relacionados con el funcionamiento sexual.

## EL FUNCIONAMIENTO SEXUAL EN EL HOMBRE

### Impotencia

Un problema de funcionamiento sexual que puede presentarse en cualquier hombre —sea o no diabético—, es la impotencia: la pérdida de la capacidad de lograr o mantener una erección del pene el tiempo suficiente para tener relaciones sexuales. Éste puede ser un problema muy frustrante. En la población general, las principales causas de impotencia son psicológicas, de origen mental. El problema puede obedecer a presiones, miedo al fracaso, culpa u otros factores similares. Los hombres diabéticos también están sujetos a esas presiones, de manera que los factores psicológicos deben tomarse en cuenta como posible causa en caso de sufrir impotencia y no atribuirla necesariamente a la diabetes.

Los factores físicos también desempeñan una función en los orígenes de la impotencia y, algunos de ellos están directamente relacionados con la diabetes; otros son de naturaleza más general. La impotencia causada por los efectos físicos de la diabetes generalmente ocurre después de que el hombre ha padecido la enfermedad durante varios años, en particular si no se ha controlado bien. Algunos expertos piensan que la principal causa es la *neuropatía*, es decir, lesiones de los nervios que controlan la erección. Los nervios pueden resultar dañados cuando los niveles de azúcar sanguíneo son habitualmente altos, lo que explica por qué los hombres que no controlan bien el azúcar en sangre corren mayor riesgo de ser impotentes.

Los nervios que participan en la erección controlan pequeñas válvulas localizadas en los vasos sanguíneos que irrigan el pene. El estímulo sexual abre las válvulas que controlan la afluencia de sangre permitiendo que se llenen las áreas esponjosas del pene. Las válvulas de flujo hacen exactamente lo contrario; cierran el paso de la sangre para que permanezca en el pene y se mantenga erecto. Cuando cede el estímulo sexual, el proceso se invierte; la sangre fluye fuera del pene y éste se vuelve fláccido. Cuando el hombre diabético es impotente puede deberse a que dichas válvulas no funcionan bien debido a lesiones de las fibras nerviosas que las controlan. Pero tenga en mente que las neuropatías causadas por la diabetes también pueden ocurrir en otras partes del cuerpo (consulte Capítulo 17).

En otros hombres (con o sin diabetes), la causa de la impotencia puede ser el endurecimiento de los vasos sanguíneos que llevan la afluencia de sangre al pene. Estos vasos se estrechan o bloquean, como ocurre en las enfermedades vasculares que se presentan en otras partes del cuerpo.

Cualquiera que sea la causa, la impotencia en el hombre diabético se presenta gradualmente; no aparece una noche en forma repentina. Con el tiempo, el hombre nota que el pene está menos rígido o que no puede mantener una erección durante mucho tiempo. También puede apreciar los efectos en las erecciones nocturnas y matutinas; sin embargo, el hombre no necesariamente siente menos apetito sexual. Es por eso que la impotencia puede ser tan frustrante; no obstante, no significa que el hombre sea estéril, simplemente no puede llevar a cabo la actividad sexual.

Uno de los problemas al analizar la impotencia es que en realidad nadie sabe qué es "normal". La vida moderna tiende a poner mucho énfasis en el sexo —en los medios de comunicación, la publicidad, la literatura y el cine—, lo cual lleva las expectativas de la gente a niveles no realistas. Sin embargo, sí sabemos que la impotencia puede aparecer a cualquier edad y el resultado, en ocasiones, es opuesto a lo que podría esperarse. Por ejemplo, algunos hombres diabéticos todavía son sexualmente activos a los setenta años, mientras que hay hombres que no tienen diabetes y padecen impotencia a los cuarenta o los cincuenta años. Algunos hombres con impotencia debida a la diabetes no se trastornan tanto como hubieran creído. En general, estos hombres construyen una base sólida para su vida emocional, con muchos otros intereses y un matrimonio feliz. Se dan cuenta de que la impotencia no es razón para sentirse culpables; tan sólo es un hecho físico.

Los hombres diabéticos impotentes deben analizar el problema con su médico. A veces es producto de algún medicamento para curar otro padecimiento. Su médico también puede hacerle pruebas para verificar si la producción de hormonas sexuales es normal. Por otro lado, quizá le recomiende que lo revise un *urólogo*, especialista en vías urinarias, así como un psicólogo, que le ayude a superar las presiones a las que está sometido.

Existen diversos tratamientos para la impotencia; el más efectivo implica una *prótesis* peneana, que se inserta quirúrgicamente en el pene. Hay dos tipos básicos de prótesis; un modelo está permanentemente alargado y puede doblarse cuando no se usa, aunque permanece rígido. El segundo modelo es inflable. Se usa una pequeña bomba colocada debajo de uno de los testículos para inyectar en unos cilindros inflables un líquido que se almacena en un depósito en la parte baja de la ingle. Cuando no se usa este modelo, el pene parece de tamaño normal. Con cualquiera de los dos modelos, el hombre fértil podrá eyacular semen en forma normal. En términos generales, ambos tipos se han usado amplia y satisfactoriamente.

Hay otros tratamientos para corregir la impotencia que no requieren cirugía, como los dispositivos al vacío. Se coloca un cilindro sobre el pene y se ajusta al cuerpo. Un tubo en el extremo del cilindro lleva a una bomba que extrae el aire del cilindro creando un vacío que impulsa la sangre al interior del pene para provocar la erección. Se coloca un dispositivo elástico especial alrededor de la base del pene para detener ahí la sangre durante la actividad sexual (media hora como máximo). Al retirar el elástico, la sangre fluye y el pene recupera su tamaño original. La terapia de inyecciones es otra opción; se inyectan sustancias al pene que causan la contracción de los vasos sanguíneos y la retención de la sangre en el pene para provocar una erección temporal.

Si padece impotencia, uno de los integrantes del equipo médico que lo atiende puede comentar con usted las diferentes alternativas de tratamiento y decidir cuál le conviene más.

## Eyaculación retrógrada

Otro problema que padece un pequeño número de hombres diabéticos se conoce como *eyaculación retrógrada*, que se refiere al flujo inverso del semen, el líquido que contiene los espermatozoides. Normalmente, durante la actividad sexual, el semen se eyacula hacia el exterior, pero algunos hombres diabéticos presentan lesiones nerviosas que invierten el flujo hacia la vejiga, donde se destruye. Si esto ocurre, la fertilidad disminuye o se obstaculiza por completo, lo que ocasiona un grave problema a hombres jóvenes que desean formar una familia.

La lesión nerviosa que causa la eyaculación retrógrada es diferente a la que provoca la impotencia. Y, por fortuna, el trastorno es bastante raro. Consulte a su médico si usted presenta los primeros síntomas de este problema. Esos signos pueden ser un incentivo para que usted y su pareja se decidan a tener hijos lo más pronto posible. Pero recuerde, hay muchas otras causas de infertilidad. Si una pareja experimenta dificultades para concebir un hijo, debe consultar a un especialista en fertilidad.

## EL FUNCIONAMIENTO SEXUAL EN LA MUJER

Las mujeres diabéticas también deben tomar en cuenta los cambios corporales que pueden afectar el funcionamiento sexual. Una de las decisiones más importantes en la vida de una mujer es si se embaraza o no. Si tiene diabetes, es especialmente importante que esté bajo excelente control *justo antes* de la concepción y *durante* el embarazo. Para mayor información al respecto, consulte el Capítulo 15.

### Menstruación

Otra área relacionada con el funcionamiento femenino es la menstruación, el flujo mensual de sangre proveniente del útero. Algunos mujeres con diabetes experimentan un aumento en los niveles de azúcar en sangre durante los días previos al periodo menstrual. Si usted observa este patrón con la menstruación, su médico debe aumentar la dosis de insulina en esa época del mes. Un mal control de la diabetes (con niveles habituales elevados de azúcar sanguíneo) pueden retardar el inicio de la pubertad o crear irregularidades menstruales.

### Resequedad e infecciones vaginales

Algunas mujeres diabéticas se percatan de que la vagina no se lubrica en forma espontánea durante la actividad sexual. Esto puede provocar que las relaciones sexuales resulten molestas, y si bien el problema puede presentarse en todas las mujeres, es más probable en aquellas que no tienen un buen control de la diabetes. Por otro lado, los niveles altos de glucosa en sangre las hacen más susceptibles a las infecciones vaginales que, a su vez, vuelven dolorosas las relaciones sexuales. Si usted tiene problemas vaginales, hable con su doctor o una enfermera instructora. Ellos podrán recomendarle algún medicamento o un lubricante que elimine las molestias. Y renueve los esfuerzos por mantener la diabetes bajo control.

# INFORMACIÓN PARA HOMBRES Y MUJERES

## Infecciones de vías urinarias

Las personas con diabetes, en particular aquellas que no controlan bien la enfermedad, están más predispuestas a contraer infecciones de vías urinarias. La razón es que las células del sistema inmunológico son menos eficaces para destruir las bacterias que entran en el organismo cuando los niveles de azúcar sanguíneo son elevados. Las infecciones de vías urinarias pueden provocar gran malestar durante la actividad sexual, en especial a las mujeres. Si su orina tiene aspecto turbio o presenta sangre, si siente ardor en las vías urinarias o la necesidad constante de orinar, consulte a su médico de inmediato. La infección debe atenderse con antibióticos antes de que se extienda a los riñones. No tenga relaciones sexuales mientras el problema no desaparezca.

## Infecciones genitales

En comparación con la población en general, las personas con un control deficiente de la diabetes suelen presentar más infecciones genitales causadas por el tipo de hongo conocido comúnmente como "levadura". Estas infecciones, que pueden ser muy molestas, afectan a la vagina o a la punta del pene y casi siempre están relacionadas con un control deficiente de la diabetes, lo que disminuye la capacidad del organismo para defenderse de las infecciones y también provoca un mayor contenido de azúcar en la orina, lo cual estimula el crecimiento de los microorganismos invasores. Estos trastornos pueden tratarse con pomadas y ungüentos medicinales. Pregunte a su médico cuál es el producto más adecuado para la infección que padezca. Sin embargo, tenga en mente que estos microorganismos muchas veces son resistentes a cualquier tipo de tratamiento mientras no mejore el control de la diabetes. Así que rectifique el rumbo lo antes posible.

Al igual que la población en general, los diabéticos sexualmente activos pueden contraer infecciones de transmisión sexual, por lo que deben someterse a revisiones médicas periódicas.

## Alternativas para el control de la natalidad

Ya que es vital para las mujeres diabéticas tener bajo control el azúcar sanguíneo *antes* de embarazarse, las medidas anticonceptivas cobran mayor importancia como recurso para evitar un embarazo hasta que las condiciones sean óptimas para la madre y el feto en desarrollo.

En términos generales, hombres y mujeres con diabetes usan las mismas medidas anticonceptivas que quienes no están enfermos. Entre ellas están los *contraceptivos orales* ("la píldora"), que han sido utilizados por millones de mujeres durante las últimas décadas. Las píldoras anticonceptivas de los años setenta contenían dosis de hormonas (estrógeno y progestina) superiores a las actuales. Las mujeres diabéticas que optan por los contraceptivos orales deben elegir una píldora de poca dosis de estrógeno y progestina o una "minipíldora" que sólo contenga progestina. En la mayoría de los casos, las necesidades de insulina no cambian cuando la mujer toma píldoras de baja dosis, pero la mujer diabética debe revisarse con frecuencia la presión arterial, la hemoglobina glucosilada, el nivel de colesterol y los ojos, antes de optar por los contraceptivos orales y mientras los use. Si se emplean correctamente, son muy eficaces para evitar un embarazo, pero no protegen contra las enfermedades de transmisión sexual, así que se recomienda el uso del condón como protección adicional.

El uso de un *diafragma*, dispositivo flexible que se coloca en la vagina para bloquear el paso del semen, es otro método para evitar el embarazo de uso muy difundido. Los *dispositivos intrauterinos* (DIU) pueden usarlos algunas mujeres diabéticas, pero el riesgo de inflamación pélvica propio de los DIU restringe el uso de este método; se reserva generalmente para las mujeres que ya no piensan procrear más hijos, cuya relación es monógama y no tienen antecedentes de enfermedades inflamatorias pélvicas. Los *condones* son bolsas cilíndricas fabricadas de fino látex para cubrir el pene, y se usan en combinación con cremas espermicidas para evitar el embarazo. También reducen el riesgo de contraer el virus del SIDA y otras enfermedades de transmisión sexual.

En algún momento de la vida, usted o su pareja querrán evitar la concepción en forma permanente. En los hombres es posible mediante la *vasectomía*, que consiste en la remoción de parte del conducto seminal. Las mujeres pueden recurrir al *ligado de trompas*, que consiste en atar las trompas de Falopio, que van de los ovarios al útero. Aunque estos procedimientos normalmente son permanentes, no impiden la actividad sexual ni disfrutar de ella. Es evidente que no hay una sola forma de contracepción que sea perfecta para todos. Su médico le ayudará a usted y a su pareja a decidir lo que más le conviene en su situación.

## La actividad sexual y la hipoglucemia

A algunas personas con diabetes les preocupa que el ejercicio de la actividad sexual les ocasione una reacción hipoglucémica, similar a lo que puede suceder con otro tipo de actividad física. Sin embargo, al igual que con el ejercicio, la situación varía de una persona a otra. Si experimenta hipoglucemia después de la actividad sexual, corrija el problema en la misma forma en que lo haría con cualquier tipo de ejercicio: ajuste la dosis de insulina o coma un refrigerio (consulte Capítulo 5). Por ejemplo, intente tomar una bebida azucarada justo antes de tener relaciones sexuales o comer un refrigerio después. La vigilancia del azúcar sanguíneo antes y después de la actividad sexual puede ayudarle a determinar el momento en que debe comer el refrigerio y la cantidad.

## RECOMENDACIONES PREMATRIMONIALES

Si usted tiene diabetes, la posibilidad de contraer matrimonio le plantea varias interrogantes. Por ejemplo, quizá se pregunte: "¿Tendré hijos diabéticos?" La respuesta a esa pregunta es muy complicada y, como ya se dijo, el porcentaje de riesgo depende del tipo de diabetes, de si sólo uno de los miembros de la pareja es diabético o ambos, o si algún familiar consanguíneo padece el mismo trastorno. Su médico puede ayudarle a encontrar la respuesta a tan importante pregunta.

Tal vez quiera analizar otros aspectos. Un trastorno de por vida como la diabetes puede llegar a plantear algunos problemas en el matrimonio, los cuales, a su vez, exigen mucha paciencia y comprensión a todos los integrantes de la familia. Si usted tiene diabetes y piensa casarse, platíquelo abiertamente con su futuro cónyuge. Una vez que ambos comprendan todos los problemas potenciales que pueden surgir, estarán más preparados para enfrentarlos. A continuación aparecen algunos de los temas que tal vez quiera abordar:

- En la actualidad no existe "cura" para la diabetes. Las personas que la padecen pueden llevar, y de hecho llevan, una vida activa y útil. Sin embargo, se requiere el *compromiso permanente* de prodigarse los cuidados médicos necesarios. Por eso es tan importante que la futura pareja de una persona con diabetes comprenda los aspectos fundamentales de este trastorno y sus cuidados. También debe estar decidida a apoyar el programa de cuidados personales de su cónyuge.
- Las *complicaciones derivadas de la diabetes*, como problemas oculares, renales y nerviosos, pueden presentarse después de varios años (véase Capítulo 17). Usted y su futura pareja deben estar conscientes de tales problemas y de los efectos que pueden tener en la vida matrimonial.
- El *embarazo* en una mujer diabética puede ser más difícil y requerir mayor atención que un embarazo normal (Véase Capítulo 15). Sin embargo, en los últimos años, la medicina ha dado pasos agigantados en esta área, y se han reducido considerablemente los riesgos de complicaciones.
- Pueden surgir problemas especiales con el trabajo y los seguros, temas que deben manejarse con comprensión, planeación y sensibilidad.

Desde luego, todas las parejas deben enfrentar las altas y las bajas propias de la vida. En el matrimonio de una persona con diabetes, el conocimiento y la comprensión de ambos cónyuges, aunados al amor, pueden ir muy lejos en cuanto a la creación y conservación de una relación estable y feliz.

# CAPÍTULO 17

# COMPLICACIONES A LARGO PLAZO

Si tiene diabetes Tipo I o Tipo II debe saber que pueden llegarse a desarrollar una serie de problemas después de haber padecido la enfermedad durante muchos años. Estas complicaciones a largo plazo pueden aparecer en diferentes partes del cuerpo —ojos, riñones, nervios, vasos sanguíneos y otras áreas—, y es más factible que ocurran si la diabetes no está bien controlada. Por eso es tan importante que usted y los médicos que lo atienden preparen un programa para mantener los niveles de azúcar sanguíneo tan cercanos a los normales como sea posible a fin de reducir al mínimo o prevenir las complicaciones.

El importante estudio DCCT demostró que las personas con diabetes Tipo I pueden reducir 50 por ciento o más el riesgo de desarrollar complicaciones manteniendo el azúcar en sangre bajo un control excelente, es decir, conservando los niveles tan cercanos a los normales como sea posible todo el día. Para lograrlo, quizá deba considerar la posibilidad de adoptar la "terapia intensiva para la diabetes", que consiste en realizar frecuentes pruebas de sangre durante todo el día y, con base en los resultados, ajustar las dosis de insulina. Este método se comenta en el Capítulo 9.

Los investigadores del Centro de Diabetes Joslin piensan que a las personas con diabetes Tipo II también les beneficia intensificar el tratamiento para alcanzar niveles de azúcar sanguíneo normales en la forma más segura posible. Por ejemplo, si ahora está tratando de controlar la diabetes con dieta y ejercicio, siga religiosamente su plan de alimentación y su rutina de ejercicio y hágase pruebas de sangre todos los días para comprobar el resultado de sus esfuerzos.

Si no logra el control deseado con esa estrategia, su médico puede agregar píldoras para la diabetes al tratamiento; o si ya está tomándolas, puede prescribirle insulina. El mensaje es muy claro: tenga diabetes Tipo I o Tipo II, debe colaborar con su equipo médico para normalizar los niveles de azúcar sanguíneo tanto como sea posible a fin de reducir el riesgo de presentar complicaciones futuras.

Algunas personas descubren, a pesar de sus mejores esfuerzos, que es muy difícil lograr el grado de control que se proponen, que las complicaciones aparecen de todas maneras. Aunque es muy desalentador, recuerde que al tratar de controlar la diabetes lo mejor posible día con día, está *reduciendo* los riesgos de presentar complicaciones futuras y retardando el avance de aquellas que apenas empiezan.

## LOS OJOS

Los ojos son muy vulnerables al efecto de la diabetes. Por ejemplo, muchas personas presentan visión borrosa en las primeras fases de la enfermedad debido a los líquidos que se filtran en el cristalino, lo cual causa inflamación y altera su capacidad para enfocar correctamente. Una vez que empieza el tratamiento de la diabetes, el cristalino recupera su forma normal y mejora la visión. La visión borrosa también obedece a la fluctuación de los niveles de azúcar sanguíneo. En tales casos, el daño no es permanente; persiste unas cuantas semanas hasta que se controla el azúcar en sangre.

También puede presentarse otro tipo de problemas oculares, muchos de los cuales no se relacionan con la diabetes. Por ejemplo, cualquiera puede tener *glaucoma*, que obedece al exceso de presión en el ojo. En realidad, después de los 40 todos corremos el riesgo de presentar cualquiera de los tipos de glaucoma; sin embargo, en las personas diabéticas se acentúa. Su oftalmólogo puede diagnosticar glaucoma con una prueba sencilla que mide la presión del globo ocular. Una vez detectado, debe tratarse de inmediato con gotas que provocan el intercambio correcto de líquidos, entre otros tratamientos.

Otro problema ocular que puede presentar cualquier persona se conoce como *cataratas*, que es la opacidad del cristalino. Este trastorno es más común a edad avanzada, y todas las personas corren el riesgo. Las personas diabéticas, sin embargo, tienen más probabilidades de desarrollar cataratas a temprana edad, y si la diabetes no está bien controlada se puede acelerar el proceso. Los oftalmólogos corrijen este problema con cirugía.

Los trastornos señalados pueden afectar a cualquier persona, sea o no diabética, pero hay algunos problemas oculares serios que se relacionan directamente con el control deficiente de la diabetes.

## Retinopatía

El problema ocular más grave que puede provocar la diabetes es la lesión de la retina, la delgada membrana sensible a la luz que se localiza en la parte posterior del ojo. Esta lesión, llamada *retinopatía*, ocurre en los vasos capilares de la retina, que son muy vulnerables a los altos niveles de glucosa en la sangre. Aproximadamente 90 por ciento de las personas que han sido diabéticas más de 25 años sufren alteraciones de los vasos sanguíneos de los ojos. Por fortuna, la ceguera total no es frecuente si la retinopatía se diagnostica a tiempo y se trata rápida y atinadamente. En realidad, muchas de las personas que sufren cambios vasculares en los ojos no se percatan hasta que el médico lo descubre. Por lo tanto, los diabéticos deben someterse a un examen oftalmológico al año. Por otro lado, hay muchos adelantos en el tratamiento y la prevención de las enfermedades de los ojos relacionadas con la diabetes. En verdad estamos entrando en una nueva era de esperanza en la que las lesiones oculares graves pueden tratarse y prevenirse.

¿Cómo se origina la retinopatía? Para comprender el problema es necesario conocer el funcionamiento del ojo. El ojo parece una pelota de pingpong y funciona como una cámara, con una lente en la parte anterior y otras estructuras atrás (véase Figura 17-1). Para que usted pueda ver, la luz se refleja en un objeto y pasa a través del cristalino, que la enfoca en la retina. Ésta convierte la señal luminosa en impulsos nerviosos que viajan al nervio óptico, localizado en la parte posterior del ojo, el cual, a su vez, envía el mensaje al cerebro, donde se interpreta la imagen. El ojo no puede enviar estos mensajes al cerebro si la retina está lesionada.

## Figura 17-1

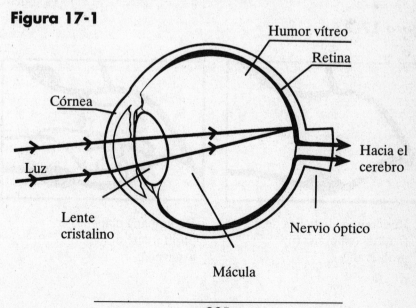

Humor vítreo

Retina

Córnea

Luz

Lente cristalino

Mácula

Hacia el cerebro

Nervio óptico

Hay dos etapas en la retinopatía diabética: la inicial, que puede denominarse retinopatía no proliferante, y una etapa más grave llamada retinopatía proliferante, en la que hay mayor pérdida de la visión o hasta ceguera total (véase Figura 17-2). Otro trastorno, llamado *edema macular diabético*, puede presentarse en cualquiera de las dos etapas.

En la etapa no proliferante (denominada también retinopatía de fondo), los altos niveles de azúcar sanguíneo dañan a los vasos sanguíneos de la retina, los cuales llegan a tener escapes de líquidos que, al acumularse, ocasionan la hinchazón de la retina. Cuando los líquidos se acumulan en la parte central de la retina, ésta se hincha (*edema macular*) y provoca visión borrosa. El edema macular puede tratarse con rayo láser cuando peligra la visión central.

Una etapa más peligrosa es la *retinopatía proliferante*, en la que se forman vasos sanguíneos anormales en la superficie de la retina. Estos frágiles vasos pueden romperse y sangrar hacia el *humor vítreo*, la masa transparente y gelatinosa que llena la parte central del ojo. Cuando esto sucede, la sangre impide el paso de la luz hacia la retina y puede presentarse pérdida de visión o inclusive ceguera. Otro problema más puede ocurrir cuando los vasos sanguíneos producen tejido cicatricial, que jala a la retina provocando que se desprenda de la parte posterior del ojo. Este tipo de retinopatía también puede tratarse con rayo láser para reducir el riesgo de pérdida de la visión. Cuando se presenta una hemorragia y se pierde la visión, se recupera con bastante frecuencia mediante el procedimiento quirúrgico conocido como *vitrectomía* (operación para retirar la sangre del interior del ojo).

## Figura 17-2

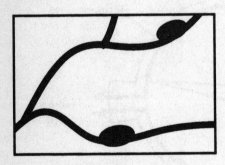 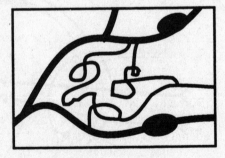

Retinopatía diabética de fondo o temprana (no proliferante).

Retinopatía diabética proliferante o avanzada.

## Prevención de las enfermedades oculares

Para reducir el riesgo de desarrollar algún tipo de retinopatía, debe mantener el nivel de azúcar sanguíneo tan normal como sea posible. También debe someterse a un examen de la vista por lo menos una vez al año, y quizá con mayor frecuencia. Su médico lo remitirá a un *oftalmólogo*, especialista en enfermedades de los ojos. Se recomienda revisar la presión arterial con frecuencia, porque la presión alta aumenta el riesgo de retinopatía.

Si experimenta algún cambio en la visión, comuníqueselo a su médico de inmediato para que determine la causa con un examen de  ojos y usted pueda empezar el tratamiento de inmediato. En la actualidad, el tratamiento reduce considerablemente el riesgo de pérdida severa de la visión. Entre las técnicas que se emplean está la *cirugía con rayo láser*, que consiste en proyectar un poderoso rayo de luz hacia la retina. La luz "quema" el área afectada por la retinopatía y se detiene la formación de nuevos vasos sanguíneos. La cirugía con rayo láser casi siempre se realiza en el consultorio del oftalmólogo; causa molestias menores que desaparecen rápidamente. Después del tratamiento, usted puede llegar a experimentar una ligera disminución de la visión, pero los beneficios generales superan por mucho los inconvenientes. Con esta técnica prácticamente se salva la vista.

Recuerde, los ojos se dañan sin darse uno cuenta; en áreas que no afectan a la visión y sin que se experimente dolor. Sólo es posible detectar las lesiones examinando los ojos en forma periódica. Si usted tiene diabetes Tipo I (insulinodependiente), es muy recomendable que un oftalmólogo le revise los ojos por lo menos una vez al año. Si tiene diabetes Tipo II (no insulino-dependiente) debió someterse a un examen de los ojos después del diagnóstico y una vez al año posteriormente. En algunos casos se requiere atención inmediata. Llame al oftalmólogo si experimenta cualquiera de los síntomas siguientes: pérdida repentina de la visión, dolor agudo en los ojos o la sensación de tener una cortina frente a ellos. El médico lo atenderá de inmediato.

No se conoce cura alguna para la retinopatía diabética y no hay forma de prevenirla. Sin embargo, se sabe, con base en estudios clínicos nacionales, que el riesgo de pérdida severa de la visión a causa de la retinopatía proliferante (ver sólo la letra más grande de la tabla que usan los oftalmólogos para medir la vista) puede reducirse a menos de 5 por ciento, y el riesgo de pérdida moderada (una disminución del 50 por ciento) como consecuencia del edema macular diabético puede reducirse sustancialmente con los cuidados adecuados y la cirugía con rayo láser si es necesario.

¿Qué puede hacerse para cuidar la vista? Si bien no existe ningún sistema garantizado para prevenir la retinopatía, independientemente del tipo de diabetes que tenga, lo más importante es:

- Mantener el mejor control posible de los niveles de azúcar sanguíneo, presión arterial y colesterol en sangre.
- Someterse, por lo menos una vez al año, a un examen completo de ojos, donde le dilata la pupila un oftalmólogo especializado en el diagnóstico y el tratamiento de enfermedades oculares diabéticas.
- Recordar que el tratamiento y la cirugía con rayo láser reducen de manera considerable el riesgo de pérdida de visión y ceguera a causa de la diabetes.

Usted es un elemento clave en la prevención de complicaciones oculares relacionadas con la diabetes. Se ha demostrado que usted puede reducir las probabilidades de presentar lesiones en los ojos si mantiene un buen control del azúcar sanguíneo. Para lograrlo, necesita consultar a su equipo médico por lo menos dos veces al año (y una vez al oftalmólogo), vigilar el nivel de azúcar sanguíneo, tomar los medicamentos, seguir un plan de alimentación y realizar ejercicio constante. La vista es tan importante que usted debe hacer todo lo posible por conservarla.

## Figura 17-3

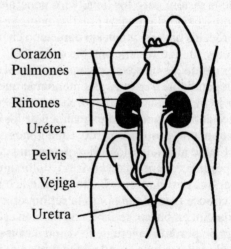

Corazón
Pulmones
Riñones
Uréter
Pelvis
Vejiga
Uretra

## LOS RIÑONES

Los riñones también pueden lesionarse si los niveles de azúcar sanguíneo son elevados. La enfermedad renal más seria es la *nefropatía*, la cual se presenta en personas que han sido diabéticas por muchos años y, en particular, si no han llevando un buen control.

Las lesiones renales representan un problema grave, porque los riñones son órganos muy importantes. El ser humano tiene dos riñones, se localizan en la parte posterior del cuerpo, uno de cada lado de la columna vertebral y ligeramente arriba de la cintura (véase Figura 17-3). A medida que la sangre fluye por los riñones, unas pequeñas estructuras llamadas *nefronas* filtran los productos de desecho y otras sustancias para eliminarlas como orina. Si los niveles de azúcar sanguíneo se mantienen altos durante un tiempo prolongado, las nefronas pierden su capacidad de filtración. Si la lesión se descubre en sus inicios, puede curarse. Hay algunas pruebas de orina que permiten al médico detectar ciertas anomalías incipientes y prescribir el tratamiento necesario para retardar o prevenir el desarrollo de la etapa final de la enfermedad renal, en la que se requiere un transplante o diálisis.

Si los riñones pierden la capacidad de funcionar, la persona experimenta los siguientes síntomas, que se presentan en la etapa final de la enfermedad:

- Hinchazón de tobillos, manos, cara u otras partes del cuerpo.
- Pérdida de apetito, acompañada de sabor métalico en la boca.
- Irritaciones de la piel causadas por acumulación de productos de desecho.
- Dificultad para pensar con claridad.
- Dificultad para controlar el nivel de glucosa en sangre.
- Fatiga, causada por la incapacidad del cuerpo para manejar la acumulación de líquidos y los materiales de desecho.

Quizá no todos los síntomas sean perceptibles y no se presenten en forma repentina. De hecho, la aparición de síntomas por lo general es gradual; sin embargo, son indicio de insuficiencia renal. Las personas con enfermedad renal en etapa inicial pueden no experimentar síntomas. Por lo tanto, para detectar problemas renales en forma temprana se requieren pruebas de orina y sangre a fin de verificar la presencia de pequeñas cantidades de proteínas y otras sustancias, que es el primer síntoma de insuficiencia renal. Si el problema se identifica y atiende en su fase inicial, el proceso se retarda o hasta se detiene. Pida a su médico que le prescriba estas pruebas y pregúntele los resultados.

Una vez dañados, los riñones se siguen deteriorando a medida que pasan los años. Con el tiempo, podrían fallar por completo. Cuando los riñones funcionan al 10 por ciento de su capacidad o menos, debe encontrarse otra forma de llevar a cabo sus funciones. Esto puede implicar un método para limpiar la sangre llamado *diálisis*. Hay dos tipos de diálisis. Con el primero, la *hemodiálisis*, se limpia la sangre con una máquina en el hospital o la clínica o, a veces, en la propia casa. La sangre circula por la máquina, que elimina todas las impurezas y la devuelve al paciente. El procedimiento debe hacerse tres o cuatro veces a la semana, y dura de 3 a 5 horas. Con el segundo, la *diálisis peritoneal*, entra un líquido al cuerpo a través de un tubo que se ha insertado permanentemente en el abdomen. Este líquido absorbe los desechos, después se drena y es sustituido por un nuevo líquido. Este método, que puede realizarse en casa, toma 40 minutos por sesión y debe repetirse tres o cuatro veces al día.

Una alternativa de la diálisis es el *transplante de riñón*. Se trata de un procedimiento quirúrgico en el que el paciente recibe el riñón sano de un donador (véase Figura 17-4). Se puede vivir con un solo riñón, así que el donador, que con frecuencia es un familiar cercano del paciente, no corre mayor riesgo.

## Figura 17-4

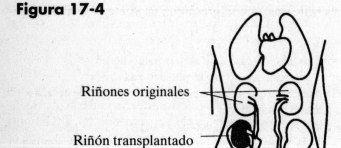

Riñones originales

Riñón transplantado

## Prevención de la insuficiencia renal

Vivir con insuficiencia renal exige un gran esfuerzo y derroche de energía; lo más conviente es hacer todo lo posible para que los riñones se mantengan sanos. Si estos órganos se deterioran no pueden repararse, pero sí se pueden tomar ciertas medidas para retardar el avance del problema.

**CONTROLE EL AZÚCAR EN SANGRE.** Algunos tipos de problemas renales obedecen a un control deficiente de la diabetes. Por lo tanto, una de las mejores formas de cuidar de sus riñones es mantener los niveles de azúcar sanguíneo dentro de límites normales. Vigílelos con regularidad; siga los planes de alimentación y ejercicio prescritos por su equipo de médicos.

**REDUZCA LA PRESIÓN ARTERIAL ALTA.** También es muy importante mantener la presión arterial en niveles adecuados. La presión alta supone mayor esfuerzo para los riñones y debe tratarse de inmediato con medicamentos y cambios en la alimentación. La presión arterial normal tiene un límite máximo (sistólico) no mayor de 140, y un límite inferior (diastólico) no mayor de 90. Aprenda a verificar su propia presión arterial, anote los resultados e informe de cualquier cambio al equipo médico. Una dieta baja en sodio ayuda a disminuir la presión arterial, así que pida ayuda a su dietista para preparar un plan de alimentación bajo en sodio (consulte las recomendaciones del Capítulo 4). El ejercicio constante y la pérdida excesiva de peso también pueden reducir la presión arterial.

**TRATAMIENTO PARA LAS INFECCIONES DE VÍAS URINARIAS.** Las infecciones de vías urinarias dañan a los riñones y debe recibirse tratamiento de inmediato. Sométase a revisiones periódicas y conozca los signos de esa clase de infecciones: orina turbia o con sangre, sensación de ardor, micciones frecuentes o la sensación de orinar en forma constante. Cuanto más pronto se detecten las infecciones y se traten con antibióticos, tanto mejor será el estado de los riñones.

**PRUEBA PARA PROTEÍNAS.** Debe verificar con regularidad la presencia de proteínas en la orina. Cuando los riñones trabajan normalmente, devuelven las proteínas a la sangre en lugar de permitir que salgan del organismo en la orina. Si se detectan proteínas en la orina, es señal de que los riñones no están filtrando bien las sustancias. Una alimentación con bajo contenido de proteínas aligera el trabajo de los riñones y posiblemente retarde la insuficiencia renal.

**PRUEBA PARA MICROALBUMINURIA.** También es necesario que su médico le tome una muestra periódica de orina durante el examen de rutina, a fin de realizar la prueba para microalbuminuria. Esta prueba mide cantidades muy pequeñas de proteínas en la orina. Si bien la presencia de microalbuminuria no es indicio de problemas tan graves como cuando hay cantidades mayores (consulte el párrafo anterior), sí indica que hay un deterioro renal incipiente. Si se detecta *microalbuminuria*, su médico empezará un tratamiento con medicamentos que protejan a los riñones de daños mayores. Estos medicamentos también pueden administrarse a personas con presión arterial alta, pero su médico se los prescribirá a usted aunque su presión sea normal porque se ha demostrado que retardan el deterioro renal.

**PRUEBA PARA CREATININA.** Asegúrese de que su médico verifique la presencia de *creatinina* en sangre, que es un producto de desecho derivado de la actividad de los músculos. Normalmente, los riñones pueden eliminar de la sangre esa sustancia. La acumulación de creatinina en la sangre es indicio de que los riñones están perdiendo capacidad.

¿Son verdaderamente útiles estas medidas preventivas? ¡Sí! De acuerdo con estudios recientes, lo que haga ahora para que el funcionamiento de los riñones sea tan "normal" como sea posible, aumentará las probabilidades de tener riñones más sanos a futuro. El buen control de la diabetes es la clave para prevenir la insuficiencia renal.

## LOS NERVIOS

También pueden dañarse los nervios si el nivel de azúcar sanguíneo es habitualmente alto. El trastorno llamado neuropatía puede ser muy extenuante y doloroso. La *neuropatía* se manifiesta en muchas formas. Algunas personas dicen que se siente como caminar sobre alfileres y agujas o sobre virutas de acero. Si la neuropatía afecta a las manos, se tiene la sensación de usar guantes todo el tiempo.

¿Por qué la diabetes afecta a los nervios? Los nervios son como cables eléctricos; están rodeados por una vaina de células, llamadas células de Schwann, que semejan el aislamiento que recubre a los cables eléctricos. Al penetrar el azúcar sanguíneo en las células de Schwann, éstas se hinchan y aprietan a los nervios que, a su vez, se irritan provocando un dolor agudo.

Hay dos tipos principales de neuropatías, dependiendo de las células nerviosas que se afecten. Uno se denomina *neuropatía sensitiva*, que afecta a los nervios que controlan la sensibilidad del cuerpo. La forma más común de neuropatía sensitiva afecta la sensibilidad de piernas o manos y se conoce como neuropatía periférica. El otro tipo es la *neuropatía autónoma*, que afecta a los nervios que controlan varios órganos, como el estómago o las vías urinarias, entre otros.

### Neuropatía sensitiva

Si usted tiene diabetes, quizá sufra en carne propia el daño a los nervios sensitivos. Normalmente afecta a las extremidades —piernas, brazos o manos—, aunque también a los nervios que envían señales a los músculos esqueléticos del cuerpo. Los síntomas pueden ser entumecimiento, frío, hormigueo o la sensación de caminar sobre virutas de acero; de vez en cuando se siente un dolor opresivo en pecho o abdomen. El clima frío o húmedo empeora la situación. El dolor es más intenso en la noche, al grado de no tolerar el peso de las sábanas.

La neuropatía sensitiva puede presentarse en casi cualquier nervio. La sensación va de malestar leve a dolor intenso. Con el tiempo, el dolor llega a desaparecer, no necesariamente porque las condiciones sean mejores, sino porque los nervios han muerto. Una vez muertos, los nervios no se recuperan nunca y, excepto por la sensación de adormecimiento del área, se pierde todo tipo de sensibilidad. Un mejor control del azúcar sanguíneo ayuda a prevenir lesiones nerviosas más extensas.

Si se pierde la sensibilidad en una parte del cuerpo, se corre el riesgo de no percatarse de heridas leves. Por ejemplo, no darse cuenta de que se está formando una ampolla en el pie, que podría infectarse fácilmente. O pisar agua hirviente en forma inadvertida. Los huesos de los pies también sufren las consecuencias de la falta de sensibilidad. El resultado final puede ser la pérdida de un miembro.

La neuropatía sensitiva también afecta a los músculos movidos por nervios sensitivos. Pequeños impulsos eléctricos constantes viajan por todo el cuerpo, desde los nervios hasta los músculos. Este proceso normalmente ayuda a preservar el tono muscular. Cuando la neuropatía destruye a las células nerviosas, éstas no pueden estimular al músculo cercano y se produce atrofia  muscular (*amiotrofía*). Si esto ocurre en los muslos, se experimenta un trastorno doloroso que ocasiona la disminución del volumen y la fuerza de los músculos de esa zona. Llega a ser difícil levantarse de una silla o subir escaleras. Puede tratar de aliviarse esta situación con analgésicos y calmantes nerviosos. También es recomendable aumentar la actividad física para ayudar a recuperar la fuerza muscular. La recuperación generalmente es lenta, los cambios no pueden darse de la noche a la mañana.

Si los músculos que levantan los pies se debilitan, éstos cuelgan al caminar (*pie péndulo*). Se recomienda usar un tensor y la recuperación se va dando con el tiempo. El *pie de Charcot* también es un problema que puede presentarse como consecuencia de lesiones nerviosas. En este extraño padecimiento, el pie se deforma porque los huesos pequeños del pie se desalinean. Si usted sufre este problema, es probable que deba permanecer en cama o someterse a otro tratamiento que retire todo peso del pie afectado. Se recomienda a los pacientes ejercitar los músculos grandes de las piernas para evitar que se sigan atrofiando. Consulte el Capítulo 18 para mayor información sobre este padecimiento.

A veces la neuropatía afecta a un solo nervio que mueve a un músculo o a un grupo de músculos. Si resultan afectados los músculos del ojo, se experimenta visión doble. Esta situación puede prolongarse de tres a seis semanas o más, pero con el tiempo la recuperación es total en la mayoría de las personas. Un tipo menos común de neuropatía sensitiva afecta a los músculos del pecho o del abdomen, y con frecuencia el enfermo la confunde con dolor de corazón. Este trastorno, llamado *neuropatía troncal*, desaparece gradualmente. Desde luego, cualquier tipo de dolor en el pecho debe ser evaluado por un doctor. Podría tratarse de otra cosa.

## Neuropatía autonómica

La neuropatía autonómica afecta a los nervios "involuntarios" del cuerpo, como los que controlan los movimientos de estómago, intestinos, esófago, vejiga, pene e inclusive el sistema circulatorio.

Si la neuropatía afecta a los nervios que controlan el aparato digestivo, pueden presentarse problemas para procesar y desechar la comida; trastorno que se denomina *gastroparesis* y cuyos síntomas incluyen náusea, vómito, diarrea o estreñimiento. Su médico puede prescribirle medicamentos para mitigar estos problemas. Para la náusea y el vómito debidos a la neuropatía se prescriben medicamentos que aumentan la motilidad del tracto digestivo y ayudan a desplazar la comida. Comer menor cantidad y con mayor frecuencia, ayuda a mitigar los síntomas. También se recomienda reducir la cantidad de fibra en la dieta. Para la diarrea se prescribe difenoxilato y atropina (en el comercio, Lomotil) o loperamide (Imodium).

A veces la diabetes daña los nervios que controlan la contracción de los vasos sanguíneos. Si usted tiene este problema, puede bajarle la presión arterial cuando se ponga de pie o se incorpore después de haber estado acostado. Cuando se levanta bruscamente después de estar acostado, puede sentirse débil y mareado. Cuando este trastorno, que se conoce como *hipotensión ortostática*, es severo, se prescriben ciertos fármacos para aumentar la presión arterial, lo que desde luego plantea un problema si ya tiene presión arterial alta. Su médico deberá balancear cuidadosamente los fármacos para aumentar y bajar la presión.

La neuropatía autonómica también puede afectar a la vejiga, y el enfermo no siente cuándo está llena. Para manejar este problema, se recomienda establecer un horario regular para orinar, quizá cada 2 horas.

La diabetes puede afectar las funciones sexuales, en particular en los hombres. Casi la mitad de los hombres diabéticos llegan a ser *impotentes*, que es la incapacidad para tener o mantener una erección. Se cree que la impotencia causada por la diabetes obedece, en algunos casos, a las lesiones de los nervios que controlan las pequeñas válvulas que se localizan en los vasos sanguíneos que irrigan el pene. Estas válvulas regulan la afluencia de sangre que al entrar al pene provoca la erección. Para mayor información sobre cómo tratar este problema, consulte el Capítulo 16.

Se sabe mucho menos sobre la forma en que la diabetes afecta a los nervios que controlan el funcionamiento sexual en las mujeres, aunque se cree que puede presentarse *sequedad vaginal*. Por otro lado, los niveles altos de azúcar en sangre pueden hacer más propensas a las mujeres a contraer *infecciones vaginales por levaduras*, que vuelven dolorosas las relaciones sexuales. Estos temas se comentan también en el Capítulo 16.

# Tratamiento y prevención de las neuropatías

Mantener bajo control el nivel de azúcar en sangre es importante para el tratamiento y la prevención de las neuropatías. Por otro lado, informe a su médico si siente hormigueo, dolor, entumecimiento o pérdida de sensibilidad, en especial en las extremidades. Si pierde la sensibilidad en alguna parte del cuerpo, evite lesiones en esa área y revísela todos los días para verificar que no haya heridas o infección.

Para el tratamiento de la neuropatía sensitiva se recomiendan analgésicos como aspirina o acetaminofén (Tylenol). La inflamación de los nervios se alivia con fármacos antiinflamatorios sin esteroides como naproxén (conocido en el comercio con diferentes marcas, como Naprosyn) o ibuprofén (que se encuentra en Motrin, Advil o Nuprin). La irritación nerviosa se mitiga con medicamentos como la promacina (Sparine) o la amitriptilina (Elavil). Estos fármacos se conocen comúnmente como antidepresivos o estimulantes. Si su médico se los prescribe, no significa que piense que el problema es mental, es sólo que esas sustancias, en dosis moderadas, mitigan las neuropatías.

Algunas personas encuentran alivio al usar pantimedias o mallas de cuerpo entero para reducir al mínimo la fricción de la ropa. Otras prefieren ungüentos analgésicos como Ben Gay. Las técnicas de relajación —biorretroalimentación, autodistracción, visualización y meditación— también han dado buenos resultados a algunos pacientes. Si usted padece alguna neuropatía, hable con su equipo médico sobre las alternativas de tratamiento. Y recuerde, lo más importante es hacer todo lo posible para controlar el azúcar sanguíneo.

# VASOS SANGUÍNEOS

La diabetes puede ocasionar complicaciones del sistema circulatorio, conocido también como sistema cardiovascular. Es el medio por el cual la sangre es bombeada del corazón y recorre todo el cuerpo. Conforme circula, la sangre lleva nutrientes y oxígeno a todos los tejidos del cuerpo; también recoge productos de desecho. En general, se presentan problemas cuando el endurecimiento gradual de las paredes de los vasos sanguíneos provoca mala circulación y otros padecimientos. El común denominador de todas las enfermedades cardiovasculares es la obstrucción de las arterias, parcial o total. La causa principal es la *arteriosclerosis*, acumulación de depósitos de placa en los vasos sanguíneos. La enfermedad es común en personas de edad avanzada como resultado del envejecimiento, pero se intensifica en los individuos diabéticos.

¿Qué significa todo esto para una persona diabética? Las investigaciones realizadas muestran que los diabéticos son más susceptibles de desarrollar enfermedades cardiovasculares que la gente que no lo es. A la fecha, no se sabe a ciencia cierta por qué sucede, pero los estudios indican que los niveles altos de azúcar en sangre pueden dañar los vasos sanguíneos. Por otro lado, los diabéticos tienden a presentar cantidades mayores de grasa en la sangre, lo que contribuye a la acumulación de placa en los vasos sanguíneos, que los estrecha y prepara el terreno para la formación de coágulos.

La relación entre las enfermedades del corazón y la diabetes es contundente. Los estudios realizados muestran que de las personas que han sufrido recientemente un ataque cardiaco, 30 y 50 por ciento tenían niveles de azúcar en sangre anormales, por lo menos de manera temporal. Los investigadores también han descubierto que el ataque cardiaco es una causa importante de muerte en personas que desarrollaron la diabetes a los 30 años.

La arteriosclerosis puede avanzar al obstruirse los vasos sanguíneos en forma parcial o total, con consecuencias muy graves. La obstrucción parcial de las grandes arterias coronarias que suministran la sangre al corazón puede provocar dolores de pecho (*angina*) a medida que se van dañando diferentes secciones del corazón por falta de nutrientes. Si el suministro de sangre está completamente obstruido, puede presentarse un ataque cardiaco (*infarto al miocardio*). La obstrucción de la circulación de sangre al cerebro puede provocar un ataque. Las obstrucciones en la sangre de los vasos que suministran sangre a las piernas y los pies pueden causar dolor en los músculos de muslos o pantorrillas al ponerse de pie, caminar o hacer ejercicio. Este trastorno se denomina *enfermedad vascular periférica*.

Además de los altos niveles de azúcar en sangre, otros factores aumentan el riesgo de desarrollar enfermedades cardiovasculares. El exceso de peso es un factor de riesgo. Si necesita adelgazar, lea el Capítulo 6 y hable con su equipo médico para ajustar la ingestión de calorías y hacer más ejercicio.

Comer alimentos con alto contenido de grasas saturadas y colesterol aumenta el nivel de colesterol en la sangre, en particular de colesterol "malo" (véase Capítulo 4). Esto puede llevar a la formación de coágulos en vasos sanguíneos, circulación deficiente y un riesgo mayor de padecer enfermedades cardiovasculares. Es esencial contar con un plan de alimentación bajo en grasas saturadas y colesterol; consúltelo con su dietista.

La presión arterial alta (*hipertensión*) también acelera el proceso de la arteriosclerosis. Si usted presenta presión arterial alta, quizá su médico le indique bajar de peso y reducir la cantidad de sal que come en la dieta. Si la presión arterial permanece elevada, quizá su médico opte por un tratamiento enérgico con medicamentos.

Fumar es otro factor que incrementa el riesgo de padecer enfermedades vasculares. Esto obedece a que la *nicotina*, la principal sustancia química que el cuerpo absorbe del humo del cigarro, estrecha o constriñe los vasos sanguíneos. Ésta es una mala noticia para aquellos diabéticos que ya están en peligro de padecer una enfermedad circulatoria. Fumar representa riesgos adicionales y es particularmente peligroso.

## LA PIEL

La piel es el órgano más extenso del cuerpo. Sirve de "armadura protectora", la primera línea defensiva contra organismos invasores. Los diabéticos tienen los mismos problemas de piel que las demás personas, pero además, presentan problemas específicos cuando se lleva un control deficiente de la diabetes. Uno de ellos es piel excesivamente seca, causada por deshidratación. Esto significa que usted no tiene líquidos suficientes en los tejidos del cuerpo, con frecuencia debido a una diabetes mal controlada. La piel seca puede tratarse con una loción con lanolina y, desde luego, mejorando el control del azúcar sanguíneo.

A veces aparecen manchas en la parte anterior de las piernas; son inofensivas. Sin embargo, también existe la posibilidad de contraer infecciones por hongos (véase Capítulo 18).

Pueden aparecer placas de grasa (*xantomas*), de color amarillo o naranja, alrededor de los ojos, las espinillas o los codos. A veces se asocian a niveles altos de colesterol o triglicéridos en sangre. Este trastorno puede desaparecer con un buen control de la diabetes y reduciendo las grasas saturadas y el colesterol en la alimentación (consulte Capítulo 4). Su médico también puede prescribir medicamentos para bajar las concentraciones de grasa.

El problema cutáneo más específico de las personas con diabetes se conoce con un nombre que parece trabalenguas: *necrobiosis lipoidica diabeticorum* (necrobiosis lipóidica de los diabéticos) más conocido como NLD. Si bien es un trastorno relativamente inocuo, puede llegar a deformar bastante. Los doctores creen que la NLD es consecuencia de una inflamación de la piel que provoca que ésta se adelgace, se manche y presente hoyuelos. Lo que realmente sucede es la destrucción de la capa de grasa de la piel.

Por razones desconocidas, la NLD ocurre más en mujeres que en hombres, en general en la adolescencia. Se presenta más frecuentemente en la parte anterior de la piernas, de la rodilla al tobillo, y primero aparece como una mancha rosada o rojiza que después se vuelve brillante y tersa, muy parecida a la cáscara de la manzana. Aunque este trastorno casi siempre es inocuo, puede ser muy inquietante. Tenga la seguridad de que las áreas manchadas van a mejorar, aunque al cabo de varios años. El principal peligro es que el área puede llegar a infectarse. Para ocultar las manchas use algún cosmético o pantalones.

No hay ningún tratamiento completamente eficaz para curar la NLD. Los ungüentos por lo general no dan buen resultado, aunque algunos casos han mejorado con cortisona. En casos más severos, que por fortuna no son frecuentes, son necesarios los injertos de piel. Los investigadores están experimentando con nuevos tratamientos. Por ejemplo, algunos científicos proponen que la NLD puede deberse al agrupamiento de plaquetas, pequeñas células que forman parte del mecanismo de coagulación de la sangre, que provoca obstrucción e inflamación de los vasos sanguíneos y la fase inicial de la NLD. Hay médicos que prescriben medicamentos "anticoagulantes" para retardar el avance de este padecimiento. A la fecha, este tratamiento sigue en fase experimental, pero se abrigan esperanzas para el futuro.

Otro trastorno asociado a la resistencia a la insulina, llamado *acantosis nigricans*, consiste en el engrosamiento y la pigmentación de pequeñas áreas de la piel. Por lo general se considera un problema cosmético, pero en quien aún no tiene diabetes, puede ser presagio de que la desarrollará en el futuro.

## NO TODAS LAS COMPLICACIONES SE DEBEN A LA DIABETES

Debe tener en mente la gran variedad de complicaciones a largo plazo que puede provocarle la diabetes. Sin embargo, no cometa el error de pensar que *todos* sus problemas de salud están relacionados con la diabetes porque podría pasar por alto un trastorno completamente diferente que requiera atención inmediata. ¿Cómo diferenciarlos? Quizá usted no pueda hacerlo; es mejor que lo deje al criterio de su médico. Muchas personas diabéticas, como recomiendan tanto el Centro Joslin como la Asociación Americana de Diabetes, tienen un médico general y un especialista en diabetes. Por regla general, si no está seguro de que el problema está relacionado con la diabetes, consulte a uno de los integrantes de su equipo médico.

Si se le presenta un nuevo trastorno de salud, coméntelo con su médico general en la próxima consulta; no espere a ver al especialista en diabetes, a quien debe consultar *por lo menos* cada seis meses, y visite al oftalmólogo *cuando menos* una vez al año para que le revise los ojos. Por otro lado, póngase de acuerdo con los demás integrantes de su equipo médico —la enfermera, el dietista, etc.— para resolver otros problemas de salud que padezca.

La presión emocional que representa controlar la diabetes y la amenaza de sufrir complicaciones a largo plazo, pueden repercutir en su estado de salud. Su equipo médico puede ayudarle a lidiar con los sentimientos que lo agobian o referirlo al especialista capacitado para ayudarlo a enfrentar la carga emocional que provoca una enfermedad incurable. Este tema se analiza más a fondo en el Capítulo 19. La mayoría de los centros para diabetes cuentan con grupos de apoyo donde los enfermos comparten sus problemas y se ayudan mutuamente a encontrar las soluciones. Acuda a la clínica más cercana para que le informen al respecto.

Durante las últimas décadas, se han logrado grandes adelantos en las áreas de diagnóstico, tratamiento y prevención de las complicaciones a largo plazo de la diabetes. Los investigadores han desarrollado tratamientos notables para ojos, riñones, nervios, enfermedades vasculares y otros problemas relacionados con la diabetes. A medida que las investigaciones avancen, se irán perfeccionando los tratamientos, pero el éxito en el futuro cercano radica en su propio esfuerzo y en el de su equipo médico. Para detener el avance de las complicaciones es esencial que usted las conozca y vigile la aparición de síntomas. Saber cómo prevenirlas —en particular con un buen control de la diabetes—, le augura un futuro más saludable.

# CAPÍTULO 18

# DIABETES Y CUIDADO DE LOS PIES

Las personas diabéticas son más propensas a presentar problemas en los pies. En realidad, pasan más días en el hospital por esa razón que por ninguna otra; sin embargo, muchas de esas complicaciones pueden prevenirse. Es por ello que su equipo de salud pone especial atención en el cuidado de los pies.

¿Por qué corre usted más riesgo? La combinación de los siguientes factores prepara el terreno para que las personas diabéticas presenten problemas de pies:

- Con frecuencia tienen menos sensibilidad en los pies debido a las lesiones nerviosas (*neuropatía*), como se comenta en el Capítulo 17.
- Son más propensas a que los vasos sanguíneos se estrechen u obstruyan, como se comenta también en el Capítulo 17.
- Muchas personas con diabetes Tipo II (no insulinodependientes) son de edad más avanzada y obesas, lo que les impide agacharse a revisarse los pies.
- Los diabéticos crónicos tienen complicaciones oculares que les impiden ver dónde colocan los pies y examinarlos correctamente.
- La diabetes mal controlada incrementa el riesgo de infecciones porque disminuye la capacidad inmunológica.

## SÍNTOMAS DE PROBLEMAS DE PIES

Uno de los problemas de pies más comunes en las personas con diabetes es la lesión nerviosa, que se traduce en falta de sensibilidad en esa área. Por ejemplo, usted puede pararse sobre una tachuela sin sentir dolor, o no percatarse de una quemadura seria en los pies por caminar descalzo sobre pavimento caliente. La pérdida de sensibilidad también le impide darse cuenta de una lesión o herida, que podra infectarse más fácilmente por no atenderla.

Otro trastorno común entre los diabéticos es la mala circulación. La circulación de la sangre se deteriora con la edad, pero el problema se acelera cuando se tiene diabetes. Lo primero que se afecta son piernas y pies porque están más lejos del corazón. Los indicios de mala circulación son los siguientes, entre otros:

- Calambres en las piernas al caminar, que desaparecen con descanso.
- Cicatrización lenta de cortadas y raspones.
- Enrojecimiento de los pies mientras se permanece sentado, o palidez cuando se apoyan en un banco o una silla.
- Falta de crecimiento del vello de piernas y pies.
- Dolor en pies y piernas, en especial por la noche, que puede aliviarse sentándose en un borde de la cama con los pies colgando; es signo de que la enfermedad está más avanzada.

Los pies son muy vulnerables a las infecciones por las enfermedades nerviosas y circulatorias que con frecuencia se asocian a la diabetes, en particular si no se controla en forma adecuada. Las infecciones empiezan con lesiones en la piel, que sirve como barrera protectora. Una vez dañada la piel, la barrera ya no está intacta y permite la entrada a los organismos invasores que provocan la infección. Las lesiones de la piel pueden deberse a heridas, irritaciones o deformidades de los pies. Los problemas de pies más comunes son los callos, las uñas enterradas, las infecciones por hongos (pie de atleta) y las heridas causadas por fricción cuando, por ejemplo, los zapatos no ajustan bien.

A menos que las infecciones de pies se controlen a tiempo, puede desencadenarse una serie de situaciones que las agraven con el tiempo. Cuando hay infección, el cuerpo reacciona con inflamación e hinchazón, lo cual disminuye el riego sanguíneo. La mala circulación disminuye la capacidad del organismo de llevar anticuerpos al sitio de la infección y, por otro lado, un control deficiente del azúcar sanguíneo les resta efectividad para combatir la infección. En el caso de las neuropatías, el enfermo no siente ni el dolor ni la infección. En realidad, los nervios llegan a ser tan insensibles que la persona diabética sigue apoyándose al caminar sobre la parte lesionada. La situación es especialmente peligrosa cuando hay supuración o drenaje de una herida y el pie está rojo e hinchado. Si alguna vez presenta este problema, *vaya al hospital* de inmediato porque requiere la atención inmediata de un médico para detener la infección, antes de que muera el tejido. Es crucial recibir tratamiento para no perder el dedo o el pie.

Otro problema que puede aparecer es el conocido como *pie de Charcot*, que afecta a 1 de cada 700 personas diabéticas aproximadamente y, por lo general, se limita a quienes presentan pérdida de sensibilidad moderada o severa en los pies. El pie de Charcot es más común en las personas obesas, pero también las delgadas padecen este trastorno. Sin embargo, se cree que la causa puede ser un traumatismo accidental o una torcedura, que lesiona los ligamentos que sostienen el arco del pie. Una vez dañados los ligamentos, los huesos empiezan a oprimirse entre sí y el arco se cae. El daño generalmente pasa inadvertido porque las personas casi han perdido toda sensibilidad en los pies. Con la caída de los huesos del arco, el peso se distribuye de manera diferente en la planta del pie, lo que provoca mayor presión e irritación en algunos puntos, hasta causar heridas o infecciones.

Si los pies se hinchan en forma inexplicable y se sienten calientes al tacto sin heridas aparentes en la piel, quizá tenga pie de Charcot. Cuando aparezcan estos síntomas, consulte a un especialista en pies (podiatra). El pie de Charcot debe diferenciarse del enrojecimiento de pies causado por una infección. En ese caso, vaya al hospital de inmediato.

## RECOMENDACIONES PARA EL CUIDADO DIARIO DE LOS PIES

Para reducir al mínimo los problemas de pies causados por la diabetes, es importante seguir una rutina diaria de cuidados e inspección.

### Lávese los pies

Lávese los pies, sin empaparlos, con agua tibia y jabonosa todos los días. El exceso de agua suaviza la piel y la hace más susceptible a infecciones. Nunca use agua caliente; revise la temperatura con el codo para no quemarse los pies si tiene lesiones nerviosas y no puede sentir la temperatura. Lávese los pies con jabón para manos; enjuáguelos bien antes de lavarlos y séquelos con cuidado, en especial entre los dedos.

### Revísese los pies

Todos los días, revísese los pies con buena luz, sin olvidar las plantas. Si no puede inclinarse para verlas, coloque un espejo de mano en el piso; si tiene mala vista, que alguien más le revise los pies. Busque áreas resecas o agrietadas en la piel, en especial alrededor de las uñas y los dedos. Notifique a su médico inmediatamente si presenta heridas o infecciones que no cicatricen correctamente. Enrojecimiento, hinchazón y calor excesivo son signos de infección.

## Cuide su piel

Después de lavarse y revisarse los pies, lubríquelos con una crema hidratante para evitar que se resequen. Las cremas son mejores que las lociones porque mantienen la piel húmeda por más tiempo. Aplíquese la crema del talón a los dedos, pero evite el área entre ellos porque podría desgastarse la piel y provocarse una infección. No use lociones perfumadas porque contienen alcohol, que más que lubricar, seca. No se aplique lociones o cremas entre los dedos. Si le sudan los pies, use talco o cualquier producto similar para absorber la humedad. No permita que el talco se acumule entre los dedos.

## Límese las uñas

Límese las uñas, nunca las corte con tijeras o cortauñas porque podría cortarse la piel y provocarse una infección. No las lime demasiado; deles forma siguiendo el contorno de los dedos. Si tiene mala vista, pídale a un amigo o a un podiatra que le lime las uñas cuando sea necesario. Consulte a un especialista en caso de uñas enterradas o infecciones causadas por hongos que provoquen manchas y engrosamiento de las uñas. Estos problemas requieren atención especializada.

## Evite la formación de callos, ampollas y verrugas

Los callos representan áreas de posible fricción y son precursores de úlceras. Si no se atienden pueden causar irritación e infecciones. Use zapatos que le ajusten bien para aliviar y prevenir el engrosamiento de la piel en ciertas áreas de los pies. Después de lavárselos, frote con fuerza los callos con una toalla y aplíquese crema hidratante. No se arranque pellejos y nunca use productos para retirar callos. No se los corte, no practique cirugía en el baño. Esté atento a la aparición de manchas en los callos o alrededor de ellos, ya que podría ser síntoma de un problema más serio, como una úlcera subcutánea. Debido a la tendencia a desarrollar úlceras en los pies, es recomendable que un especialista revise los callos con frecuencia y decida si los retira.

Las ampollas deben tratarse con antisépticos; las verrugas son difíciles de tratar y llegan a desaparecer por sí solas. Al igual que los callos, las verrugas plantares (en la planta del pie) pueden llegar a ulcerarse con la fricción. Si una verruga empieza a extenderse o le provoca dolor al caminar, consulte a su médico o podiatra.

## Use buen calzado

Además de los cuidados diarios, ponga atención a los zapatos que usa. Compre calzado que proteja y cubra los pies y le quede cómodo. No ande descalzo (en especial en la playa), ni use sandalias ni zuecos, sus pies necesitan más protección. Asegúrese de que los zapatos sean amplios para que los dedos se mantengan en posición natural; evite los zapatos puntiagudos que aprietan los dedos unos contra otros. Si usa pantuflas en la casa, que sean suficientemente firmes para evitar que los dedos se rocen. Antes de ponerse los zapatos, revise que no haya objetos extraños en el interior. Use los zapatos nuevos poco a poco para prevenir la formación de ampollas. Si tiene lesiones nerviosas, cambie de zapatos y calcetines cada tres o cuatro horas.

## Use los calcetines y las medias apropiados

Los calcetines y las medias de algodón y de lana son mejores, pero puede usar cualquier media lavable en casa. Use un par limpio todos los días. Si le sudan los pies, cámbiese de calcetines varias veces al día. Verifique que sean de la talla correcta y no tengan costuras ni zurcidos. Nunca use medias o calcetines con elástico, ya que pueden disminuir la circulación en las piernas; evite también las fajas. Revise si humedece los calcetines en alguna parte porque puede ser el primer signo de una nueva úlcera o ampolla.

## Ejercite los pies

Caminar es el mejor ejercicio para los pies porque ayuda a la circulación, siempre y cuando los zapatos le ajusten bien. Después de hacer ejercicio, revísese los pies para detectar signos de irritación o la formación de verrugas.

## Evite lesiones causadas por el calor o el frío

No permita que los pies se expongan a temperaturas muy altas; evite asolearlos, caminar descalzo sobre pavimento caliente, usar cojines eléctricos, bolsas de agua caliente y baños con agua a temperatura demasiado alta (verifíquela con un termómetro). Las temperaturas excesivamente bajas también pueden dañar los tejidos de los pies, así que extreme los cuidados cuando haga frío. Tenga cuidado con los aparatos de calefacción, los baños de vapor o los saunas, para evitar quemaduras.

## Primeros auxilios

De vez en cuando puede presentarse algún problema en los pies, así que es importante que conozca los primeros auxilios elementales.

## Cortadas y raspones

Atienda inmediatamente las cortadas y los raspones. Lave el área afectada con agua tibia y jabón. No los empape. Aplique un antiséptico ligero. Nunca use yodo, Betadine, mercurocromo, ácido bórico, sales Epsom, creosol o ácido carbólico. Cubra el área afectada con gasa estéril y cinta de papel o venda; no use cinta adhesiva ni venditas, ya que pueden provocar reacciones alérgicas o irritaciones. No aplique tratamientos de calor, como bolsas de agua caliente o cojines eléctricos, en la cortada o el raspón. Llame a su médico si las áreas afectadas no mejoran en las próximas 24 a 30 horas. Si aparecen áreas rojas e inflamadas o se presenta una supuración amarillenta, consulte a su médico de inmediato. No piense que hay mejoría porque no siente dolor.

## Pie de atleta

El pie de atleta lo causa un hongo que crece en medios tibios y húmedos. Los síntomas son comezón, pequeñas ampollas y escamas entre los dedos o en las plantas de los pies. Si aparecen, consulte a su médico para corroborar que se trata de pie de atleta y no de otro padecimiento de la piel. Dado que el hongo del pie de atleta crece en un medio tibio y húmedo, lávese y séquese con cuidado los pies y cámbiese de calcetines o medias más de una vez al día. Los pies que sudan mucho son más proclives a contraer pie de atleta, así que manténgalos lo más secos posible. Si la piel es muy húmeda, aplique talco o algún otro producto similar para absorber la humedad. El cambio de calcetines también ayuda a mantener los pies secos. Trate el pie de atleta con algún producto fungicida como Lotrimin, Tinactin o Desinex. No use zapatos tenis ni botas. No se aplique ningún remedio sin el consentimiento de su médico o podiatra. Si estas medidas no dan resultado en 7 ó 10 días, consulte a su médico para que le prescriba un fármaco más potente.

---

### Diez reglas para el cuidado de los pies

1. Nunca los empape.
2. Nunca les aplique ningún tipo de calor.
3. Nunca se corte las uñas, límelas.
4. Nunca se ponga zapatos que le ajusten mal.
5. Nunca camine descalzo.
6. Nunca se aplique fármacos muy fuertes.
7. Nunca deje un callo sin atender.
8. Nunca practique cirugía en el baño.
9. Nunca los mantenga ni muy húmedos ni muy secos.
10. Nunca dé por sentado que la sensibilidad y la circulación de sus pies son normales; cuídelos como si estuvieran a punto de presentar un problema, lo cual es muy factible.

---

En la actualidad, tiene muchos motivos para sentirse lleno de esperanza respecto de la prevención y el tratamiento de los problemas de los pies. Insistimos en que un buen control del nivel de azúcar sanguíneo es esencial para la salud de los sistemas circulatorio y nervioso. Cuanto más tiempo se mantengan sanos estos sistemas, tanto menos probabilidades hay de presentar infecciones graves en los pies.

Es reconfortante saber que ya no existe el riesgo de perder un pie por lesiones. El éxito se debe a varios factores: mejor cuidado de la diabetes, uso de antibióticos y mejores técnicas quirúrgicas. Por ejemplo, los vasos sanguíneos obstruidos que ya no transportan sangre a las piernas y a los pies pueden remplazarse mediante injertos de vasos sanguíneos de otras partes del cuerpo o de vasos sintéticos. También hay medicamentos que incrementan la flexibilidad de las membranas de los glóbulos rojos para permitirles pasar parcialmente por las arterias obstruidas. Desde luego, la mejor estrategia es la prevención. El ejercicio puede mejorar la circulación. La vigilancia y los cuidados diarios —y un buen control de la diabetes— previenen muchos problemas de pies y disminuyen la peligrosidad de los que que ya se presentaron.

# PARTE VI

# VIVIR CON DIABETES

# CAPÍTULO 19

# CÓMO SALIR ADELANTE

El diabético enfrenta una serie de retos especiales. El primero de ellos es físico. Debe conocer el funcionamiento de su cuerpo —cómo transforma los alimentos en energía— y las repercusiones de la diabetes en ese funcionamiento. Necesita llevar a cabo escrupulosamente una serie de tratamientos y procedimientos de vigilancia para evitar niveles de azúcar sanguíneo altos o bajos y las amenazas que representan para su salud.

También enfrenta retos de naturaleza emocional. Necesita arreglárselas con la forma en que la diabetes lo hace sentir y los sentimientos que le provoca el tener diabetes. Usted y su familia inevitablemente tendrán preocupaciones, ansiedades y temores a medida que pasen las semanas, los meses y los años. Sin embargo, la mayoría de las personas descubren con el tiempo que son en extremo adaptables y capaces de salir adelante a pesar de la diabetes. Pero es importante recordar en todo momento que la diabetes puede afectar nuestras emociones de diferentes maneras y que esas emociones pueden afectar también a la diabetes.

## RETOS MÁS COMUNES

Cuando se padece diabetes es fácil creer que se es la única persona que siente de determinada manera. Es fácil volverse renuente a compartir los sentimientos propios con otros. Sin embargo, es importante darse cuenta de que no está solo. Muchas otras personas luchan contra los mismos sentimientos y emociones que usted.

## El azúcar sanguíneo y las emociones

Tanto los niveles de azúcar sanguíneo altos como los bajos pueden causarle cambios evidentes de estado de ánimo. Por ejemplo, los niveles bajos le provocan nerviosismo e irritabilidad. En cambio, los altos lo hacen sentir muy cansado y, por ende, desganado o deprimido. Los efectos emocionales que causan los niveles altos y bajos de azúcar sanguíneo varían de una persona a otra, ya que es más probable que sean el resultado de sentirse mal físicamente que una repercusión directa del azúcar sanguíneo en el centro de control emotivo del cerebro. No caiga en la trampa de atribuir a los niveles de azúcar sanguíneo todos sus sentimientos, en particular los negativos. Recuerde, es posible que tan sólo se trate de reacciones a otras circunstancias de su vida personal.

Trate de distinguir entre los sentimientos relacionados con los niveles de azúcar sanguíneo y aquellos causados por otros factores. Atribuir todo a la diabetes puede impedirle descubrir el verdadero origen de la ansiedad que experimenta y, por lo tanto, resolver el problema y sentirse más feliz. También puede ser frustrante para los familiares y los amigos, ya que esa situación les impide interactuar con usted y compartir sus verdaderos sentimientos. Si usted se siente molesto o deprimido por algo, trate de identificar el origen del problema. Esta estrategia puede ayudarle a encontrar la solución.

## El estrés y el control de la diabetes

Las personas diabéticas con frecuencia sienten que las tensiones de la vida cotidiana afectan el nivel de azúcar sanguíneo. En realidad, se ha demostrado científicamente que el estrés puede ocasionar aumento o disminución del azúcar en sangre, y también que algunas personas diabéticas pueden ser más sensibles que otras a la forma en que las tensiones afectan el nivel de azúcar sanguíneo.

Es factible que las tensiones emocionales en el trabajo o en la casa incrementen o reduzcan el nivel de azúcar sanguíneo. Esto puede suceder en dos formas. Por un lado, el organismo produce las hormonas del estrés y ocasiona la fluctuación de los niveles de azúcar sanguíneo. Por el otro, las situaciones que provocan tensión también ocasionan cambios de comportamiento que afectan la rutina diaria y dificultan el control de la diabetes. Para contrarrestar esos efectos, puede optar por una terapia de apoyo. Muchos centros para el tratamiento de la diabetes cuentan con psicólogos capacitados para ayudar al diabético a manejar el estrés, que puede interferir con el buen control de la enfermedad. Es importante que el psicólogo que consulte tenga conocimientos sobre la diabetes y hable con los miembros del equipo médico que lo atiende a usted. El ejercicio y las técnicas de relajación también ayudan a algunas personas a manejar mejor el estrés.

A medida que usted vaya adquiriendo el control de su cuerpo y sus emociones, es importante que no se aisle de las demás personas. A veces, se sentirá tentado a retirarse porque siente que las personas que ignoran qué es la diabetes no comprenden su situación. Si bien es cierto que algunos individuos no lo entienden, muchos otros sí lo hacen. Puede serle de gran utilidad buscar la ayuda de familiares y amigos, así como de otras personas diabéticas. En particular, es importante que comparta sus preocupaciones con el doctor y su equipo médico. Lleve a algún familiar a las consultas médicas para incrementar la comunicación entre usted, su familia y los médicos.

## TENSIONES EXCLUSIVAS DE LA DIABETES

El diabético vive tensiones únicas día tras día. A continuación comentamos algunas de las dificultades más comunes que experimenta el diabético, según testimonios recogidos en el Centro Joslin. Es lógico que usted se identifique parcial o totalmente porque la diabetes afecta al organismo y los sentimientos de las personas en formas similares. Lo que varía es la forma en que el diabético enfrenta la situación. La diabetes es un trabajo de tiempo completo que exige perseverancia y dedicación. Por eso le recomendamos que no se aísle; pida el apoyo y la ayuda de familiares y amigos, así como de su médico y los demás miembros del equipo de especialistas que lo atiende.

### Trastorno crónico

La diabetes es un trastorno crónico, algo que nunca desaparece. Exige cuidado y atención diarios y, para muchas personas, puede ser desgastante emocionalmente, en particular si hay otros motivos de tensión en su vida. Una persona describe lo que vive de la siguiente forma: "No es como rodar una roca grande cuesta arriba, sino como traer un guijarro en el zapato".

La diabetes implica aprender lo que debe hacerse para después hacerlo día tras día en diferentes circunstancias. ¿Cómo se las arregla usted para vivir con esa molesta piedra en el zapato? Antes que nada, no hay nada malo en admitir que odia la diabetes. Eso está bien, ódiela. Nadie espera lo contrario. Asimismo, debe tolerarla para dirigir la energía de sus emociones al cuidado de su persona. Aceptar honestamente lo que siente, le ayuda a encontrar el equilibrio emocional y a enfrentar mucho mejor la carga de los cuidados diarios.

Casi todas las personas a las que se diagnostica diabetes pasan por varias etapas emocionales. Durante los primeros días, quizá les *abruma* la noticia, tal vez se sienten agobiadas y confundidas. Después es factible que pasen por una etapa de *negación*, en la que piensan que en realidad no tienen diabetes o que no es para tanto. De hecho, algunas personas continúan negando la seriedad de la enfermedad durante mucho tiempo y se enfrentan a la realidad cuando empiezan a sufrir complicaciones después de muchos años de no controlar bien los niveles de azúcar sanguíneo.

Otra reacción común es el *miedo* o la *ansiedad* ante la posibilidad de que la diabetes les provoque problemas a largo plazo en ojos, riñones, nervios u otros sistemas del cuerpo. Dado que estas complicaciones son más factibles cuando el control de la enfermedad es deficiente, es de vital importancia que el diabético llegue a la etapa de *aceptación* de la realidad tan pronto como sea posible. Al aceptarla puede empezar a ganarle la batalla a este padecimiento crónico. Entender que un buen control de los niveles de azúcar sanguíneo puede evitar o reducir al mínimo las complicaciones, le dará una sensación de control de su salud futura. Desde luego, habrá días en que se sienta triste y abrumado por la diabetes, aún después de aceptar la realidad.

## Naturaleza "invisible"

La diabetes es un trastorno invisible, una enfermedad que por lo general no se nota. Si usted entra en una habitación, fácilmente detecta a una persona con catarro, pero no puede decir quién tiene diabetes. Esta naturaleza invisible provoca conflictos internos e interpersonales. Por un lado, usted siente lo "mismo" que otras personas, los mismos deseos y necesidades. Quizá le guste comer dulces y disfrutar su independencia. Por otro lado, se siente "diferente". A diferencia de las personas que no tienen diabetes, usted debe vigilar lo que come y sacrificar parte de su independencia por cuidar de su salud. Aceptar esta presión —sintiendo simultáneamente lo mismo que los demás y sabiéndose diferente de los demás—, requiere esfuerzo. Para ver la situación con realismo, coméntela con la familia y su equipo médico.

La naturaleza invisible de la diabetes la hace "una enfermedad virtual". En otras palabras, si usted mantiene la diabetes más o menos bajo control, quizá no experimente síntomas inmediatos, aunque en su organismo estén ocurriendo cambios sutiles que pueden desencadenar complicaciones a largo plazo. Esta carencia de signos visibles puede llevarlo a sufrir recaídas en el tratamiento. Después de todo es fácil acordarse de tomar un descongestionante cuando se tiene la nariz congestionada. No es tan fácil seguir un plan de alimentación, hacer ejercicio con constancia, vigilar la sangre y tomar medicamentos cuando no hay signos de alarma aparentes. En consecuencia, tal vez le sea difícil seguir escrupulosamente el programa de tratamiento. Para otras personas resultará difícil recordar que deben vigilar lo que comen.

Seguir el tratamiento requiere concentración. Deberá recordar qué comió o cuánto ejercicio hizo; hacerse pruebas de azúcar en sangre y tomar las píldoras para la diabetes o aplicarse la insulina. Tendrá que adoptar una rutina, algo que es más fácil para unos que para otros. Adaptarse a un nuevo estilo de vida requiere disciplina y mucha paciencia, cualidades que no tienen muchas personas. Fíjese metas realistas que pueda alcanzar. Sobre la marcha vaya mejorando los cuidados, paso a paso.

## Frustración

La diabetes puede provocar frustración y coraje. A veces se sentirá molesto por tener diabetes. Quizá se sienta agobiado al tratar de aprender los aspectos fundamentales del cuidado de su salud. Habrá días en que su tratamiento interfiera con su trabajo, sus relaciones personales y su diversión. Al sentirse enojado o frustrado quizá afloje el paso en sus planes de alimentación, ejercicio, medicación o vigilancia. En realidad, los expertos han identificado más de 250 factores que pueden interferir con el seguimiento de un programa de tratamiento: desde echarle la culpa al clima hasta responsabilizar a terceros.

¿Cómo manejar la frustración? Una forma es darse cuenta de que todo el que padece diabetes tiene días buenos y malos. Habrá veces en que siga su plan de tratamiento y no vea los resultados esperados. Enfrentará tentaciones que le hagan más difícil seguir el tratamiento. En un taller reciente para personas diabéticas, el moderador preguntó: "¿Qué es lo más importante que se interpone con el seguimiento del programa de tratamiento?" Sin dudar, todo el grupo exclamó: "¡La comida!"

Así que si tiene problemas para seguir el plan de alimentación, ciertamente no está solo. El grupo también señaló otros obstáculos importantes: coincidir con los itinerarios de otras personas y viajar. ¿Dónde ha oído eso? Usted probablemente ha enfrentado las mismas dificultades. Para llevar a cabo los cuidados necesarios quizá debe cambiar sus sentimientos hacia la diabetes y su actitud cuando algo no anda bien. Tal vez se siente frustrado cuando al parecer hace todo lo posible por controlar los niveles de azúcar en sangre pero no obtiene buenos resultados. Se preguntará: "¿Qué caso tiene?" Y se sentirá desanimado o enojado al punto de desquitarse con otras personas o con usted mismo. Sentirá deseos de suspender el tratamiento.

Debe darse cuenta de que habrá días en que los niveles de azúcar en sangre suban o bajen sin motivo aparente, y de que es difícil conservar la motivación durante mucho tiempo. Acepte con sinceridad sus sentimientos en torno a este compromiso de por vida. En realidad, muchas de las formas que elija para manejar esos sentimientos le exigirán ser honesto consigo mismo; una evaluación clara de la tarea que le espera y de cómo va a enfrentar, de vez en cuando, las desilusiones y los fracasos. En esos momentos, en lugar de darse por vencido, intente ver el tratamiento de la diabetes como un tramo largo de la carretera. De vez en cuando se saldrá al acotamiento, o se le acabará la gasolina o se ponchará una llanta. Pero con la ayuda del equipo médico, la familia y otras personas diabéticas, volverá al camino.

## La naturaleza impredecible de la diabetes

La diabetes puede ser muy impredecible. Varía de una persona a otra. Sus efectos en el organismo cambian con el tiempo y se requieren ajustes a medida que van pasando los años. Puede cambiar con el estrés físico, como cuando usted se enferma. Incluso hay momentos en que el nivel de azúcar sanguíneo cambia repentinamente sin razón aparente. Alguna vez una persona diabética dijo: "Es una cosa absurda tras otra". Tal incertidumbre puede ser muy inquietante, y la gente se llega a sentir tan ansiosa ante la posibilidad de experimentar una reacción hipoglucémica, por ejemplo, que prefiere permanecer en su casa lo más posible, olvidarse de restaurantes o de viajar tanto como quisiera. O se va al extremo de mantener altos los niveles de azúcar sanguíneo casi todo el tiempo para evitar una reacción hipoglucémica.

Para manejar la naturaleza impredecible de la diabetes es importante aprender lo más posible sobre la enfermedad. De esa manera, estará preparado para enfrentar reacciones hiperglucémicas o hipoglucémicas (consulte Capítulos 11 y 12), para ajustar su tratamiento cuando presente otros trastornos (Capítulo 13), para saber qué comer en los restaurantes (Capítulo 29), y para viajar a pesar de ser diabético (Capítulo 22). Si está preparado para manejar diferentes situaciones, se sentirá más tranquilo. De hecho, descubrirá que gran parte de su vida puede seguir siendo como era antes.

## Una paradoja

La diabetes es un problema de salud que debe ser prioritario en su vida; sin embargo, no permita que la absorba. Esta disyuntiva le plantea una serie de interrogantes: ¿Estoy sano o enfermo? ¿Llevo el control o me controla? ¿Estoy al mando de la situación o indefenso? ¿Soy optimista o pesimista? ¿Soy independiente o dependiente? La forma en que conteste estas preguntas dependerá, en gran medida, de sus características personales y su actitud general ante la vida. Enfrentar la paradoja de la diabetes —es lo más importante y no debe ser lo más importante—, exige honestidad emocional, madurez y apoyo. Si lo logra, podrá controlar mejor la enfermedad. Sí, el tratamiento reviste la máxima importancia, pero la diabetes nunca ha sido ni será usted. Usted es una persona con muchas cualidades, sentimientos, pensamientos y habilidades que puede aprovechar para encontrar su realización personal, así como para enriquecer los ámbitos familiar, laboral y social. Si se define a usted mismo en esta forma positiva, el cuidado de la diabetes se convierte en un medio para lograr un fin; es una manera de mantener la salud para poder ser como usted es realmente.

## UN FUTURO PROMETEDOR

Es natural que se haya preocupado por su futuro cuando le diagnosticaron la diabetes. Es probable que tuviera conocimiento de las serias complicaciones que pueden llegar a presentar las personas que han padecido la diabetes durante muchos años. Quizá conozca a alguien que esté enfermo de los ojos o incluso ciego a causa de la diabetes. Naturalmente, esta situación le provoca ansiedad y angustia y lo lleva a cuestionar lo que le depara el futuro.

Algunas personas con diabetes crónica mal controlada presentan diversas complicaciones. Sin embargo, insistimos en que hay muchas razones para sentirse esperanzado. Las investigaciones realizadas a la fecha demuestran que los procedimientos de tratamiento y vigilancia intensivos —que le ayudan a mantener un buen control de los niveles de azúcar sanguíneo— le permiten prevenir, retardar o reducir la gravedad de las complicaciones.

Si bien nada garantiza que todos los diabéticos se salven de las complicaciones de la diabetes, es menos probable que se presenten si se mantiene un buen control de los niveles de azúcar en sangre. En el estudio DCCT (por sus siglas en inglés), los médicos vigilaron el avance de las personas que adoptaron la "terapia intensiva", en la que se administraban dosis múltiples de insulina al día y mantenían un estrecho control de la diabetes verificando con frecuencia el nivel de azúcar sanguíneo todo el día y ajustando las dosis de insulina a los resultados obtenidos. Quienes ya experimentaban problemas oculares al iniciarse este estudio de 10 años, tenían 76 por ciento menos probabilidades de desarrollar signos de enfermedad ocular al término del experimento. Quienes seguían una terapia intensiva tenían 35 por ciento menos riesgo de derramar pequeñas cantidades de proteínas en la orina (*microalbuminuria*). Por otro lado, la terapia intensiva redujo el riesgo de desarrollar enfermedades de los nervios (*neuropatía*) en un 70 por ciento. Algunas personas con terapia intensiva experimentaron más episodios de reacciones hipoglucémicas graves y subieron de peso. Sin embargo, el principal descubrimiento del estudio DCCT fue que cualquier mejoría en el control de los niveles de azúcar se tradujo en una clara reducción de los riesgos de presentar complicaciones.

Abundan casos así y deben servir para motivarlo a usted a no desviarse de su programa de tratamiento. Le recomendamos que analice otras alternativas para mejorar el control de la diabetes, como la terapia intensiva; tal vez pueda conocer a otras personas que siguen ese tipo de terapia con magníficos resultados. Desde luego, si decide embarcarse en ese método de tratamiento, necesitará la ayuda de especialistas en terapia intensiva.

## NO OCULTE QUE ES DIABÉTICO

Algunas personas tratan de mantener en secreto su diabetes. Creen que si se descubre, se les considerará "diferentes" y serán objeto de algún tipo especial de atención. Temen perder oportunidades de ascenso en su trabajo o distanciarse de amigos y conocidos. Algunas de estas preocupaciones son válidas; hay personas que no entienden lo que es la diabetes y tienen que aprender más al respecto. Por otro lado, hay patrones que desconocen la enfermedad y se niegan a contratar o ascender a personas diabéticas. Por lo tanto, no es realista afirmar que no tiene motivos para preocuparse.

Por otro lado, ocultar a los demás que usted es diabético también acarrea dificultades. Se sentirá tenso y relegado tratando de cuidar de su salud sin que nadie se entere. Permitir que quienes lo rodean sepan que tiene diabetes le dará acceso al apoyo que tanto necesita para manejar la enfermedad. Por razones de seguridad, es conveniente que alguien cercano en el trabajo sepa cómo ayudarlo en caso de una reacción hipoglucémica repentina.

Los familiares, amigos y compañeros de trabajo le brindarán apoyo en su empeño por no apartarse de los programas de alimentación, ejercicio constante, medicación y vigilancia. Algunas personas diabéticas solicitan a un amigo o familiar que vaya aprendiendo junto con ellas los aspectos fundamentales de la diabetes para llegar a dominar el arte de controlar la enfermedad. De esa manera cuentan con un aliado con quien compartir desilusiones y victorias y que los puede ayudar cuando sea necesario.

## LA CLAVE DEL ÉXITO

La siguiente lista pone de relieve aspectos que pueden serle de utilidad para controlar la diabetes. Repásela de vez en cuando para reordenar sus sentimientos y pensamientos de acuerdo con los cambios que se hayan dado en su vida.

- *Conózcase a sí mismo*
  Identifique los factores que pueden interferir con el control de la diabetes en su caso particular. ¿Tiende a comer alimentos grasosos? ¿Le incomoda verificar los niveles de azúcar durante la jornada escolar o en el trabajo? ¿Come con frecuencia en restaurantes? ¿Su tipo de trabajo lo hace perder la noción del tiempo? Si se concentra en los principales obstáculos, encontrará la forma de vencerlos.

- *Dependa de sí mismo*
  No dependa mucho de otras personas. Usted es fundamentalmente el único responsable de su tratamiento y de su salud en general. Considere la impor-

tancia de los planes de alimentación, ejercicio y medicación y de las pruebas de azúcar en sangre.

• *Controle el estrés*
Identifique los factores que le causan tensión, desgaste o ansiedad. Alivie el estrés con la ayuda del equipo médico que lo atiende.

• *Sea previsor*
A diferencia de las personas que no tienen diabetes, usted debe planear su día. Por otro lado, necesita estar preparado para manejar aumentos o disminuciones de los niveles de azúcar sanguíneo. Estar prevenido lo hará sentir más tranquilo y confiado.

• *Fíjese metas factibles*
Con la ayuda de su equipo médico, fije metas prácticas. Aborde el cuidado de la diabetes en forma gradual. Con los años, mejorará su nivel de comprensión de la diabetes y las técnicas de tratamiento.

• *Sea realista*
No siempre va a poder controlar completamente la diabetes. Tendrá días buenos y malos. Cuando falle, no se atormente, simplemente trate de volver a comenzar sin sentimiento de culpa.

• *Pida apoyo*
Diga a sus familiares y amigos lo que su apoyo significa para usted. Defina lo que es provechoso para usted (lo que representa un gran apoyo para unas personas puede no serlo para otras). Explíqueles la forma específica en que pueden ayudarlo a cumplir con su programa de tratamiento. Lleve a miembros de su familia a conocer al equipo médico que lo atiende. Ésta es una forma muy constructiva de incluirlos en su red de apoyo.

# CAPÍTULO 20

## QUÉ COMER EN OCASIONES ESPECIALES

Gran parte del tratamiento de la diabetes se centra en el plan de alimentación, los alimentos que come, coordinados con los programas de ejercicio y medicación. Cuando está en su casa, la escuela o el trabajo, puede adoptar una rutina que tome en cuenta todos esos aspectos. Pero qué sucede cuando come en un restaurante o en casa de otra persona. Con un poco más de planeación y previsión disfrute de comer fuera.

Cabe hacer notar que uno de los aspectos más agradables de no comer en casa no tiene nada que ver con la comida. Se trata del placer de pasar el tiempo en compañía de personas importantes para usted. Si se concentra en el significado social de comer fuera, se formará una mentalidad más sana. Parte de esa mentalidad es saber adaptarse a lo inesperado: alimentos de no muy buena calidad, servicio lento o la tentación de comer lo prohibido. Si lo inesperado ocurre, de todas maneras disfrutará de la comida porque ya decidió que lo más importante de salir a comer es gozar de la compañía de amigos y familiares.

Desde luego, sigue siendo importante comer alimentos nutritivos. Aunque no coma en su casa puede controlar la dieta. Adapte las recomendaciones para controlar la diabetes en su casa y prepare una estrategia para comer fuera.

# LA ELECCIÓN DEL RESTAURANTE

## Busque con cuidado

De ser posible, elija un restaurante que ofrezca una amplia variedad de alimentos asados u horneados, como pescados y aves. En muchos restaurantes ya cuentan con menús especiales bajos en grasa, colesterol y sodio. Evite los lugares donde sólo sirvan grandes porciones de alimentos grasosos. Seguir esta recomendación le ayuda a prevenir los problemas de salud que provoca una alimentación con alto contenido de grasa y también le es útil si está tratando de bajar de peso.

## Aprenda a negociar

Si forma parte del grupo que va a elegir el restaurante, no tema opinar. Diga lo que piensa en forma clara y contundente. Quizá logre que los demás acepten ir a un restaurante que ofrezca algo para todos los gustos: filete para su amigo y pollo con poca grasa para usted.

## Investigue antes

Quizá ya se haya elegido el restaurante. Si usted no lo conoce, llame antes para saber qué ofrece. Pregunte si puede ordenar platillos especiales. ¿Me pueden preparar el pescado al horno en vez de frito? ¿Con las salsas a un lado? ¿Sin aderezos ricos en sodio? El objetivo de los restaurantes es atraer y conservar a los clientes, así que la mayoría atenderá sus peticiones con gusto. Le convendrá decidir lo que va a ordenar cuando llame al restaurante para que todo esté bajo control cuando salga con sus amigos.

## Peligro a la vista: ¡coma todo lo que quiera!

Quizá usted piense que los restaurantes con bufét son una buena opción. Después de todo, puede ver los alimentos, apreciar cómo están preparados y servirse la ración que desee. Si tiene un excelente autocontrol, quizá sea una buena alternativa. Pero recuerde, estos lugares se anuncian con el lema "Coma todo lo que quiera", no "Coma todo lo que deba". La mayoría de las personas sucumben a la tentación de servirse demasiada comida; especialmente negativo si está tratando de bajar de peso como parte del programa de control de la diabetes. Todo se ve tan apetitoso que es difícil resistirse.

Las barras de ensaladas ofrecen la misma tentación. Si se limita usted a comer verduras crudas y aderezos bajos en calorías, no tiene problema. Puede experimentar con jugo de limón o vinagre, pero tenga cuidado con el queso, el huevo, la ensalada de papa, las gelatinas y los aderezos para ensalada ricos en grasas.

## Llame a su anfitrión

Si está invitado a comer a la casa de un amigo, es conveniente llamarle uno o dos días antes para pedirle que aparte raciones pequeñas para usted: carne sin salsa o verduras sin mantequilla. Es menos mortificante para el anfitrión hacer ligeros ajustes al preparar los alimentos, que enterarse cuando ya es demasiado tarde.

## Un horario preciso

El horario de las comidas es muy importante para las personas diabéticas. La insulina alcanza su máximo efecto en el torrente sanguíneo en un momento específico. Si come más tarde de lo previsto, corre el riesgo de sufrir una reacción hipoglucémica porque la insulina sigue actuando aunque usted no coma. Algunos de los primeros signos de la reacción insulínica son temblor, sudoración excesiva y nerviosismo, que sin duda estropearían la ocasión. A continuación le presentamos algunas medidas para ayudarle a respetar el horario de la insulina.

## Hable claro

La clave —ya sea que coma en su casa o en un restaurante— es programar las comidas de acuerdo con el horario de la insulina, o viceversa. Quizá sea necesario que se vuelva usted más explícito, que no dude en opinar cuando sus amigos o parientes estén decidiendo a qué hora ir a comer. Con toda seguridad entenderán sus necesidades.

Tal vez alguien lo haya invitado a cenar a su casa. Si el anfitrión le pregunta a qué hora quiere cenar, elija un horario cercano al acostumbrado. Recuerde, el buen anfitrión trata de complacer a sus invitados. No siempre podrá controlar el horario de la comida porque a veces no se sabe cuándo la va a servir el anfitrión; con una breve llamada telefónica se resuelve el problema.

## Prepárese para un retraso

A veces ya está fijada la hora de la cena, por ejemplo en una boda. Si está programada dos horas después de su horario acostumbrado, haga algunos ajustes. Aquí le presentamos algunas opciones:

• *Intercambie refrigerio por comida.* Coma un refrigerio en el horario de la comida fuerte. Este intercambio puede interferir un poco con el ciclo normal de la insulina, pero es mucho mejor que dejar de comer por completo. Por ejemplo, si tiene diabetes Tipo I (insulinodependiente), el refrigerio le aportará nutrientes sobre los que puede actuar parte de la insulina que alcanzará su máximo efecto después de la inyección programada normalmente para antes de las comidas. De hecho, aunque planee comer a tiempo, un refrigerio ligero antes de cenar le ayudará a contrarrestar retrasos inesperados: que su reservación no está lista, o que el servicio sea lento. Recuerde incluir el refrigerio como parte de la ingestión de calorías totales. Si tiene diabetes Tipo II (no insulinodependiente) e intenta bajar de peso, un pequeño refrigerio antes de cenar le ayudará a controlar el apetito. Cuando por fín se sirva la cena, comerá menos.

• *Ajuste los medicamentos.* Si sabe que el horario de la comida se va a demorar mucho tiempo, quizá deba ajustar los medicamentos. Por ejemplo, si generalmente se aplica insulina de acción rápida antes de comer, el medicamento entrará en el torrente sanguíneo 30 minutos más tarde y alcanzará su máximo efecto 2 ó 4 horas después. Si no va a comer en su casa, puede adelantar unos 30 minutos el horario en que siempre se aplica la insulina regular (de acción rápida). Esta medida implica llevar consigo la insulina y la jeringa. Si toma píldoras para la diabetes, que incrementan la sensibilidad del organismo a la insulina, ajuste el horario del medicamento al horario de la comida. Consulte a su equipo médico antes de hacerlo.

## Programe el ejercicio
El ejercicio es importante para las personas diabéticas porque les ayuda a mantener el azúcar sanguíneo en niveles normales, que generalmente son más bajos antes de comer. Si hace ejercicio antes de los alimentos, el azúcar en sangre puede disminuir aún más; de ser posible, hágalo después. De hecho, el ejercicio le ayuda a regular el azúcar sanguíneo después de haber salido a comer. Si cree que comió demasiado en el restaurante, salga a caminar después para reducir el nivel del azúcar en sangre. Para mayor información sobre el horario de ejercicio, consulte el Capítulo 5.

## Lo que más le conviene
Quizá le guste más salir a comer a la hora del almuerzo que de la cena. Después de todo, las raciones son menores y eso le ayudará a no subir de peso, y los precios también son menores.

Puede ser que usted tienda a comer de más en los restaurantes, sin importar la hora. Si es así, restrinja las salidas. Usted se conoce mejor, sea honesto. Tal vez signifique que va a comer fuera menos veces, pero lo importante es que está adquiriendo hábitos más saludables. Si su trabajo o su horario le exigen salir a comer a la hora del almuerzo, ordene una ensalada con carnes frías sin grasa y un aderezo bajo en calorías, o bien un emparedado de pavo con lechuga y jitomate (tomate).

## SABIAS ELECCIONES
Si está siguiendo el plan de intercambio de alimentos, aplicarlo en el restaurante significa calcular los "intercambios" que se equiparen a los equivalen-

tes de leche, verduras, fruta, pan, almidones, carne y grasas del plan de alimentación. Si usted tiene mucha experiencia planeando sus alimentos, no tendrá ningún problema. Ha aprendido a tomar esas decisiones durante muchos años. A continuación presentamos algunas sugerencias que le serán de utilidad a quienes llevan un plan de intercambio de alimentos cuando deban convertirlo en una saludable comida de restaurante. (Muchas de las sugerencias pueden ser aprovechadas por las personas que siguen otro tipo de planes de alimentación). Más adelante, en este mismo capítulo, encontrará una muestra de menú para el almuerzo que le indica cómo calcular la ración de los equivalentes.

## Lleve consigo una tarjeta con el plan de alimentación

Más adelante aparece la muestra de una tarjeta con el plan de alimentación que usted puede copiar y llevar consigo en la cartera o la bolsa. A menos que haya memorizado el plan, llene esta tarjeta y no la olvide cuando salga a comer. En algunos casos ya conocerá el menú y podrá planear los intercambios con anticipación. O llame al restaurante para planear los cambios. Una vez satisfecho con lo que decida, ordene sin abrir el menú; se sentirá menos tentado a ordenar algo más.

## Use las listas de intercambio de alimentos

Para adecuar los alimentos del menú del restaurante a su plan de alimentación, use la lista de intercambios (véase Apéndice: Listas de equivalentes). Tal vez usted sepa cómo clasificar una amplia variedad de alimentos. Si no, lleve consigo una lista breve de los alimentos que generalmente come en los restaurantes.

## Pregunte al mesero

En casa puede limitarse a platillos más bien sencillos, pero cuando sale a comer es más divertido probar alimentos "extravagantes", descritos con términos raros. Pregunte al mesero o al chef el significado de términos específicos; por ejemplo, "¿Qué es marinado?" (la comida marinada y asada a la parrilla es muy común en la cocina Cajún).

## Prepárese con anticipación

Mejor aún, prepárese con anticipación para salir a comer a un restaurante: investigue cómo cocinan ciertos platillos. Revise algún libro de cocina escrito para personas sujetas a una dieta especial y compare los intercambios correspondientes a alimentos específicos. Descubrirá que no todas las pechugas de pollo son iguales. Por ejemplo, una porción de 100 gr de pechuga de pollo a la teriyaki (marinada con salsa teriyaki y asada a la parrilla) es una buena opción con bajo contenido de grasa, pero el pollo a la Kiev (pechuga rellena de mantequilla y queso, empanizada, frita y aderezada con salsa de mantequilla) es un platillo con alto contenido de grasa que debe evitar.

## Elija el platillo principal

Al buscar opciones en el menú del restaurante, empiece por el platillo principal. Esta parte de la comida es la fuente principal de calorías y grasa. Busque opciones bajas en grasa, como pescado y aves (pida al chef que retire el pellejo antes de cocinarlo). Lea cómo están preparados los alimentos. Si el menú no es muy claro en ese sentido, pregúntele al mesero. Evite las grasas "ocultas" que acompañan a los alimentos fritos en mantequilla o aceite. También investigue cómo sirven los alimentos. Una opción baja en grasas como la pechuga de pavo puede convertirse automáticamente en "grasosa" al bañarla con una deliciosa salsa. Algunas salsas son bajas en grasa pero contienen azúcar, como la salsa agridulce. Si la carne se saltea en vino, por lo general está dentro de las recomendaciones de alimentos bajos en grasa (consulte la lista). Siempre que sea posible, pida que le sirvan la salsa a un lado; podrá probarla, pero no es necesario que la comida nade en ella.

Las raciones de los restaurantes con frecuencia son grandes, y los platillos principales son ricos en calorías derivadas de las proteínas. Si no desea comer el platillo completo, comparta la mitad con alguien más en la mesa. Otra sugerencia es que elija un plato de las listas de entremeses, sopas, ensaladas y panes. Seguramente usted estará más familiarizado con esos alimentos, que pueden combinarse para formar una creativa comida balanceada. Muestra: coctél de camarones, sopa de pollo con verduras, ensalada del chef.

## Elija los demás platillos

La mayoría de los restaurantes ofrecen más calorías en una comida de las que una persona necesita. Para no apartarse de su plan de alimentación, omita uno de los platos. Si la comida incluye un entremés, evite los fritos. También descarte los alimentos preparados con productos lácteos (por ejemplo, una salsa preparada con crema agria o queso); las sopas con caldo de pollo o un vaso chico de jugo de tomate son buenas opciones.

Elija la ensalada mixta que le da volumen y lo hace sentir satisfecho; una buena medida para no comer en exceso. Tenga cuidado con los carbohidratos y las grasas de muchos de los aderezos para ensalada. Pida que se lo sirvan a un lado y consuma una cantidad pequeña. También puede ordenar aderezos bajos en calorías, rodajas de limón o vinagre.

La mayoría de los restaurantes en los Estados Unidos ofrecen papas o arroz como guarnición de los platos principales. El arroz hervido es una buena opción baja en calorías. La papa al horno también tiene un bajo contenido de grasa, pero pida que le sirvan los condimentos a un lado. Evite las grasas de la mantequilla y la crema agria. Para agregarle sabor a la papa sin aumentar calorías, añádale condimentos como pimienta, sal de cebolla o mostaza. Tome en cuenta que las papas fritas, gratinadas y empanizadas tienen un alto contenido de grasa.

## Aléjese del pan

Quizá usted sea de los que tienen el hábito de comer los palitos de pan que hay en la mesa mientras espera su orden. Si calculó el pan de mesa en su plan de alimentación, no hay problema. Si no lo incluyó y no le conviene ingerir esas calorías de más, ponga el pan fuera de su alcance o pida al mesero que lo retire.

## Calcule las porciones

Cuando va a un restaurante, en particular si es por primera vez, uno de los "grandes misterios" es el tamaño de las porciones. Las calculará mejor si practica primero en su casa. Use tazas y cucharas medidoras estándar y una pequeña báscula para aprender a calcular el tamaño correcto de la porción. En casa, mídalas con cuidado, y en el restaurante, cuando llegue su orden, calcule la porción a ojo de buen cubero y compárela mentalmente con las que se sirve en su casa. Si parece más grande, deje unos cuantos bocados. Mejor aún, de inmediato separe a un lado del plato la porción innecesaria, quizá para ofrecer "una probada" a quienes pensaban ordenar lo mismo. Y no olvide el sistema que los restaurantes usan para ayudarle a controlar el tamaño de las porciones, la bolsa para llevarle las sobras al perro.

## El dilema del postre

Vigilando la ingestión total de carbohidratos, aprende a incorporar los alimentos que le gustan a sus comidas. El postre no es la excepción, pero no puede darse el lujo de que los niveles de azúcar sanguíneo se disparen al cielo. Si sigue cuidadosamente el plan de alimentación o cualquier otro programa, como el recuento de carbohidratos, puede comer una pequeña ración de postre.

Evite los postres con mayor contenido de azúcar y grasas. Trate de encontrar opciones bajas en calorías y sin grasa. Una pequeña porción de yogurt congelado sin grasa en lugar de un equivalente de pan es un intercambio aceptable.

## Alcohol

En restaurantes y eventos sociales se sirven bebidas alcohólicas. Muchas personas diabéticas pueden beber alcohol con moderación. Pero primero consulte a su médico, porque el alcohol puede interferir con el control de la diabetes o interactuar con los medicamentos que toma. Para mayor información sobre los efectos del alcohol en la diabetes, consulte el Capítulo 21.

## Sea realista

Acepte el hecho de que nada es perfecto en la vida. Ya sea que coma en su casa o fuera, haga su mejor esfuerzo. Recuerde que los planes de alimentación son flexibles; las comidas no están grabadas en piedra.

Esté preparado para vivir pequeños tropiezos. Si el mesero, por error, agrega aderezo a la ensalada, devúelvala con cortesía. Si en un principio le cuesta trabajo convertir los intercambios o calcular la cantidad total de carbohidratos en un platillo en el restaurante, no se desespere. Será más fácil con la práctica. Y si tiene una caída momentánea, recuerde que todos nos equivocamos de vez en cuando. Continúe con actitud positiva.

A continuación aparecen dos listas de términos que encontrará con cierta frecuencia en los menús de los restaurantes. Al ordenar, use estas listas para tomar decisiones atinadas.

### ¡APROBADAS!

Las siguientes palabras describen ingredientes o modos de preparación relativamente bajos en grasa, colesterol y calorías comparados con otros productos del menú de un restaurante.

| | |
|---|---|
| horneado | (vigile el contenido de azúcar) |
| a la parrilla | marinado |
| hervido | trocitos de carne sazonados y asados |
| al carbón | salteados en salsa de vino baja en calorías |
| al vapor | |
| asado | salsa de champiñones baja en calorías |
| poco frito | |
| (pida aceite insaturado, como de | salsa de tomate |
| oliva, maíz o canola) | salsa teriyaki (rica en sodio) |
| cocido a fuego lento | salsa oriental (rica en sodio) |
| estofado | salsa de limón |
| escalfado | sobre cama de verduras mixtas |
| a las brasa | con hierbas y especies |
| (es frecuente con el pescado) | cocinado con curry |
| a la parrila con madera de mezquita | estilo cajún |
| a la barbecue | aderezo bajo en calorías |

## ¡DESCARTADAS!

Tenga cuidado cuando lea las siguientes palabras en los menús. Estos ingredientes o modos de preparación generalmente tienen un alto contenido de grasa, colesterol y calorías.

| | |
|---|---|
| frito | Newburg |
| bien frito | Thermidor |
| frito en sartén | a la moda |
| empanizado y frito | mantequilla |
| dorado | crema agria |
| relleno | pato |
| gratinado | tocino |
| servido con *gravy* (salsa de carne) | salchicha |
| salsa dulce | queso (gratinado, fundido) |
| cremoso | queso tipo Roquefort o azul |
| salsa cremosa de vino | salsa holandesa |
| salsa cremosa de queso | mayonesa |
| salsa agridulce | guacamole |
| a la caserola | tostada |
| | leche de coco |

Listas tomadas de: *The Restaurant Companion: A Guide to Healthier Eating Out* (Hope Warshaw, Chicago: Surrey Books, 1990).

## Equivalentes de comida rápida

Los restaurantes de comida rápida ofrecen alimentos cómodos y a precios razonables. Sin embargo, también se les conoce por su alto contenido de grasa y calorías. De hecho, es fácil consumir cinco o más "equivalentes de grasa" en una comida. Si planea con anticipación sus comidas, puede reservar los equivalentes de grasa diarios para una comida con alto contenido de grasa de vez en cuando. Las *Listas de Equivalentes* del *Apéndice* pueden ayudarle a incorporar selecciones de comida rápida en el plan de alimentos.

Mejor aún, ordene algo bajo en grasa. Algunos restaurantes de comida rápida ofrecen alternativas poco grasosas como leche descremada, papa al horno o ensaladas de lechuga. Algunos están empezando a ofrecer hamburguesas con menos grasa, preparadas con complementos vitamínicos como algas y frijol de soya (tofu). También puede ordenar hamburguesas a la parrilla, no fritas, y emparedados de pollo a la parrilla. Sin embargo, tenga presente que muchos de los productos que los restaurantes de comida rápida clasifican como bajos en grasa, quizá no lo sean lo suficiente como para comerlos con demasiada frecuencia.

## Cocina internacional

Muchos platillos internacionales pueden integrarse a su plan de alimentación. Pregunte a su dietista sobre la comida italiana, china, mexicana o india. Por otro lado, le recomendamos comprar un libro de cocina internacional (consulte la lista de libros en el Capítulo 23).

Comer con familiares y amigos es uno de los mayores placeres de la vida. Esto no tiene que cambiar porque usted tiene diabetes. Disfrute de una amplia variedad de deliciosos alimentos sin apartarse del plan de alimentación.

### FIGURA 20-1 EJEMPLO DE UN MENÚ

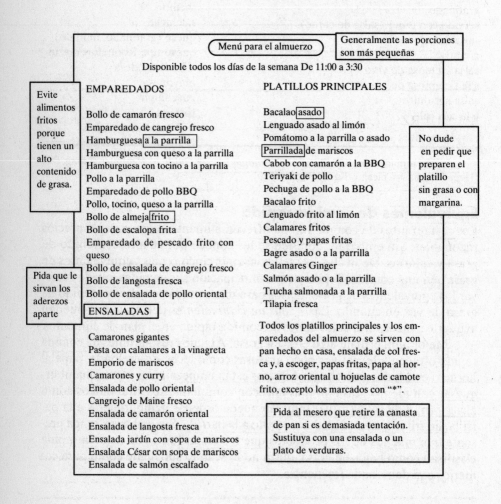

Menú para el almuerzo

Generalmente las porciones son más pequeñas

Disponible todos los días de la semana De 11:00 a 3:30

Evite alimentos fritos porque tienen un alto contenido de grasa.

Pida que le sirvan los aderezos aparte

**EMPAREDADOS**

Bollo de camarón fresco
Emparedado de cangrejo fresco
Hamburguesa a la parrilla
Hamburguesa con queso a la parrilla
Hamburguesa con tocino a la parrilla
Pollo a la parrilla
Emparedado de pollo BBQ
Pollo, tocino, queso a la parrilla
Bollo de almeja frito
Bollo de escalopa frita
Emparedado de pescado frito con queso
Bollo de ensalada de cangrejo fresco
Bollo de langosta fresca
Bollo de ensalada de pollo oriental

**ENSALADAS**

Camarones gigantes
Pasta con calamares a la vinagreta
Emporio de mariscos
Camarones y curry
Ensalada de pollo oriental
Cangrejo de Maine fresco
Ensalada de camarón oriental
Ensalada de langosta fresca
Ensalada jardín con sopa de mariscos
Ensalada César con sopa de mariscos
Ensalada de salmón escalfado

**PLATILLOS PRINCIPALES**

Bacalao asado
Lenguado asado al limón
Pomátomo a la parrilla o asado
Parrillada de mariscos
Cabob con camarón a la BBQ
Teriyaki de pollo
Pechuga de pollo a la BBQ
Bacalao frito
Lenguado frito al limón
Calamares fritos
Pescado y papas fritas
Bagre asado o a la parrilla
Calamares Ginger
Salmón asado o a la parrilla
Trucha salmonada a la parrilla
Tilapia fresca

No dude en pedir que preparen el platillo sin grasa o con margarina.

Todos los platillos principales y los emparedados del almuerzo se sirven con pan hecho en casa, ensalada de col fresca y, a escoger, papas fritas, papa al horno, arroz oriental u hojuelas de camote frito, excepto los marcados con "*".

Pida al mesero que retire la canasta de pan si es demasiada tentación. Sustituya con una ensalada o un plato de verduras.

## FIGURA 20-2. TARJETA DEL PLAN DE COMIDAS

**DESAYUNO**
Equivalentes                                         Hora —————————

————————————————————— Leche
————————————————————— Fruta
————————————————————— Pan/almidón
————————————————————— Carne
————————————————————— Grasa

**REFRIGERIO MATUTINO**                              Hora —————————

**ALMUERZO**
Equivalentes                                         Hora —————————

————————————————————— Leche
————————————————————— Fruta
————————————————————— Pan/almidón
————————————————————— Carne
————————————————————— Grasa

**REFRIGERIO VESPERTINO**                            Hora —————————

**CENA**
Equivalentes                                         Hora —————————

————————————————————— Leche
————————————————————— Fruta
————————————————————— Pan/almidón
————————————————————— Carne
————————————————————— Grasa

**REFRIGERIO NOCTURNO**                              Hora —————————

# CAPÍTULO 21

# ALCOHOL, DROGAS Y DIABETES

Las personas diabéticas no viven en una burbuja. Al igual que el resto de la gente, contraen los virus de la gripe, sufren dolores de cabeza y otros problemas de salud que deben ser tratados con medicamentos, de venta libre o restringida. En general, los diabéticos pueden tomar casi los mismos medicamentos que usan las personas que no tiene diabetes, pero es necesario tener cuidado para evitar problemas. Lo más recomendable es consultar primero al médico.

Además de los medicamentos de venta libre o restringida, existen las llamadas sustancias recreativas, tanto legales como ilegales. Dos de las más comunes en los Estados Unidos son el *alcohol*, que se encuentra en las bebidas, y la *nicotina*, componente del tabaco. Entre los medicamentos ilegales se incluyen la *mariguana*, la *cocaína* y la *heroína*, que pueden tener una repercusión considerable en el control de la diabetes.

Todos los medicamentos son sustancias químicas que el organismo debe manejar al mismo tiempo que maneja la diabetes y convierte los alimentos en energía. Por ello es importante saber en qué forma pueden interactuar con la diabetes.

## MEDICAMENTOS DE VENTA LIBRE

Si usted es diabético, probablemente puede usar la mayoría de los medicamentos de venta libre que usa el resto de la gente. Sin embargo, hay algunas excepciones. Por ejemplo, debe tener cuidado con los medicamentos sumamente azucarados, como los remedios para la tos que emplean jarabes concentrados como base. De vez en cuando, su médico le permite usar ese tipo de medicamentos siempre y cuando usted compense el incremento de azúcar.

Quizá le preocupe la información que contienen las etiquetas de los medicamentos de venta libre, tales como descongestionantes o antihistamínicos. En muchos de los medicamentos para la gripe se lee: "No emplearlo en personas con hipertensión, diabetes..." Estas medicinas estimulan a las glándulas suprarrenales para producir adrenalina, que puede elevar los niveles de azúcar sanguíneo, aunque ligeramente. Estas advertencias obedecen a razones legales para liberar al fabricante de responsabilidad, aunque el riesgo real para una persona con diabetes es bastante pequeño. Usted puede pasar por alto las advertencias de los medicamentos de venta libre, siempre y cuando su médico apruebe su uso.

Lo que realmente preocupa a los diabéticos es usar estos medicamentos para curar la gripe sin vigilar correctamente si suben los niveles de azúcar sanguíneo y cetonas y terminar con una cetoacidosis diabética. El diabético que contraiga una enfermedad, como la gripe, debe seguir las reglas que aparecen en el Capítulo 13 y llamar a su médico.

## MEDICAMENTOS DE VENTA RESTRINGIDA

Los medicamentos cuyo uso esté reglamentado sólo pueden comprarse con receta médica. Esta limitación es un obstáculo para proteger a los usuarios contra sustancias dañinas. La receta médica elimina el obstáculo, una vez que su médico ha decidido que no le perjudica tomar el medicamento de acuerdo con instrucciones estrictas.

Algunos medicamentos de venta restringida pueden interferir con el control de la diabetes. Por ejemplo, las píldoras para la diabetes (diuréticos), la cortisona, las píldoras anticonceptivas y los complementos de estrógeno pueden elevar los niveles de azúcar sanguíneo. Los tratamientos para la diabetes en combinación con alcohol, salicilatos (como la aspirina), y beta bloqueadores (que toman algunas personas con problemas cardíacos) pueden desencadenar o enmascarar los síntomas de la hipoglucemia. Como se aprecia, pueden surgir problemas cuando se toman varios medicamentos de venta restringida; lo importante es informar a su médico respecto de todos los que esté usando.

## ALCOHOL

Aunque el alcohol es una sustancia cuyo uso responsable es legal, ciertamente es una droga. Quizá usted sea una persona que disfruta beber una copa en una reunión social. Ahora que tiene diabetes, ¿puede seguirlo haciendo?

Muchos diabéticos pueden consumir bebidas alcohólicas, pero siempre con moderación. Es recomendable que consulte a su médico porque el acohol puede interactuar con los medicamentos que tome. Si su médico lo aprueba, es conveniente que sólo tome más de uno o dos "equivalentes de alcohol" al día, y de preferencia en un lapso de dos horas o más. Un equivalente de alcohol es:

- 120 ml de vino
- 360 ml de cerveza ligera
- bebida combinada con 45 ml de contenido de alcohol, como el whiski o el vodka. Mezclada con bebidas sin azúcar. No use refrescos con azúcar, jugo o mezclas como Tom Collins, que contienen gran cantidad de carbohidratos y calorías.

El alcohol puede disminuir los niveles de azúcar sanguíneo y causar reacciones hipoglucémicas extremas en las personas que se aplican insulina, así como en aquellas que toman píldoras para la diabetes. El alcohol pasa directamente del estómago al torrente sanguíneo y de ahí al hígado, donde se desdobla. Mientras el hígado procesa el alcohol, se bloquea casi por completo su capacidad para liberar azúcar. En esencia, el hígado se "distrae" de su función normal. Esto puede causar que el azúcar sanguíneo baje y se produzca una reacción hipoglucémica, hasta 36 horas después de ingerir el alcohol.

Por eso debe comer mientras bebe. Los alimentos en el estómago retardan la absorción del alcohol en el torrente sanguíneo y reducen la cantidad que llega al hígado, de tal suerte que éste puede llevar a cabo mejor sus funciones, al tiempo que procesa una cantidad menor de alcohol.

Si está tratando de bajar de peso, recuerde que el alcohol no es un alimento dietético; es rico en calorías y puede retardar sus esfuerzos para adelgazar. Por ejemplo, una cerveza de 260 ml, 120 ml de vino o 45 ml de licor con alto contenido de alcohol, contienen 100 calorías respectivamente. El alcohol también estimula el apetito, lo cual repercute en la dieta.

¿Cómo deben considerarse estas calorías adicionales? ¿Como un "intercambio" en el plan de alimentación? Si se aplica insulina, no se recomienda intercambiar las calorías obtenidas del alcohol por las calorías obtenidas de los alimentos. Sin embargo, si no se aplica insulina, debe compensar las calorías de la bebida alcohólica reduciendo el número de calorías del plan de alimentación, en particular si trata de bajar de peso. Le será de gran utilidad el Cuadro 21-1, que incluye los equivalentes de los grupos de alimentos para diferentes tipos de alcohol. Observe, por ejemplo, que las calorías de una cerveza de 360 ml son iguales a 1 pan/almidón más 1 1/2 equivalentes de grasa (si sigue un plan de alimentación de intercambios). Tome nota de que la cerveza normal contiene 14 gramos de carbohidratos, en caso de que lleve el recuento de carbohidratos.

Los licores como los vinos dulces, las bebidas aromáticas y los cordiales contienen grandes cantidades de carbohidratos y deben evitarse porque pueden elevar el azúcar sanguíneo considerablemente.

El alcohol puede exacerbar las complicaciones de la diabetes. Si usted tiene problemas relacionados con los nervios (*neuropatía*), el alcohol puede agravarlos; también puede ocasionar reacciones desagradables en determinadas circunstancias. Por ejemplo, si toma una píldora para la diabetes llamada Diabinese, puede experimentar enrojecimiento facial o dolor de cabeza al beber alcohol. Los síntomas son inofensivos, pero alarmantes. Por fortuna, son temporales y desaparecen solos. Sin embargo, las personas que toman ese medicamento tienen una buena razón para no beber alcohol.

Hay una excelente alternativa, la cerveza sin alcohol. Esta bebida es socialmente aceptable, no contiene alcohol y tiene menos calorías y carbohidratos que la cerveza normal (consulte el Cuadro 21-1).

## Recomendaciones para beber alcohol

- Consuma alcohol sólo después de consultar a su equipo médico. El alcohol puede interferir con el control adecuado de la diabetes. Sin embargo, si no le afecta y desea beber, su médico y el dietista decidirán cómo incluir el alcohol en el plan de alimentación, pero con moderación.
- Consuma alcohol sólo cuando esté bien controlada la diabetes.
- Limite el consumo si pretende bajar de peso. Tiene un alto contenido calórico y tiende a abrir el apetito.
- Entérese de cuáles con los mejores tipos de alcohol. Evite consumir vinos dulces, licores aromáticos y cordiales, ya que contienen grandes cantidades de carbohidratos.
- Combine las bebidas con alto contenido de alcohol, como ginebra, ron, whisky y vodka con agua o mezcladores sin azúcar.
- No beba alcohol con el estómago vacío. Si lo consume antes de la comida fuerte del día, considérelo como parte de ella.

### CUADRO 21-1. CÓMO INCLUIR EL ALCOHOL EN EL PLAN DE ALIMENTACIÓN

Consulte con su médico el consumo de alcohol. Como regla general, para las personas que se aplican insulina, se pueden ingerir dos bebidas alcohólicas además del plan de alimentación acostumbrado. No deben omitirse alimentos para contrarrestar el alcohol. Las personas que no son insulinodependientes y tratan de bajar de peso, deben sustituir los equivalentes de grasa por alcohol y, en algunos casos, por equivalentes adicionales del grupo pan/almidón.

Algunas bebidas alcohólicas, como vinos dulces, vermut y vinos espumosos, contienen grandes cantidades de azúcar y carbohidratos. Consúmalas con moderación, ya que pueden incrementar considerablemente los niveles de azúcar sanguíneo.

| BEBIDA | CANTIDAD(ML) | CALORÍAS | CARBOHIDRATOS (GRAMOS) | IGUAL A: |
|---|---|---|---|---|
| *Cerveza* | | | | |
| Cerveza regular | 354 | 150 | 14 | 1 pan/almidón y 1 | 1/2 grasas |
| Cerveza ligera | 354 | 100 | 6 | 2 grasas | |
| Cerveza sin alcohol | 325 | 50 | 10 | 1 pan/almidón | |
| *Bebidas destiladas* | | | | |
| 43∫ GL (ginebra, ron, vodka, whiski) | 44 | 105 | rastros | 2 grasas | |
| *Vino* | | | | |
| Tinto o rosado | 118 | 85 | 1.0 | 2 grasas | |
| Blanco seco | 118 | 80 | 0.4 | 2 grasas | |
| Vino dulce | 59 | 90 | 6.5 | 1/2 pan/almidón y 1 | 1/2 grasas |
| Vino ligero | 118 | 55 | 1.3 | 1 grasa | |
| Cooler | 354 | 190 | 22.0 | 1 1/2 fruta y 3 grasas | |
| Champaña | 118 | 100 | 3.6 | 2 grasas | |
| Jerez | 59 | 75 | 1.5 | 1 1/2 grasas | |
| Jerez dulce/oporto | 59 | 95 | 7.0 | 1/2 pan/almidón | y 1 1/2 grasas |
| *Vermuts* | | | | |
| Seco | 88 | 105 | 4.2 | 2 grasas | |
| Dulce | 88 | 140 | 13.9 | 1 pan/almidón | y 2 grasas |

# EL TABAQUISMO Y LA NICOTINA

El hábito de fumar puede afectar a los diabéticos de muchas maneras, todas nocivas. El tabaquismo pertenece al campo de las drogas primordialmente por la *nicotina*, el principal componente del tabaco, el cual es absorbido por el organismo y provoca la constricción de los vasos sanguíneos. Los diabéticos corren más riesgo de sufrir trastornos vasculares; por lo tanto, el tabaquismo representa un riesgo adicional de sufrir enfermedades cardíacas e infartos.

El fumar también es la causa principal del cáncer. Es, en realidad, un grave riesgo para la salud de la sociedad moderna, y debe ser eliminado. Si tiene diabetes y fuma, el consejo no puede ser más enérgico: ¡Deje de fumar!

¿Qué significa dejar de fumar? Un cambio rotundo de actitud. No tiene caso decir: "Bueno, voy a unirme a un grupo de apoyo para dejar de fumar y a ver cómo me va". Usted debe estar convencido y dispuesto a hacer los cambios que sean necesarios en su vida. Debe sustituir el hábito de fumar con hábitos saludables. Una vez que se convenza de esto, elija un "día para dejar de fumar" (mañana mismo). Piense que a partir de ese día estará tomando las riendas de su vida. Dígase a sí mismo que ya no tiene por qué fumar y tome las siguientes medidas:

- Esconda los ceniceros. Tire todos los cigarros y los encendedores.
- Evite la cafeína y el alcohol porque estimulan el deseo de fumar.
- Cambie sus hábitos de alimentación. Coma despacio y levántese de la mesa en cuanto termine de comer y cepíllese los dientes. Le encantará la sensación de frescura.
- Acuda a lugares donde no se fume, como la biblioteca.
- Cuando sienta ansiedad por fumar, ponga en práctica el método de "las tres D":

    —Demore el momento de fumar: espere 3 minutos; el impulso de fumar pasará.

    —Debilite el impulso de fumar: mentalmente repítase a sí mismo que el impulso que siente de fumar no lo hará flaquear.

    —Distráigase con otra cosa: beba un vaso de agua. Salga a dar un paseo. Respire profundo. Llame por teléfono a un amigo.

## ABUSO Y MAL USO DE LAS DROGAS

La presencia de drogas de uso ilegal en la sociedad es un delito y una tragedia. Insistimos, si consume alguna de ellas, deje de hacerlo. Por algo son ilegales; son peligrosas para la salud. Dejar de consumirlas es fácil decirlo, así que el primer paso es decidirse a dejar de hacerlo. Después hable con su médico, quien puede ayudarle a encontrar un programa de tratamiento eficaz.

Si consume drogas por diversión, dése cuenta de que el efecto es justamente el contrario. Muchas drogas de uso ilegal crean adicción y llegará el momento en que usted no controle su consumo; ellas lo controlarán a usted.

Además de los numerosos problemas que provoca la adicción, las drogas de uso ilegal también afectan el control de la diabetes. Por ejemplo, grandes dosis de mariguana provocan la disminución del azúcar sanguíneo. De hecho, la *mariguana* incluso oculta las reacciones hipoglucémicas. Hace que las personas coman con frecuencia y, por ende, se incrementen los niveles de azúcar. Por otro lado, muchos usuarios de la mariguana señalan que después de varios años de consumirla han perdido todo interés en muchos aspectos de la vida. Esa apatía puede tener una repercusión negativa en el diabético, quien necesita ajustarse a un programa coordinado de planeación de alimentos, medicamentos y vigilancia.

¿Qué sucede con drogas como la *heroína*, la *cocaína* y la *morfina*? Esta clase de drogas deterioran el discernimiento, tan importante para un buen control de la diabetes. También incrementan los niveles de azúcar. La cocaína disminuye el apetito, lo cual puede desorganizar el programa de alimentación del diabético. Las anfetaminas, conocidas comúnmente como "drogas estimulantes", provocan el aumento del azúcar sanguíneo y nerviosismo. Algunas personas usan las *anfetaminas* como "pastillas para adelgazar". Este recurso no funciona porque la gente recupera los kilos perdidos una vez que prescinde de las pastillas.

En pocas palabras, todas las personas —diabéticas o no— deben evitar caer en la trampa de las drogas ilegales. Los costos humanos son demasiado elevados.

¿Qué sucede con las drogas autorizadas pero de las cuales se hace mal uso? Consumida en grandes cantidades, la *cafeína* (que se encuentra en el café, el té y los refrescos de cola) puede provocar el incremento del azúcar sanguíneo. Por lo tanto, el diabético debe consumir con moderación las bebidas que contienen cafeína. También deben tener cuidado de usar correctamente medicamentos como tranquilizantes y pastillas para dormir. Muchas personas se vuelven dependientes de ellas.

## LA MEJOR MEDICINA

El cuerpo es un sistema muy complejo, con incontables reacciones químicas simultáneas. La composición química de un nuevo medicamento puede romper por completo el equilibrio corporal; por lo tanto, le beneficiará hacer todo lo posible para mantenerlo dentro de límites normales. Antes de consumir cualquier tipo de medicamento, confirme con su médico si puede usarlo. Esta política es la mejor medicina

# CAPÍTULO 22

# LOS VIAJES Y LA DIABETES

Para muchas personas, viajar es uno de los placeres de la vida; los paisajes y sonidos de nuevos lugares, además de la pausa en la rutina diaria, les resultan sumamente reconfortantes. Disfrutan visitar a amigos y familiares en otras partes del país o viajar al extranjero. Usted no debe abstenerse de ir de campamento, visitar a los amigos o incluso embarcarse en un crucero alrededor del mundo sólo porque tiene diabetes. Con la planeación adecuada, puede controlar la diabetes mientras viaja tan bien como si estuviera en su casa.

## LA PLANEACIÓN DEL VIAJE

Es mejor planear el viaje con la mayor anticipación posible. Una vez que decida adónde ir, cómo llegar y cuánto tiempo permanecer, encárguese de los siguientes preparativos.

### Una revisión médica

Acuda al doctor para estar seguro de que goza de buena salud general y que la diabetes está controlada. Solicítele una carta en papel membretado en la que explique con detalle su estado de salud y cualquier complicación que pudiera ser útil conocer a otro médico que tuviera que atenderlo. La carta puede servirle en caso de que le hagan preguntas respecto de los medicamentos, las jeringas y otros artículos médicos que lleve consigo. Pídale a su médico que le prescriba algún medicamento para aliviar mareos o diarrea. Este tipo de problemas pueden desorganizar bastante el control de la diabetes.

## Vacunas

Si va a viajar a lugares donde se requieren vacunas, aplíqueselas por lo menos 1 mes antes de la fecha de salida. De esa manera, su médico tendrá tiempo suficiente para controlar cualquier efecto que pudieran tener en el control de la diabetes. Muchos aeropuertos internacionales y departamentos de salud pública cuentan con líneas telefónicas para brindar información actualizada sobre las vacunas que se requieren en diferentes países del mundo.

## Medicamentos, jeringas y recetas de reserva

Lleve una dotación doble de píldoras para la diabetes, insulina, jeringas y cualquier otro medicamento que pueda necesitar. También lleve las recetas de los medicamentos que toma para reponerlos en caso de pérdida. Pida a su médico que escriba sus nombres farmacológicos porque las marcas pueden ser diferentes en otros países. Por ejemplo, en lugar de Micronase, la receta debe indicar gliburide.

Si la insulina que se aplica usualmente no está a la venta en el lugar que piensa visitar, su médico puede darle la receta de una forma alternativa. No se alarme si encuentra la forma de insulina que usa con un nombre que no reconoce. También tome en cuenta que podría encontrarla en concentraciones de 40 y 80 unidades, en vez de 100. Para medir estas dosificaciones en forma correcta, necesita una jeringa de 40 u 80 unidades. Este tipo de ajustes son necesarios sólo si pierde sus reservas de insulina o planea permanecer en otro país por mayor tiempo. En la mayoría de los viajes podrá llevar todo el material que usa en su casa.

## Husos horarios

Si cruza los husos horarios, consulte a su médico antes de viajar para que le ayude a programar los medicamentos, tema que se comenta con mayor detalle al final de este capítulo. Cuando viaje en avión, elija vuelos diurnos para desorganizar lo menos posible el horario de los medicamentos.

## Doctores en otros lugares

Su médico le puede proporcionar el nombre de algún colega que ejerza en el lugar que usted va a visitar. O consulte a la asociación de diabetes más cercana (véase la lista del Capítulo 24), para que le informen adónde acudir en caso necesario en los diferentes destinos de su viaje. También le pueden dar los nombres de doctores que residan en esos lugares.

Si viaja al extranjero, solicite a la Federación Internacional de Diabetes (véase Capítulo 24) los nombres de las asociaciones que podrán ponerlo en contacto con especialistas en los países que va a visitar. Las embajadas o los consulados de su país estarán a sus órdenes, y quizá en los hoteles donde se hospede cuenten con personal médico. En caso de emergencia, diríjase al hospital más cercano.

## Identificación

Lleve consigo alguna tarjeta de identificación que indique que es diabético (véase Figura 22-1), con su nombre, dirección, teléfono, nombre y teléfono de su doctor, tipo y dosis de insulina y demás medicamentos que usa. También use una placa —collar o pulsera— que incluya el nombre de la enfermedad (diabetes) y un número telefónico de emergencia (Figura 22-2) para que la gente sepa cómo ayudarlo en caso necesario.

## Figura 22-1

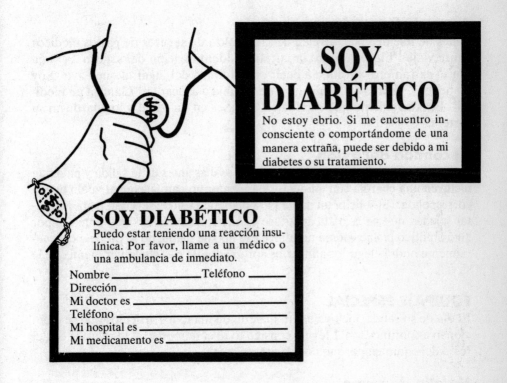

**SOY DIABÉTICO**

No estoy ebrio. Si me encuentro inconsciente o comportándome de una manera extraña, puede ser debido a mi diabetes o su tratamiento.

**SOY DIABÉTICO**

Puedo estar teniendo una reacción insulínica. Por favor, llame a un médico o una ambulancia de inmediato.

Nombre _____ Teléfono _____
Dirección _____
Mi doctor es _____
Teléfono _____
Mi hospital es _____
Mi medicamento es _____

## Figura 22-2

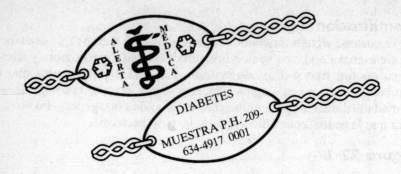

### Antes de la salida

Antes de irse de viaje, investigue si su póliza de seguros de gastos médicos cubre viajes. Lleve consigo la tarjeta de identificación del seguro. Si viaja por el extranjero, aprenda a decir en el idioma del lugar al que vaya "Soy diabético", "Por favor, deme jugo de naranja o azúcar" y "Llame a un médico". Es conveniente que escriba estas frases en un papel y lo guarde en su cartera.

### La comida del avión

Si viaja en avión, llame a la línea aérea unos días antes de la salida y pida que incluyan una charola con alimentos para enfermo cardíaco en el vuelo que le corresponda. (Si solicita un menú para diabético sólo le servirán fruta y galletas saladas, que no es nada apetitoso). Vuelva a llamar tres días antes. Si por algún motivo la línea aérea no ofrece ese tipo de menú, no se preocupe, generalmente podrá elegir los alimentos apropiados de casi cualquier menú que le sirvan.

### EQUIPAJE ESPECIAL

El día de su salida, incluya en un maletín de mano los artículos que se mencionan a continuación. Llévelo consigo todo el tiempo y no lo registre con el resto del equipaje porque podría extraviarse.

### Maletín de mano

- *Insulina*. Incluya toda la insulina que va a necesitar durante el viaje. Tenga cuidado con los cambios bruscos de temperatura. La insulina no debe refrigerarse ni exponerse a temperaturas inferiores a los 3°C. El frasco que esté usando puede conservarse en buen estado durante un mes sin refrigeración y hasta tres meses si se refrigera. Los frascos que no abra se conservarán bien hasta la fecha de caducidad fijada por el fabricante. No guarde la insulina en una de las maletas que irán en el compartimiento de equipaje del avión porque se congelaría. Por otro lado, la insulina no debe exponerse a temperaturas superiores a los 58°C. Hay recipientes especiales para conservar frescos y seguros los frascos de insulina durante un viaje. No se requiere hielo, simplemente envuelva el frasco con un pañuelo para que no se mueva en el interior, tape el recipiente y olvídese de él. Si usa bomba de insulina, lleve pilas de repuesto. No olvide un frasco de insulina regular (de acción rápida) y jeringas para casos de emergencia, aunque no acostumbre aplicarse ese tipo de insulina. También incluya el equipo para aplicarse glucagón y explíquele a su compañero de viaje cómo usarlo en caso necesario (consulte Capítulo 12).

- *Píldoras para la diabetes.* Si su tratamiento es a base de tabletas, no olvide guardarlas en el maletín de mano.
- *Jeringas.* Lleve todas las jeringas que necesitará en el viaje. Use jeringas desechables y deshágase de ellas en la forma apropiada. No olvide el algodón y el alcohol para limpiar la tapa del frasco de insulina y el área de la inyección.
- *Equipo de vigilancia.* Lleve el equipo necesario para vigilar los niveles de azúcar sanguíneo. Si usa un medidor de glucosa, lleve pilas y cintas reactivas de repuesto. No olvide lo necesario para medir el nivel de las cetonas.
- *Refrigerios.* Prepare un paquete de refrigerios con alimentos ricos en carbohidratos para ingerirlos en caso de que bajen los niveles de azúcar sanguíneo (consulte la lista en el Capítulo 12). El viajar implica retrasos inesperados en el horario de las comidas, así que siempre lleve alimentos ricos en carbohidratos y proteínas, como fruta, galletas saladas, queso y emparedados de crema de cacahuate. Si consume una parte, repóngala en cuanto pueda.

En los viajes se camina más de lo normal, así que lleve un par de zapatos cómodos de reserva. No olvide un antiséptico suave, una crema hidratante, talco para los pies y una lima para las uñas.

## EN PLENO VIAJE

### No omita comidas ni refrigerios

Si viaja en automóvil, vaya preparado para comer alimentos ricos en carbohidratos y proteínas (ya mencionados) cuando se retrase el horario de las comidas. Lleve alimentos en el automóvil para controlar una reacción insulínica. Si ocurre mientras maneja, apártese del camino, haga lo indicado en estos casos (consulte el Capítulo 12) y espere de 10 a 15 minutos antes de seguir conduciendo. Si tiende a presentar reacciones hipoglucémicas, coma el equivalente de un pan cada dos horas.

## Ejercicio

El ejercicio es importante mientras viaja. Si va en avión o tren durante varias horas, camine de vez en cuando por el pasillo para estimular la circulación. Si viaja en autobús, aproveche las paradas para caminar un poco. Si va manejando, deténgase para estirar las piernas cada hora y media más o menos.

## Ponga al tanto a los compañeros de viaje

Si viaja con familiares o amigos, dígales que es diabético. Pueden adaptar sus planes para que concuerden con las necesidades de usted y ayudarle en un momento dado.

## Ajuste los medicamentos al cambio de horario

Si cruza los husos horarios, pida a su médico o enfermera que modifique la dosis de insulina o el horario de las inyecciones. Viajar de costa a costa en los Estados Unidos sólo representa una diferencia de tres horas, intervalo que requiere un ajuste mínimo. Pero para viajes más prolongados, con mayor diferencia de horario, como a Europa, es conveniente aumentar o disminuir la cantidad de insulina dependiendo de las horas que se atrace o adelante el reloj. Verifique este aspecto con su equipo médico antes de salir de viaje.

Si se aplica más de una inyección, considere que su día de viaje se alarga o se acorta. Si bien no tendrá que modificar la primera dosis, las siguientes van a aumentar o disminuir. Si necesita una inyección durante el vuelo, meta el doble de aire que acostumbra en el frasco de insulina para compensar la baja presión de la cabina a grandes alturas. Si toma píldoras para la diabetes, probablemente no tendrá que ajustar las dosis por el cambio de horario, en particular si son de acción prolongada.

Una vez que llegue a su destino, ajústese al horario del lugar. Al despertar, adopte el horario normal de comidas, ejercicio y medicamentos. Tómese un descanso al llegar para reponerse del cansancio del viaje.

## Pruebe la comida del lugar

Vigile los niveles de azúcar sanguíneo con frecuencia durante todo el viaje. Al principio, los resultados pueden no ser normales debido al ajetreo y los cambios de rutina. Una vez que los niveles se normalizan, puede empezar a probar la comida del lugar con toda libertad. No se exceda, no tiene que aceptar cada refrigerio y cada bebida que le ofrecen. Como siempre, beba alcohol con moderación.

Familiarícese con el contenido de calorías, carbohidratos y grasas de los diferentes alimentos. Si no conoce los ingredientes de un platillo, pregunte. Cuando pruebe platillos nuevos, vigile los niveles de azúcar sanguíneo de preferencia antes de comer y dos horas después.

## Evite la diarrea y los mareos

La diarrea es desagradable para cualquiera, pero para el diabético es especialmente peligrosa porque puede agotar los líquidos del cuerpo y los nutrientes no absorbidos y, en consecuencia, alterar el equilibrio entre la dosis de insulina y el azúcar que queda en el organismo. Para evitar la diarrea mientras viaja, tenga cuidado con las frutas con cáscara, las verduras de hojas, las carnes no muy cocidas y los productos lácteos como el queso y la crema, en especial en Centro y Sudamérica, Asia y África. Estos alimentos pueden contener bacterias que alteran el funcionamiento intestinal. Evite también el agua de la llave y los cubos de hielo. Prefiera beber agua embotellada y té, que generalmente se prepara con agua hervida.

Los mareos también pueden alterar el horario normal de comidas y el equilibrio de líquidos. Pida a su equipo médico que le prescriba algún medicamento para prevenir este problema.

## Cuídese del sol

No se exponga demasiado al sol. Las quemaduras de sol trastornan el equilibrio del organismo y pueden incrementar los niveles de azúcar al grado de provocar la peligrosa cetoacidosis.

## Ajústese al ritmo de actividad

Ajuste la ingestión de alimentos y la dosis de insulina de acuerdo con el tipo de actividad que haya planeado. Caminar, esquiar o pasar el día en la playa representan un esfuerzo diferente a ir sentado en un camión de turismo o ir al cine o el teatro.

¡Disfrute su viaje!

# CAPÍTULO 23

# ESPECIALMENTE PARA FAMILIARES Y AMIGOS

Si alguien cercano a usted es diabético —un familiar o un amigo— el papel que usted desempeña es muy especial. De hecho, puede ser que usted no sea diabético, pero necesita estar bien enterado sobre la diabetes y su tratamiento. Cuanto más sepa, tanto más fácil será la vida de la persona diabética y de toda la familia. Si usted es niñera a cargo temporalmente de un niño diabético, también deberá saber lo más elemental de la diabetes y su tratamiento y qué hacer en una emergencia.

¿Por qué tiene que participar toda la familia? En primer lugar, la diabetes es un trastorno *crónico*, no se cura. Si bien basta un antibiótico para librar al organismo de una infección, no hay una varita mágica para curar la diabetes. Es una realidad con la que su ser querido deberá vivir para siempre. Por el solo hecho de vivir con esa persona, usted no puede abstenerse de participar en su tratamiento.

En segundo lugar, la diabetes requiere muchos cuidados *personales*. En otras palabras, los diabéticos deben encargarse de la mayor parte del tratamiento para controlar la enfermedad. No es suficiente con acudir al doctor. Por otro lado, necesitan de la ayuda de la familia para cuidar de su salud, apoyo para emprender nuevos tratamientos o ánimo cuando los resultados no son tan buenos.

En tercer lugar, el tratamiento de la diabetes exige *dedicación* constante. El control de esta enfermedad roba bastante tiempo y atención de la rutina diaria. Su amigo o ser querido no pueden hacer a un lado la enfermedad; siempre estará presente y debe enfrentarse en forma constructiva. Por lo tanto, para familiares y amigos es importante tener conocimiento práctico sobre la diabetes y su tratamiento. Sólo así pueden ayudar a la persona con diabetes, tanto en situaciones cotidianas como durante una emergencia, y comprender los conocimientos prácticos que son necesarios para enfrentar la diabetes.

Este capítulo está dirigido a todo aquel que conoce a una persona diabética. Si usted tiene diabetes y desea que un amigo, un compañero de trabajo o un familiar conozca mejor la enfermedad, pídale que lea este capítulo. Puede ser el inicio de una relación más armónica.

## ¿QUÉ ES LA DIABETES?

La diabetes es un trastorno en la forma en que el organismo aprovecha el alimento para producir energía. No es el resultado de comer demasiada azúcar. Se trata de la forma en que el cuerpo usa un azúcar llamado glucosa, que circula en el torrente sanguíneo y proviene de los alimentos ingeridos. Cuando el azúcar presente en la sangre no se usa correctamente, aumenta tanto que puede llegar a producir una situación de emergencia.

El problema se centra en la forma en que el cuerpo produce y aprovecha una sustancia llamada *insulina*. Piensen en la insulina como la "llave" química que abre la cerradura de las células para dejar pasar el azúcar (glucosa) que circula en el torrente sanguíneo. Todos necesitamos insulina; sin ella, no podemos sobrevivir. La insulina es producida por el organismo en un órgano llamado páncreas. En las personas que no tienen diabetes, el proceso es automático. Cuando se ingiere alimento, el páncreas reacciona secretando más insulina.

## Diabetes Tipo I

En este tipo de diabetes, por alguna razón el páncreas funciona en forma deficiente y ya no produce insulina. Las personas con diabetes Tipo I deben obtener la insulina de una fuente externa, mediante una inyección. La insulina no puede tomarse por la boca porque los jugos gástricos la destruirían. Las personas que *dependen* de la insulina inyectada tienen diabetes Tipo I, también conocida como *diabetes insulinodependiente*. Ésta es la forma de diabetes que afecta principalmente a personas menores de 30 años.

Los síntomas de la diabetes Tipo I incluyen:

- Micción frecuente
- Sed excesiva
- Apetito voraz
- Pérdida de peso inexplicable
- Cansancio extremo
- Visión borrosa

## Diabetes Tipo II

Otra forma de diabetes se conoce como *diabetes no insulinodependiente* o diabetes Tipo II. Es la más común y casi siempre afecta a personas mayores de 40 años. En este tipo de diabetes, el páncreas todavía produce algo de insulina, pero ésta no puede actuar sobre las células (lo que se conoce como "resistencia a la insulina" porque el organismo se "resiste" a su acción). En ocasiones, el páncreas produce muy poca insulina para vencer esta resistencia. Las personas con diabetes Tipo II no tienen que obtener la insulina de una fuente externa para sobrevivir, pero para que la insulina que ellas mismas producen sea eficaz deben tomar medicamentos orales, comúnmente llamados "píldoras para la diabetes". Sin embargo, a veces necesitan aplicarse inyecciones de insulina para complementar su propia producción.

Los síntomas de la diabetes Tipo II incluyen:

- Cualquiera de los síntomas de la diabetes Tipo I (antes mencionados)
- Hormigueo o adormecimiento de manos o pies
- Infecciones cutáneas o vaginales frecuentes

## ¿COMO SE TRATA LA DIABETES?

La diabetes nunca se cura, sólo se *controla*. En otras palabras, la persona diabética debe hacer varias cosas para controlar los niveles de azúcar en la sangre. Esto se aplica tanto a la diabetes Tipo I como la Tipo II. El tratamiento de la diabetes se parece mucho a un acto de equilibrismo. Hay tres elementos principales en este acto: planeación de los alimentos, ejercicio y medicación. Por otro lado, los diabéticos deben hacerse pruebas de sangre para verificar que los niveles de azúcar estén bajo control. Se trata de mantenerlos dentro de los límites normales de 60-140 mg/dl.

## Planeación de los alimentos

Es una estrategia alimentaria, basada en las necesidades particulares del diabético. El plan de alimentación, preparado con la ayuda de un *dietista*, toma en cuenta la cantidad de calorías que la persona necesita para conservar un peso ideal (o para adelgazar, porque la obesidad aumenta la resistencia del organismo a la insulina). El plan de alimentación también significa una dieta balanceada con alimentos de los seis grupos llamados "equivalentes": *leche, fruta, verduras, pan, carne y grasa*. Además de una dieta balanceada, los diabéticos deben limitar la ingestión de grasa, sodio (sal) y colesterol. Por mucho tiempo se pensó que los diabéticos no podían comer alimentos que contuvieran azúcar, pero la Asociación Americana de Diabetes ha llegado a la conclusión de que es el total de carbohidratos que consume una persona lo que influye en los azúcares en la sangre. Los alimentos azucarados contienen más carbohidratos, de manera que los diabéticos deben fijarse en la cantidad que consumen, pero con la planeación adecuada pueden comer porciones moderadas de alimentos que contienen azúcar. Se recomienda que si ingieren alcohol, lo hagan muy de vez en cuando y sólo si su médico lo autoriza. consulte los Capítulo 3 y 4 para mayor información sobre el plan de alimentación.

## Ejercicio

El ejercicio constante desempeña una función importante en la diabetes, ya que hace más sensibles a la insulina a las células del cuerpo, lo que permite que las personas con diabetes Tipo I necesiten menor cantidad. También disminuye la resistencia a la insulina característica de la diabetes Tipo II. Por otro lado, el ejercicio reduce el colesterol "malo" y los triglicéridos en la sangre, que promueven la acumulación de depósitos grasos en los vasos sanguíneos y son precursores de enfermedades cardíacas o infartos. Consulte el Capítulo 5 para mayor información sobre las bondades del ejercicio en el tratamiento de la diabetes.

## Medicación

Las personas con diabetes Tipo I necesitan aplicarse inyecciones de insulina con un horario relacionado con las horas en que comen y hacen ejercicio. Hay muchas formas de insulina y cada una actúa en un lapso diferente. Algunas son de acción rápida, otras, de acción intermedia, y otras más, de acción prolongada. La idea es que coincidan el efecto máximo de la insulina con el momento en que la glucosa está en el torrente sanguíneo (consulte el Capítulo 8). Algunas personas con diabetes Tipo II toman "píldoras para la diabetes", que estimulan la producción de insulina natural en el cuerpo (Capítulo 7). Las tabletas también se programan de acuerdo con las comidas y el ejercicio.

## Vigilancia

Las personas diabéticas deben hacerse pruebas de sangre con frecuencia para vigilar los niveles de azúcar sanguíneo, ya que al no funcionar el páncreas en "automático", ellas deben determinar cuál es el nivel de azúcar y decidir qué necesita su organismo. También deben verificar la presencia de cetonas, porque son precursoras del peligroso trastorno conocido como *cetoacidosis*. Para mayor información sobre la vigilancia del tratamiento de la diabetes, consulte el Capítulo 10.

# COMPLICACIONES DERIVADAS DE LA DIABETES

Los diabéticos tienen el riesgo de sufrir complicaciones, como problemas oculares, renales, nerviosos y de otros sistemas del organismo. Sin embargo, se ha demostrado que si se controlan los niveles de azúcar dentro de límites normales tanto como sea posible, se reducen las probabilidades de desarrollar complicaciones (consulte el Capítulo 17). Las alteraciones de los vasos sanguíneos son la raíz de la mayoría de las complicaciones. Son importantes las revisiones médicas frecuentes para detectar y tratar estos problemas antes de que se agraven.

## Ojos

La enfermedad ocular derivada de la diabetes, llamada *retinopatía*, se presenta cuando se lesionan los pequeños vasos sanguíneos de la retina, la membrana sensible a la luz que se localiza en la parte posterior del ojo. Si no se atiende, el daño puede provocar problemas de visión e incluso ceguera. Los diabéticos deben acudir al *oftalmólogo* con regularidad (por lo menos una vez al año) para un examen de los ojos. De ser necesario, la retinopatía se cura con cirugía de rayo láser.

## Riñones

La diabetes puede lesionar la capacidad de los riñones de filtrar los desechos de la sangre, complicación que se conoce como *nefropatía*. Para prevenir las lesiones renales, los diabéticos deben controlar los niveles de azúcar sanguíneo; deben hacer todo lo posible para evitar la presión arterial alta (y controlarla si se presenta) porque somete a los riñones a una tensión adicional; deben acudir al médico para que les examine periódicamente con el fin de identificar los problemas renales lo antes posible.

## Nervios

La presión arterial alta también puede dañar al sistema nervioso, trastorno que se conoce como *neuropatía*. Los síntomas son frío, hormigueo o incluso dolor insoportable en piernas o brazos. Las lesiones nerviosas también pueden dañar a otros sistemas del organismo, como el aparato digestivo. Los medicamentos alivian los síntomas en algunos casos, y el enfermo puede retardar la aparición de dolorosas neuropatías mediante el control del nivel de azúcar sanguíneo.

## Impotencia

En los hombres, las lesiones de nervios o vasos sanguíneos pueden provocar *impotencia*, que es la incapacidad de lograr o mantener una erección. Hay varios tratamientos posibles que incluyen un dispositivo llamado prótesis peneana, que se inserta quirúrgicamente.

## Vasos sanguíneos

Los diabéticos están más propensos a desarrollar enfermedades vasculares que quienes no lo son. En general, el problema se centra en el engrosamiento gradual de los vasos sanguíneos hasta llegar a una obstrucción parcial o total, que puede causar graves problemas como infartos o ataques cardíacos. Para prevenir las enfermedades vasculares, los diabéticos deben adoptar una dieta con bajo contenido de grasas y hacer mucho ejercicio. También deben reducir la presión arterial y dejar de fumar.

## Pies y piel

Los diabéticos tienden a presentar circulación arterial deficiente, que deteriora la capacidad curativa de la piel. Las llagas o cortadas pueden convertirse en problemas graves y provocar infecciones. Los daños nerviosos agravan aún más el problema porque la persona no advierte la lesión. Se pueden presentar infecciones que conduzcan a la gangrena e incluso a la amputación. Para prevenir las infecciones de la piel, los diabéticos deben someter los pies a cuidados especiales: revisarlos y lavarlos todos los días, cambiarse de calcetines con frecuencia y usar calzado cómodo y protector.

## MEDIDAS EN CASO DE EMERGENCIA

Los diabéticos pueden tener problemas inmediatos cuando el nivel de azúcar sanguíneo es demasiado alto y cuando es demasiado bajo. A continuación presentamos algunas medidas para casos de emergencia.

## Reacción insulínica

Llamada también *hipoglucemia*, la reacción insulínica se presenta cuando los niveles de azúcar sanguíneo son demasiado bajos, y puede ocurrir en forma inesperada. *Síntomas*: sudoración, temblor, debilidad, mareos, nerviosismo, hambre, palpitaciones, irritabilidad, confusión y dolor de cabeza. Sin tratamiento, la persona puede quedar inconsciente (lo que se conoce como "choque insulínico). *Qué hacer*: darle a la persona un refrigerio dulce, como un caramelo o un jugo de fruta (consulte la lista del Capítulo 12). Si hay pérdida de la conciencia, debe inyectarse glucagón, hormona que incrementa el nivel del azúcar sanguíneo (consulte las instrucciones del Capítulo 12).

## Cetoacidosis

La cetoacidosis, complicación de la diabetes Tipo I, generalmente no ocurre en forma inesperada. Se produce cuando el nivel de azúcar sanguíneo es tan alto que el organismo recurre a las reservas de grasa para generar energía y se forman cetonas. Si el enfermo no recibe tratamiento, su vida peligra. *Síntomas*: náusea, dolor estomacal, vómito, dolor de pecho, respiración rápida, dificultad para permanecer despierto. *Qué hacer*: la persona necesita atención médica inmediata. Solicite una ambulancia. *Prevención*: si se vigilan con cuidado los niveles de azúcar sanguíneo y de cetonas en la orina, en particular cuando se presenta alguna otra enfermedad, el enfermo puede aplicarse una dosis adicional de insulina para prevenir la cetoacidosis.

## Coma hiperosmolar no cetónico

Este trastorno, complicación de la diabetes Tipo II, ocurre cuando el azúcar sanguíneo se incrementa tanto que el organismo se deshidrata hasta producirse un grave desequilibrio de la química corporal y convulsiones. *Síntomas*: sed o micción excesivas, mayor apetito, mareo, náusea o vómito, dolor abdominal, respiración rápida. *Qué hacer*: la persona necesita atención médica inmediata. Solicite una ambulancia. *Prevención*: la estrecha vigilancia de los niveles de azúcar sanguíneo, en especial cuando la persona está enferma, revela oportunamente el incremento del azúcar sanguíneo y permite la intervención del equipo médico antes de que se produzca un coma hiperosmolar no cetónico.

# APOYO Y ESTÍMULO

Como familiar o amigo del paciente, usted desempeña una función clave en el tratamiento de la diabetes. Si usted es padre de un niño diabético, al principio deberá participar mucho en su tratamiento (consulte el Capítulo 14), pero a medida que su hijo vaya creciendo y se convierta en adulto, será mejor que le vaya transfiriendo poco a poco todas las responsabilidades para permitirle que se independice lo más posible. Los diabéticos se controlan mejor si son autosuficientes. En otras palabras, obtienen mejores resultados cuando comprenden y aceptan cabalmente la responsabilidad de su programa de tratamiento: plan de alimentación, ejercicio, horario de medicamentos y pruebas de sangre.

Sin embargo, como amigo o familiar no necesita mantenerse completamente al margen. Los diabéticos necesitan mucho apoyo y estímulo ya que deben enfrentar un problema muy fastidioso y que, además, ocupa mucho de su tiempo. A veces se sienten deprimidos, enojados o frustrados (consulte el Capítulo 19). Pueden tener días "malos", en los que dejan el tratamiento a un lado. ¿Cómo debe reaccionar usted? Sermonearlos no es la respuesta. Es más útil preguntarles si puede hacer algo para ayudarles o si les molesta otra cosa aparte de la diabetes. Las tensiones diarias nos afectan a todos, pero a las personas con diabetes parecen afectarles aún más. En esencia, muéstrese dispuesto a escuchar y a ayudar.

Si usted se encarga de la preparación de los alimentos, ya está prestándole una ayuda muy valiosa; sin embargo, trate de abstenerse de elegirlos.

En cuanto a su función en el programa de ejercicio, su participación puede tener excelentes resultados, todos necesitamos hacer ejercicio. Pero recuerde, es importante que el diabético desarrolle una rutina que pueda continuar en forma independiente. El enfermo no debe depender demasiado de su participación. Y, por último, si piensa contraer matrimonio con una persona diabética, hay cuestiones que usted y su futuro cónyuge deben comentar. Para mayor información al respecto, lea los Capítulos 15 y 16.

Usted puede ser un valioso aliado en el control de la diabetes, pero esté consciente de que esta enfermedad puede cambiar drásticamente la dinámica de una familia. Puede provocar tensiones hasta en la relación más estable. En realidad, habrá veces en que usted sea quien necesite apoyo y estímulo. No se olvide de atender sus propias necesidades físicas y emocionales. No dude en solicitar la ayuda de un consejero profesional. Esta medida les hará mucho bien a usted y a la persona que trata de ayudar.

# CAPÍTULO 24

# FUNCIONES, DERECHOS Y RECURSOS

**M**uchas personas participan con usted en el cuidado de su diabetes: su equipo médico y quizá familiares o algún amigo especial. Usted debe saber cómo elegir al doctor y a los demás especialistas que van a integrar el equipo médico que habrá de cuidar de su salud. También debe conocer sus derechos como diabético y aprovechar los recursos disponibles para que usted y su familia aprendan más acerca de la diabetes.

## FUNCIONES DEL EQUIPO MÉDICO
El mundo de la medicina moderna es muy especializado, así que lo más probable es que sea un grupo de especialistas el que le brinde la atención que exige el cuidado de su diabetes. De ser posible, localice un centro hospitalario que cuente con un equipo de profesionales, cada uno de ellos experto en un aspecto específico del tratamiento integral. El equipo debe incluir:

- *Médico de atención primaria*. Médico que practica la medicina general, conocido comúnmente como médico general, internista (con título en medicina interna), o médico familiar (con título en medicina familiar). Este doctor está capacitado para cuidar de la salud integral de la persona y tratar una amplia variedad de problemas médicos, incluso otras enfermedades aparte de la diabetes, verificar los niveles de colesterol, aplicar inyecciones contra la gripe, practicar pruebas de detección temprana del cáncer, curar lesiones leves, etc. El médico de atención primaria tiene una función muy importante en el cuidado de la diabetes; aunque trate otros problemas aparte de la diabetes, usted debe tener la seguridad de que tiene experiencia e interés en el cuidado de las personas diabéticas. Un buen médico de atención primaria conoce sus limitaciones y, cuando sea necesario, lo remitirá al especialista indicado, como el diabetólogo o los demás miembros del equipo médico.

- *Diabetólogo.* Médico especialista en el control de la diabetes. En su defecto, también puede atenderlo un *endocrinólogo*, médico que atiende casos de diabetes, así como de otras enfermedades relacionadas con los sistemas glandular y hormonal. (La mayoría de los endocrinólogos tienen conocimientos sobre la diabetes, pero algunos centran su práctica en el cuidado de funciones del organismo o glándulas no directamente relacionadas con la diabetes, como la secreción de hormonas asociadas al funcionamiento sexual y a la reproducción.) En todo caso, de lo que se trata es de que lo atienda una persona con los conocimientos y la experiencia necesarios para controlar la diabetes.

- *Enfermera instructora en diabetes.* Enfermera que le brinda la orientación y la capacitación que usted necesita para el manejo diario de la diabetes; le resuelve dudas sobre cualquiera de los problemas que pueden surgir a causa de la diabetes y le ayuda a modificar su forma de vida. Esta persona también puede tener título de instructor en diabetes.

- *Dietista titulado.* Profesional que evalúa sus necesidades nutricionales y define las metas del plan de alimentación de acuerdo con sus preferencias, presupuesto y forma de vida. Esta persona también puede ser un instructor en diabetes.

- *Fisiólogo.* Profesional que evalúa sus necesidades en materia de actividad física e integra un programa de ejercicio para ayudarlo a mantener un control óptimo de la diabetes. Esta persona también puede ser un instructor en diabetes.

- *Oftalmólogo.* Médico capacitado para detectar y tratar problemas oculares en forma temprana a fin de reducir el riesgo de desarrollar enfermedades oculares a causa de la diabetes.

- *Psicólogo.* Profesional capacitado para asesorar a los pacientes con un trastorno crónico como la diabetes. El experto en salud mental está ahí para ayudarle a sobrellevar y manejar cualquier problema emocional y social que pueda tener como diabético.

## SELECCIÓN DEL EQUIPO MÉDICO

La selección del equipo médico le ocupará algo de tiempo, pero vale la pena el esfuerzo. Ese grupo de profesionales se encuentran en los centros especializados, como el Centro de Diabetes Joslin en Boston y sus centros filiales en otras partes de los Estados Unidos. También se encuentran en centros médicos afiliados a las escuelas de medicina. Para elegir al equipo médico, pida recomendaciones a un doctor, enfermera o amigo de su confianza. Es necesario encontrar un equipo de profesionales con quienes se sienta cómodo y en quienes pueda confiar. En última instancia, la decisión es suya. Por ello es tan importante conocer algo sobre el control de la diabetes. Como usuario de los servicios de salud, podrá identificar mejor al equipo adecuado cuando lo encuentre.

A continuación aparece una lista de criterios que refleja las cualidades deseables que usted debe buscar en un equipo médico. Use esta lista como guía para ayudarse a elegir al equipo que más le conviene:

- Conocen la diabetes y cómo controlarla.
- Escuchan sus preocupaciones y le ayudan a identificar las soluciones a los problemas.
- Entienden el desafío que representa ser diabético.
- Atienden a sus llamadas en un tiempo razonable.
- Lo consultan a usted y toman en cuenta su forma de vida, lo que le gusta y le disgusta y su capacidad cuando preparan el programa de cuidado de la diabetes específico para usted.
- Colaboran con usted para mantener el mejor control posible de la diabetes.
- Le ayudan a aprender lo más posible sobre la diabetes y cómo prevenir las complicaciones.
- Realizan rutinariamente las pruebas y las evaluaciones necesarias.
- De acuerdo con los descubrimientos del estudio DCCT, piensan que es muy importante mantener los niveles de azúcar sanguíneo tan cerca de los límites normales como sea posible.
- Participan en actividades de las asociaciones de diabetes.

## FUNCIONES Y DERECHOS DEL DIABÉTICO

Las personas con diabetes desempeñan una función significativa en su propio tratamiento. El equipo médico toma en cuenta sus necesidades, preocupaciones y forma de vida cuando colabora con usted para controlar la diabetes. Sin embargo, usted es la pieza clave en el equipo. Su responsabilidad consiste en llevar a la práctica el tratamiento, es decir, hacerse cargo de los cuidados personales que exige la diabetes. Usted será responsable todos los días de vigilar el azúcar sanguíneo, seleccionar los equivalentes de su plan de alimentación, hacer ejercicio y tomar los medicamentos. Interpretará los niveles de azúcar sanguíneo y decidirá con conocimiento de causa los ajustes diarios que deban hacerse al tratamiento. Pero junto con las responsabilidades, usted tiene el derecho de estar informado sobre su diabetes y los riesgos de desarrollar complicaciones; este derecho también incluye saber cuáles son los posibles tratamientos para controlar la diabetes y las complicaciones, al mismo tiempo que cuida de su salud en general.

Hay mucho que aprender y recordar en relación con los cuidados que exige la diabetes. La lista que aparece a continuación le ayudará a saber qué hacer para lograr un control óptimo de la diabetes. La Asociación Americana de Diabetes, la Asociación de Instructores en Diabetes y otros grupos revisan constantemente las recomendaciones que dan a las personas diabéticas a la luz de los resultados de nuevas investigaciones. La siguiente lista representa la filosofía de Joslin durante la realización de este libro.

## Consultas

Las consultas con los miembros del equipo médico variarán de una persona a otra, pero deben incluir por lo menos las siguientes visitas:

*Médico de atención primaria:* por lo menos una vez al año para el tratamiento general; con mayor frecuencia si aparecen problemas específicos.

*Especialista en diabetes:* dos veces al año a menos que el médico recomiende consultas más frecuentes (la Asociación Americana de Diabetes recomienda que los insulinodependientes visiten a este especialista cada tres meses).

*Enfermera instructora:* usted debe recibir capacitación por lo menos una vez al año, con mayor frecuencia si el diagnóstico es reciente o si va a modificar el programa de tratamiento.

*Dietista:* por lo menos una vez al año para actualizar y revisar el programa de alimentación; tal vez necesite más ayuda si el diagnóstico es reciente o va a modificar el programa de tratamiento.

*Fisiólogo:* por lo menos una vez al año para revisar su condición física y hacer los ajustes necesarios para el control de la diabetes.

*Oftalmólogo* (*especialista en ojos*): una vez al año; con mayor frecuencia si surgen problemas.

*Psicólogo:*
- cuando le diagnostican problemas de salud relacionados con la diabetes
- cuando ser diabético desorganiza la rutina diaria
- durante cualquier crisis de la vida

## Conocimientos prácticos para el cuidado personal

Las personas diabéticas deben contar con los siguientes conocimientos y habilidades prácticos para el cuidado personal de la diabetes:

## VIGILANCIA PERSONAL DEL AZÚCAR SANGUÍNEO

- uso del medidor de glucosa
- registro de las horas en que se realizaron las pruebas, de los resultados y de otros factores que afectan al control de la diabetes
- interpretación de los niveles del azúcar sanguíneo para hacer los cambios apropiados al programa de tratamiento

# MEDICACIÓN
- conocimiento de las píldoras para la diabetes (diabetes Tipo II)
- conocimiento de los tipos de insulina y la acción de cada uno (en caso de ser insulinodependiente)
- cómo inyectar insulina
- rotación de las zonas de inyección
- registro de las inyecciones
- almacenamiento y refrigeración adecuados de la insulina

# CONOCIMIENTO DE LA HIPERGLUCEMIA Y DE LA HIPOGLUCEMIA
- causas
- síntomas
- tratamiento
- prevención

# PLANEACIÓN DE LA ALIMENTACIÓN
- técnicas para planear la alimentación
- alimentos y ocasiones especiales
- comer fuera de casa
- control de las porciones de comida
- recomendaciones para una alimentación con bajo contenido de grasa y colesterol
- peso ideal

# EJERCICIO
- componentes básicos de un programa de ejercicio (duración, intensidad, frecuencia, horario)
- prevención de la hipoglucemia
- ajustes para hacer ejercicio, incluidos los refrigerios y la reducción de las dosis de insulina

# CUIDADO DE LOS PIES
- cuidado diario
- tratamiento de emergencia
- prevención de los problemas de los pies relacionados con la diabetes

# CONTROL DE OTRAS ENFERMEDADES
- prevención de problemas que ponen en peligro la vida
- qué comer y beber
- vigilancia y medicación

## PRUEBA DE ORINA PARA DETECTAR CETONAS
- importancia de las cetonas
- cuándo vigilarlas
- interpretación de los resultados

## PRUEBAS DE LABORATORIO
Las siguientes pruebas deben realizarlas profesionales de la salud:

## PARA EL CONTROL DE LA DIABETES
- glucosa en sangre (en cada consulta, además de las pruebas diarias en casa)
- hemoglobina glucosilada (2 a 4 veces al año)
- análisis de orina (en cada consulta)
- lípidos en sangre, incluidos colesterol (LAD y LBD) y triglicéridos (una vez al año; más si los resultados son anormales)
- presión arterial (en cada consulta)

### Recomendaciones para las consultas
Llevar un control eficaz de la diabetes implica colaborar estrechamente con el equipo de profesionales. A continuación presentamos algunas recomendaciones para cada consulta.

## CONSULTAS DE RUTINA
- revisión de la presión arterial
- revisión de los valores del azúcar sanguíneo; también una prueba de hemoglobina glucosilada
- revisión y determinación de los niveles ideales de glucosa en sangre
- examen de la vista (examen de los ojos)
- comentarios sobre otros problemas de salud
- revisión del programa de tratamiento, según sea necesario, incluidos los planes de alimentación, ejercicio, vigilancia, medicación y cuidado de los pies

## CONSULTA ANUAL
- todo lo anterior
- examen físico completo
- revisión de los conocimientos prácticos necesarios para el cuidado personal: cómo aplicarse la insulina o tomar otros medicamentos para la diabetes, técnicas de vigilancia, tratamiento de la hipoglucemia, cuidado de otras enfermedades
- examen con pupila dilatada, a cargo de un oftalmólogo
- pruebas para medir el funcionamiento renal
- evaluación de los factores de riesgo de desarrollar complicaciones: tabaquismo, niveles de colesterol, peso y presión arterial

# PREGUNTAS QUE PLANTEAR AL EQUIPO MÉDICO

¿Cómo debo controlar la diabetes?

¿Cómo estoy controlando la diabetes?

¿Cuál es mi nivel de azúcar sanguíneo?

¿Cuál es mi nivel de hemoglobina glucosilada ($A_{1c}$) y qué significa?

¿Cuáles son mis niveles de colesterol y triglicéridos y qué significan?

¿Cómo debo vigilar la diabetes?

¿Qué plan de alimentación debo seguir?

¿Qué plan de ejercicio debo seguir?

¿Cuáles deben ser los límites ideales de mi azúcar sanguíneo?

# FORMAS PARA APRENDER MÁS SOBRE LA DIABETES

Clases y programas en centros de diabetes.

Libros y folletos.

Sesiones con instructores.

Grupos de apoyo.

# ORGANIZACIONES Y SOCIEDADES DE DIABETES

## Centros de información general

American Diabetes Association, 1660 Duke Street, P. O. Box 5757, Alexandria, Virginia 22314. Teléfono: (703) 549-1500, o por cobrar (800) 232-3472.

American Dietetic Association, 430 N. Michigan Avenue, Chicago, Illinois 60611. Teléfono: (800) 877-1600.

National Diabetes Information Clearinghouse, 805 15th Street, N.W., Room 500, Washington, D.C. 20005.

International Diabetes Federation, International Association Center, 40 Washington Street, B-1050, Brussels, Belgium. Teléfono: 32-2/647 44 14.

## Para niños

Juvenile Diabetes Foundation, 432 Park Avenue South, New York, New York 10016-8013. Teléfono: (212) 889-7575. Otras oficinas localizadas en Chatswood, Australia; Willowdale y Ontario, Canadá; Londres, Inglaterra; Atenas, Grecia; Tel Aviv, Israel; Sao Paulo, Brasil; Santiago, Chile; París, Francia; Calcuta, India y Roma, Italia.

# EL CENTRO DE DIABETES JOSLIN Y SUS FILIALES

El Centro de Diabetes Joslin es líder internacional en el tratamiento, la investigación, la instrucción de pacientes y profesionales de la diabetes, afiliado a la Escuela de Medicina de Harvard. Fundado en 1898 en Boston, Massachusetts, este centro tiene centros filiales que dan tratamiento a pacientes en los Estados Unidos.

## Centros principales

Joslin Diabetes Center
One Joslin Place
Boston, Massachusetts 02115
(617) 732-2440

Joslin Diabetes Center en Framingham
161 Worcester Road
Framingham, Massachuetts 01701
(508) 620-9600

Joslin-Lahey Diabetes Center
1 Essex Center Drive
Peabody, Massachusetts 019960
(508) 977-6336

Joslin/Deaconess-Nashoba Hospital
200 Groton Road
Ayer, Massachusetts 01432
(508) 772-0200/Ext. 451

Joslin Diabetes Center en Falmouth
316 Gifford Street
Falmouth, Massachusetts 02540
(508) 548-1944

## Centros filiales

Joslin Center for Diabetes
Saint Barnabas Medical Center
101 Old Short Hills Road
West Orange, New Jersey 07052
(201) 325-6555

Joslin Center for Diabetes
Saint Barnabas, Community Medical Center Division
368 Lakehurst Road, Suite 305
Toms River, New Jersey 08753
(908) 349-5757

Joslin Center for Diabetes
Saint Barnabas, Princeton Division
100 Canal Pointe Blvd., Suite 100
Princeton, New Jersey 08540
(609) 987-0037

Joslin Center for Diabetes
Thomas Jefferson University Hospital/Wills Eye Hospital
211 South 9th Street, Suite 600
Philadelphia, Pennsylvania 19107
(215) 928-3400

Joslin Center for Diabetes
Western Pennsylvania Hospital
5140 Liberty Avenue
Pittsburgh, Pennsylvania 15224
(412) 578-1724

Nalle Clinic Diabetes Center, filial de Joslin
1350 South Kings Drive
Charlotte, North Carolina 28207
(704) 342-8000

Joslin Center for Diabetes
Morton Plant Hospital
323 Jeffords Street
Clearwater, Florida 34616
(811113) 461-8300

Joslin Center for Diabetes
Baptist Hospital of Miami
8900 North Kendall Drive
Miami, Florida 33176-2197
(800) 992-1879
(305) 270-3696

Joslin Center for Diabetes
Methodist Hospital of Indiana
1701 North Senate Boulevard
Box 1367
Indianapolis, Indiana 46206
(317) 929-8489

Joslin Center for Diabetes
MacNeal Medical Center
7020 West 79th Street
Bridgeview, Illinois 60455
(708) 430-0730

Joslin Center for Diabetes
St. Luke's - Roosevelt Hospital Center
425 West 59th Street
New York, New York 10019
(212) 523-8353

*Próxima inauguración:*
Joslin Center for Diabetes
Straub Clinic and Hospital
Honolulu, Hawaii

Joslin Center for Diabetes
SUNY/Syracuse
Syracuse, New York 13210

## Federación de Asociaciones Mexicanas de Diabetes A. C.

Aud. Dr. Aquilino Villanueva (anexo)
Dr. Balmis #148
Col. Doctores
06726 México, D.F.
Tel. 5 78 22 64
Fax. 5 78 22 63

Asociación Mexicana. de Diabetes en Aguascalientes, A. C.
Andes Apeninos #'216

Col. Los Bosques
20120 Aguascalientes, Ags.
Tel. 91 49 16 74 05
Fax. 91 49 17 02 04

Asociación Mexicana de Diabetes en Colima, A. C.
Maclovio Herrera # 142- Desp. 203
Col. Centro
28000 Colima, Col.
Tel. y Fax 91 331 2 72 06

Asociación Mexicana de Diabetes en Coahuila, A. C.
Independencia # 662
Col. A1pes
25270 Saltillo, Coahuila
Tel. 91 84 1 5 04 08
Fax. 91 84 14 27 26

Asociación Mexicana de Diabetes en Chiapas, A. C.
Av. 5 de Mlayo # 953
Entre Carranza y Morelos
Col. Bienestar Social
29000 Tuxtla Gutiérrez, Chiapas
Tel. 91 961 3 13 43
Fax. 91 96l 2 98 28

Asociación Mexicana de Diabetes en La Ciudad de México A. C.
Lago Garda #100
Col. Anahuac
11320 México, D.F,
Tel. 91 5 3 86 06 39
Fax. 91 5 3 99 65 83

Asociación Mexicana Diabetes en Jalisco, A. C.
Desarrollo Integral de la Familia Zapopan
Av. Laureles y Tesisten
Módulo de Centro de Prevención
45100 Zapopan, Jalisco
Fax. 91 36 15 91 52

Asociación Mexicana de Diabetes en Guanajuato, A. C.
Cd. Deportiva Enrique Fdez. Martínez
Carretera León-Silao
37290 León, Guanajuato
Tel. 91 47 11 0258
Fax. 91 47 16 84 60

Asociación Mexicana de Diabetes en Hidalgo. A. C.
Moctezuma # 10
Col. Centro
Apartado Postal 291
48000 Tula, Hidalgo
Tel 91 773 731 14

Asociación Mexicana de Diabetes en Nuevo León. A. C.
Mol del Valle Local 17
Calz. del Valle Ote. #400
66220 Garza García Nuevo León
Tel. 9183 56 49 67
Fax 91 83 35 87 08

Asociciación Mexicana de diabetes en Oaxaca. A. C.
Av. Hidalgo # 817
Col. Centro
68000 Oa xaca, Oa x .
Tel. 91 951 651 99
Fax. 91 951 441 42

Asociación Mexicana de Diabetes en San Luis Potosí A. C.
Recursos Hidráulicos # 270
Col. Burócratas
78270 San Luis Potosí S.L.P.
Tel. y Fax 91 48 11 58 25

Asociación Mexicana de Diabetes en Sonora A. C.
Circunvalación J. Dabdoud #25
Col. Kennedy
84000 Nogales, Sonora
Tel. 91 631 30519
Fax. 91 631 30858

Asociación Mexicana de Diabetes en Tamaulipas A. C.
Refaccionaria Madero
1⁰ de Mayo # 704 Poniente
Entre Necaxa y Orizaba
Col. 1⁰ de Mayo
89400 Cd. Madero, Tamaulipas
Tel. y Fax 91 12 16 29 72

Asociciación Mexicana de Diabetes en Veracruz A.C.
Palma # 53
Col. Francisco I. Madero
93260 Poza Rica, Veracruz
Tel. 91 782 26449

Asociciación Mexicana de Diabetes Capítulo Piedras Negras, Coahuila. A. C.
Anáhuac 604 Poniente
Col. Centro
26000 Piedras Negras, Coahuila
Tel. 91 878 258 47

Asociciación Mexicana de Diabetes Capítulo
CD. Victoria, Tamaulipas, A.C.
14 y 16 Rafael Tejeda No. 244
Col. Magistral
87020 Cd. Victoria, Tamaulipas
Tel. y Fax 911 3162400

## PUBLICACIONES

El Centro Joslin ofrece material didáctico e informativo a los pacientes. Todas las publicaciones están a la venta directamente en el centro. Para mayor información sobre los precios actuales, acuda a Centro de Diabetes Joslin, Oficina de Publicaciones, One Joslin Place, Boston, Massachusetts 02115; teléfono (617) 732-2695. Fax(617) 732-2562.

## LIBROS DE COCINA

*The Joslin Diabetes Gourmet Cookbook* (Bonnie Polin, Fran Giedt, and Joslin Nutrition Services Department, New York: Bantam Books, 1994).

# GUÍAS, MANUALES Y FOLLETOS PARA TODOS LOS DIABÉTICOS

*Joslin Diabetes Manual*, 12a. edición (Leo Krall and Richard Beaser, Philadelphia: Lea & Febiger, 1989).
*Good Health with Diabetes . . . through Exercise* (1992).
*Fighting Longterm Complications* (1992)
*Menu Planning—Simple!* (1992)
*Eating Well, Living Better* (1992)
*Weight Loss—A Winning Battle* (1992)
*The Foot Book* (1992)

## PARA USUARIOS DE INSULINA

*The Basics Pak for Insulin Users* (1994)
*Diabetes Treated with Insulin: A Short Guide* (1994)
*Diabetes Teaching Guide for People Who Use Insulin* (1989)
*Outsmarting Diabetes* (R. Beaser, Minneapolis: Chronimed, 1994)

## PARA NO USUARIOS DE INSULINA

*Type II Two-Pack* (1992)
*Managing Your Diabetes without Insulin* (1992)

## PARA NIÑOS

*A Guide for Parents of Children and Youth with Diabetes* (1987)
*Everyone Likes to Eat*, 2nd. Ed. (H. Holleroth et al., Minneapolis: Chronimed, 1993)

## PARA CASOS ESPECIALES

*A Guide for Women with Diabetes Who Are Pregnant . . . or Plan to Be* (1987).

## PARA MÉDICOS

*Joslin's Diabetes Mellitus*, 13th Ed. (C. Ronald Kahn and Gordon Weir, eds., Baltimore: Williams & Wilkins, 1994).

# VIDEOS

*Know Your Diabetes, Know Yourself* (1987)
*Living with Diabetes: A Winning Formula* (1992)

# OTRAS PUBLICACIONES

## Libros de cocina

*American Diabetes Association Holiday Cookbook* (Betty Wedman, New York: Prentice-Hall, 1986).

*American Diabetes Association Month of Meals*, *A Menu Planner* (American Diabetes Association, 1660 Duke Street, Alexandria, Virginia 22314, 1989).

*American Diabetes Association Special Celebrations and Parties Cookbook* (Betty Wedman, New York: Prentice-Hall, 1989).

*Creative Cooking for Renal Diabetic Diets* (The Cleveland Clinic Foundation, Senay Publishing Inc., P.O. Box 397, Chesterland, Ohio 44026)

*Diabetic Breakfast and Brunch Cookbook* (Mary Jane Finsand, New York: Sterling Publishing, 1987).

*Family Cookbook*, vols. I, II, III and IV (American Diabetes Association and American Dietetic Association, 1660 Duke Street, Alexandria, Virginia 22314).

*The Guiltless Gourmet* (Judy Gilliard and Joy Kirkpatrick, Nutrition Wise Partnership, P.O. Box 499, Rancho Mirage, California, 1990).

*The Guiltless Gourmet Goes Ethnic* (Judy Gilliard and Joy Kirkpatrick, Minneapolis: DCI Publishing, 1990).

*The High Fiber Cookbook for Diabetics* (Mabel Cavaiani, New York: Perigee Books, 1978).

*Jane Brody's Good Food Book* (Jane Brody, New York: W. W. Norton, 1985).

*Jane Brody's Good Food Gourmet* (Jane Brody, New York: W. W. Norton, 1990.)

*The Joy of Snacks* (Nancy Cooper, Diabetes Center, Inc., 2851 Hedberg Drive, Minnetonka, Minnesota 55343).

*The Living Heart Diet* (Michael DeBakey, New York: Raven Press/Simon & Schuster, 1984).

*The Restaurant Companion: A Guide to Healthier Eating Out* (Hope Warshaw, Chicago: Surrey Books, 1990).

## INTERCAMBIOS DE ALIMENTOS

*Convenience Food Facts* (Arlene Monk and Marion Franz, International Diabetes Center, Park Nicollet Medical Foundation, 4959 Excelsior Boulevard, Minneapolis, Minnesota 55416).

*The Diabetic's Brand Name Food Exchange Handbook* (Andrea Barrett, Philadelphia: Running Press).

*Exchanges for All Occasions* (Marion Franz, International Diabetes Center, Park Nicollet Medical Foundation, 4959 Excelsior Boulevard, Minneapolis, Minnesota 55416).

## RECUENTO DE GRAMOS DE GRASA

*The Fat Counter* (A. Natow and J. Heslin, New York: Simon & Schuster, 1989).

*The T-Factor* (J. Pope-Cordle and M. Kabahn, New York: W.W. Norton, 1991).

## RECUENTO DE CARBOHIDRATOS

*Bowes and Church's Food Values of Portions Commonly Used*, 15th Ed. (Joan Pennington, Philadelphia: J.B. Loppincott, 1989).

*Calories and Carbohydrates* (Barbara Kraus, New York: New American Library, 1988).

*The Complete Book of Food Counts* (Corinne T. Netzer, New York: Bantam/Doubleday Dell, 1988).

*The Complete Calorie and Carbohydrate Counter for Dining Out* (Kathryn Ernst, New York: Simon & Schuster, 1987).

# APÉNDICE

# LISTAS DE EQUIVALENTES

## LÁCTEOS

*Mejores equivalentes:*

Sin grasa o con bajo contenido de grasa

*Recomendación:*

Tomar complementos de calcio si usa menos de 2 tazas al día, para adultos; de 3 a 4 tazas al día, para niños.

### SELECCIONES SIN GRASA

*Un equivalente contiene:*

| | |
|---|---|
| Calorías: 80 | Carbohidratos: 12 gramos |
| Proteínas: 8 gramos | Grasa: 0 gramos |

| PRODUCTO | PORCIÓN |
|---|---|
| Leche descremada | 1 taza |
| Leche baja en grasa (1/2%) | 1 taza |
| Yogurt de leche descremada con NutraSweet, por ej: Yoplait Light, | |

| | |
|---|---|
| Weight Watchers Ultimate 90, | |
| Colombo Slender Spoonfuls | |
| Dannon Light | 3/4 a 1 taza |
| Yogurt de frutas, de leche | |
| entera | |
| Fat Free Colombo | 3/8 taza |
| Leche Lactaid (descremada) | 1 taza |
| Leche descremada en polvo | |
| (antes de agregar líquido) | 1/3 taza |
| Leche evaporada descremada, en lata | 1/2 taza |
| Chocolate en polvo sin azúcar | |
| más 1 taza de agua* | 1 taza |

* La mayoría de los chocolates en polvo no aportan la misma cantidad de calcio que una taza de leche. Compare el contenido de calcio de distintas marcas. Un ejemplo de un producto que cumple con los requisitos de calcio es el chocolate Alba, sin azúcar, para tomarse caliente.

## SELECCIONES CON BAJO CONTENIDO DE GRASA

*Un equivalente contiene:*

| | |
|---|---|
| Calorías: 107 | Carbohidratos: 12 gramos |
| Proteínas: 8 gramos | Grasa: 3 gramos |

| PRODUCTO | PORCIÓN |
|---|---|
| Leche baja en grasa (1%) | 1 taza |
| Yogurt, sin sabor | 1 taza |
| Yogurt de frutas, de leche | |
| entera | |
| Yoplait Lowfat | 1/2 taza |
| Dannon Lowfat | 1/2 taza |
| Leche Lactaid (1%) | 1 taza |

## CON CONTENIDO DE GRASA ALTO O MEDIO

Los siguientes productos lácteos deben consumirse frugalmente por su alto contenido de grasa saturada y colesterol.

*Un equivalente contiene:*

| | |
|---|---|
| Cálorías: 125-150 | Carbohidratos: 12 gramos |
| Proteínas: 8 gramos | Grasa: 5-8 gramos |

| PRODUCTO | PORCIÓN |
|---|---|
| Leche baja en grasa (2%) | 1 taza |
| Leche entera | 1 taza |

## VERDURAS

*Mejores equivalentes:*
Verduras crudas: verdes, con hojas o anaranjadas.

*Recomendación:*
Elegir por lo menos 2 verduras al día.

*Recomendamos:*
Cocer con la mínima cantidad de agua.

*Un equivalente contiene:*

| Calorías: 28 | Carbohidratos: 5 gramos |
|---|---|
| Proteínas: 2 gramos | Grasa: 0 gramos |

| PRODUCTO | PORCIÓN |
|---|---|
| Alcachofa | media |
| Espárrago | 1 taza |
| Brotes de bambú | 1/2 taza |
| Frijol germinado | 1/2 taza |
| Betabel o remolacha | 1/2 taza |
| Hortalizas verdes | 1 taza |
| Brócoli | 1/2 taza |
| Col de bruselas | 1/2 taza |
| Calabaza | 1 taza |
| Zanahoria | 1/2 taza |
| Coliflor | 1 taza |
| Apio | 1 taza |
| Col rizada | 1 taza |
| Berenjena | 1/2 taza |
| Hinojo | 1 taza |
| Habas | 1 taza |
| Pimiento | 1 taza |
| Nabo | 1/2 taza |

| | |
|---|---|
| Colinabo | 1/2 taza |
| Puerro | 1/2 taza |
| Champiñones, crudos | 1 taza |
| Mostaza | 1/2 taza |
| Cebolla | 1/2 taza |
| Chícharo | 1/2 taza |
| Rábano | 1 taza |
| Pimiento rojo | 1 taza |
| Rutabaga | 1/2 taza |
| *Col agria | 1/2 taza |
| Espinacas, cocidas | 1/2 taza |
| Calabacita | |
| summer | 1 taza |
| zucchini | 1 taza |
| Acelgas | 1 taza |
| Jitomate (tomate crudo) | medio |
| *Jugo de tomate | 1/2 taza |
| Puré de tomate | 1 1/2 cdas. |
| *Salsa de jitomate (tomate), en lata | 1/3 taza |
| Nabo | 1/2 taza |
| Verduras, mixtas | 1/4 taza |
| *Jugo V-8 | 1/2 taza |
| Alubias | 1 taza |
| Castañas | 5 enteras |

Debido a su bajo contenido de carbohidratos y calorías, las siguientes verduras CRUDAS pueden consumirse libremente.

Germinado de alfalfa
Achicoria
Calabaza china
Pepino
Endivias
Escarola
Lechuga
Perejil
*Pepinillos (no endulzados)
Pimiento
Espinaca
Berro

*Estas verduras tienen alto contenido de sodio (sal). Compre verduras, jugos y salsas con bajo contenido de sodio si sigue una dieta hiposódica. Las verduras crudas y congeladas tienen menos sodio que las enlatadas, a menos que la etiqueta indique "bajo contenido de sodio".

# FRUTAS

*Mejores equivalentes:*
Frutas frescas

*Recomendación:*
Elegir frutas crudas, congeladas o enlatadas en su propio jugo o agua, sin azúcar.

*Un equivalente contiene:*

| | |
|---|---|
| Calorías: 60 | Carbohidratos: 15 gramos |
| Proteínas:0 gramos | Grasa: 0 gramos |

| PRODUCTO | PORCIÓN |
|---|---|
| Manzana, 5 cm. de diámetro | 1 pieza pequeña |
| Manzana, seca | 1/4 taza |
| Puré de manzana | 1/2 taza |
| Chabacano | |
|     fresco | 4 piezas medianas |
|     enlatado | 4 mitades |
|     seco | 7 mitades |
| Plátano, 21 cm. largo, sin cáscara | 1/2 |
| Hojuelas de plátano | 3 cdas. |
| Zarzamora | 3/4 taza |
| Arándano | 3/4 taza |
| Mora | 1 taza |
| Frutas enlatadas, a menos que se indique lo contrario | 1/2 taza |
| Melón, 12 cm. de diámetro | |
|     en tajadas | 1/3 |
|     en cuadritos | 1 taza |
| Cerezas, frescas | 12 |
| Dátiles | 3 |
| Higos | 2 piezas pequeñas |
| Granadilla | 4 |
| Toronja, 10 cm. de diámetro | 1/2 |
| Uvas | 15 piezas pequeñas |
| Guayaba | 1 1/2 piezas pequeñas |
| Melón Honeydew, 16 cm. de diámetro | |

| | |
|---|---|
| en tajadas | 1/8 |
| en cuadritos | 1 taza |
| Kiwi | 1 pieza grande |
| Kumquat | 5 piezas medianas |
| Limón | 1 pieza grande |
| Níspero, fresco | 12 |
| Lichi, crudo o seco | 10 |
| Mango | 1/2 pieza pequeña |
| en rebanadas | 1/2 taza |
| Nectarina, 5 cm. de diámetro | 1 |
| Naranja, 7 cm. de diámetro | 1 |
| Papaya, 9 cm. de diámetro | |
| en tajadas | 1/2 |
| en cuadritos | 1 taza |
| Durazno, 5 cm. de diámetro | 1 |
| Pera | 1 pieza pequeña |
| Pérsimo | |
| nativo | 2 |
| japonés, 5 cm. de diámetro | 1/2 |
| Piña | |
| fresca, en trozos | 3/4 taza |
| enlatada | 1/3 taza |
| Plátano macho, cocido | 1/3 taza |
| Ciruela, 5 cm. de diámetro | 2 |
| Granada, 8 cm. de diámetro | 1/2 |
| Ciruela pasa, medianas | 3 |
| Pasas | 2 cdas. |
| Frambuesas | 1 1/3 taza |
| Ruibarbo, fresco o seco | 3 tazas |
| Fresas | 1 1/3 taza |
| Mandarina, 5 cm. de diámetro | 2 |
| Sandía, en trozos | 1 1/4 taza |

## JUGOS DE FRUTAS

| PRODUCTO | PORCIÓN |
|---|---|
| Jugo de manzana, sin azúcar | 1/2 taza |
| Arándano, bajo en calorías | 1 1/4 tazas |
| Jugo de uva, sin azúcar | 1/2 taza |
| Jugo de toronja, sin azúcar | 3/4 taza |

| | |
|---|---|
| Jugo de limón, sin azúcar | 3/4 taza |
| Jugo de naranja, sin azúcar | 1/2 taza |
| Jugo de piña, sin azúcar | 1/2 taza |
| Jugo de ciruela pasa, sin azúcar | 3/8 taza |
| Twister, Light (con NutraSweet) | 1 taza |
| Twister regular | 1/2 taza |

## PAN/ALMIDÓN

*Mejores equivalentes:*
Panes y cereales integrales, frijoles (judías) y chícharos secos. (En general, un equivalente de pan es igual a 30 gramos de pan).

## PANES

*Un equivalente contiene:*

| | |
|---|---|
| Calorías: 80 | Carbohidratos: 15 gramos |
| Proteínas: 3 gramos | Grasa: rastros |

| PRODUCTO | PORCIÓN |
|---|---|
| Blanco, integral, centeno, etc. | 1 rebanada |
| Con pasas | 1 rebanada |
| Italiano y francés | 1 rebanada |
| Con bajas calorías | |
|     (1 rebanada igual a | |
|     40 calorías) | 2 rebanadas |
| Sirio | |
|     miniatura, 15 cm. de diámetro | 1/2 |
|     tamaño de dieta | 1 |
|     Bagel | 1/2 pieza mediana |
|     English muffin | 1/2 pieza mediana |
|     Bollo | |
|         grande | 1/2 pieza pequeña |
|         de mesa | 1 pieza pequeña |
|         para hot-dog | 1/2 pieza mediana |
|         para hamburguesa | 1/2 pieza mediana |
| Trozos de pan | 3 cdas. |

## PRODUCTOS PARA EL DESAYUNO

| | PORCIÓN | INTERCAMBIOS |
|---|---|---|
| Barra NutriGrain con fruta | 1 | 1 pan + 1/2 fruta |
| Pepperidge Farms Wholesome Choice Muffins (maíz, manzana, salvado o arándano) | 1 | 1 pan + 1 fruta |
| Healthy Choice Blueberry Muffin | 1 | 1 pan + 1 1/2 fruta + 1 grasa |

## CEREALES

| PRODUCTO | PORCIÓN |
|---|---|
| Cereales cocidos | 1/2 taza |
| Salvado | |
| +All Bran con fibra extra | 1 taza |
| +All Bran | 1/3 taza |
| +Salvado 100 % | 2/3 taza |
| +Bran Flakes 40% | 1/2 taza |
| +Bran Chex | 1/2 taza |
| Multibran Chex | 1/3 taza |
| +Fiber One | 2/3 taza |
| Cheerios | 1 taza |
| Common Sense Oat Bran-Avena | 1/2 taza |
| Maíz, Rice Chex | 2/3 taza |
| Cornflakes | 3/4 taza |
| Crispix | 1/2 taza |
| Fortified Oat Flakes-Avena Fortificada | 1/2 taza |
| Frosted Flakes | 1/3 taza |
| Granola de Kellogg, baja en grasa | 1/8 taza |
| Grapenuts | 3 cdas. |
| +Grapenut Flakes | 2/3 taza |
| Just Right (con trozos de fibra) | 1/2 taza |
| Kenmei Rice Bran | 1/2 taza |
| Kix | 1 taza |
| NutriGrain | 1/2 taza |
| Product 19 | 1/2 taza |

| | |
|---|---|
| Puffed Rice, trigo | 1 1/2 tazas |
| Rice Krispies | 3/4 taza |
| +Pan de trigo desmenuzado | 1 |
| cucharada | 1/2 taza |
| +Wheat'n'Bran, desmenuzado | 1/2 taza |
| Special K | 3/4 taza |
| Team | 2/3 taza |
| Total | 3/4 taza |
| Trix | 1/2 taza |
| +Wheat Chex | 1/2 taza |
| +Wheaties | 2/3 taza |
| Otros cereales fríos | 2/3 taza |

+ Cereales ricos en fibra

## VERDURAS RICAS EN ALMIDÓN

| PRODUCTO | PORCIÓN |
|---|---|
| Maíz | 1/2 taza |
| Elote entero | 1 pieza mediana |
| Habas | 1/2 taza |
| Chirivía | 1/2 taza |
| Chícharos (guisantes), enlatados o | |
| congelados | 2/3 taza |
| Plátano, cocido | 1/3 taza |
| Papa, blanca | |
| puré | 1/2 taza |
| al horno | 1/2 mediana ó 1 |
| | pequeña |
| Camote | |
| puré | 1/3 taza |
| al horno | 1/2 pieza mediana |
| Calabaza (Zucchini) | 3/4 taza |
| Chayote, bellota, nuez | 3/4 taza |

### PASTA
(cocida)

| | |
|---|---|
| Macarrones, fideos, espagueti | 1/2 taza |

## LEGUMINOSAS

| | |
|---|---|
| Frijol (judías), chícharo (guisantes), lenteja (secos y cocidos) | 1/3 taza |
| Frijol (judías), enlatado, sin cerdo (estilo vegetariano) | 1/3 taza |

## GRANOS

| | |
|---|---|
| Cebada, cocida | 1/4 taza |
| Bulgur, cocido | 1/3 taza |
| Harina de maíz | 2 1/2 cdas. |
| Maicena | 2 cdas. |
| Harina | 3 cdas. |
| Kasha, cocida | 1/3 taza |
| Arroz, cocido | 1/3 taza |
| Germen de trigo | 1/4 taza = 1 pan + 1 carne magra |

## GALLETAS SALADAS/GALLETAS VARIAS EQUIVALENTES A UN PAN

*Mejores equivalentes:*
Productos bajos en sodio, por ejemplo, galletas sin sal.

| PRODUCTO | PORCIÓN |
|---|---|
| AK-mak, regular y con ajonjolí | 4 galletas |
| Galletas de animalitos | 8 |
| Crokine (galleta de centeno) | 4 |
| Finn Crisp | 4 |
| Galletas de gengibre | 3 |
| Galletas Graham | |
| Cuadros de 6 cm. | 3 |
| Barra de granola | |
| Nature Valley, Quaker baja en grasa | 1/2 barra |
| Health Valley Cookies | 3 |
| Krispen: crispbread | 4 |
| Matzoh o matzoh con salvado | 1 |
| Manischewitz, galletas matzoh | |
| integrales | 7 |

| | |
|---|---|
| Rectángulos de pan melba | 5 |
| Ruedas de pan melba | 10 |
| Pan noruego, Kavli | |
| delgado | 3 |
| grueso | 2 |
| Pepperidge Farm Wholesome | |
| Equivalente: galletas | |
| de avena y pasas | 2= 1 pan + 1/2 fruta |
| Palomitas de maíz, sin grasa | 3 tazas |
| Orville Redenbacher's | |
| SmartPop | 4 tazas |
| Papas fritas, sin grasa | |
| Childers, Michael Season's | 15 |
| *Pretzel | 3/4 oz |
| *Pretzels Mr. Phipps | 12 |
| Rice cakes, popcorn cakes | 2 |
| Mini rice cakes | 8 |
| Ry-Krisp, galletas triples | 3 |
| Ryvita: pan | 4 |
| *Saltines | 6 |
| Galletas de trigo sin grasa | 6 |
| galletas con queso cheddar | 24 |
| Social Teas | 4 |
| Stella d'Oro Almond Toast | 1 1/2 |
| Stella d'Oro Egg Biscuit | 2 |
| Stoned Wheat Thins | 2 1/2 |
| Tortilla, Guiltless Gourmet | |
| tostadas sin grasa | 8 |
| Triscuit, bajo en grasa | 5 |
| Uneedas | 4 |
| Wasa Lite o Golden Rye o | |
| Hearty Ry-Krisp Bread | 2 |
| Zwieback | 3 |

*Rico en sodio

## GALLETAS PARA OCASIONES ESPECIALES
(igual a un pan más un equivalente de grasa)

| PRODUCTO | PORCIÓN |
|---|---|
| Arrowroot | 4 |

| | |
|---|---|
| Bordeaux Cookies, Pepperidge Farm | 3 |
| *Galletas de mantequilla | |
|     redondas | 7 |
|     rectangulares | 6 |
| *Cheez-its | 27 |
| *Cheez Nips | 20 |
|     bajas en grasa | 22= 1 pan + 1/2 grasa |
| *Club o Townhouse Crackers | 6 |
| *Combos | 30 gr |
| *Escort Crackers | 5 |
| Frookies | 2 |
| *Goldfish, Pepperidge Farm | 36 |
| Barra de granola sola, con | |
|     pasas o crema de cacahuate | 1 |
| Lorna Doones | 3 |
| *Meal Mates | 5 |
| Mr.Phipps Tater Crisps | |
|     (original, BBQ o crema | |
|     agria y cebolla) | 16= 1 pan + 1/2 grasa |
| Galletas Nabisco bajas en grasa | 9= 1 pan + 1/2 grasa |
| *Galletas de ostión | 24 |
| *Galletas emparedado de crema | |
|     de cacahuate | 3 |
| Palomitas de maíz: Orville | |
|     Redenbacher's Light | 4 tazas |
| *Ritz | 7 |
| *Sea Rounds | 2 |
| *Sociables | 9 |
| Palitos de pan con ajonjolí | |
|     Stella d'Oro | 2 |
| Stella d'Oro Breakfast Treats | 1 |
| Stella d'Oro Golden Bar | 1 |
| Surtido Stella d'Oro Lady | |
|     Stella | 3 |
| *Sunshine Hi Ho's | 6 |
| Teddy Grahams | 15 |
| *Tidbits | 21 |
| Triscuits | 5 |
| Galletas de vainilla | 6 |
| Wasa Fiber Plus Crisp Bread | 4 |
| Wasa Sesame o Breakfast Crisp | |
|     Bread | 2 |

| | |
|---|---|
| *Waverly Wafers | 6 |
| *Wheat Thins | 12 |
| bajos en grasa | 13= 1 pan + 1/2 grasa |

*Rico en sodio

## CARNES

*Mejores equivalentes:*
Selecciones sin grasa o con poca grasa

*Recomendación:*
Retirar la grasa visible. Hornear, asar o hervir las selecciones sin grasa. Pesar la porción una vez cocinada.

Que las porciones sean la guarnición y no el plato principal.

## SELECCIONES SIN GRASA

*Un equivalente contiene:*

| | |
|---|---|
| Calorías: 40-45 | Carbohidratos: 0 gramos |
| Proteínas: 7 gramos | Grasa: 0 gramos |

## QUESOS

| PRODUCTO | PORCIÓN |
|---|---|
| Productos de queso sin grasa: | |
| *Queso Alpine Free n' Lean | 30 gr. |
| *Cotagge Hood Free | 1/4 taza |
| *Calabro, 100% queso ricotta | 30 gr. |
| *Kraft Free Singles | 30 gr. |

## SELECCIONES BAJAS EN GRASA

*Un equivalente contiene:*

| | |
|---|---|
| Calorías: 55 | Carbohidratos: 0 gramos |
| Proteínas: 7 gramos | Grasa: 3 gramos |

| PRODUCTO | PORCIÓN |
| --- | --- |
| Queso: | |
| Cottage, 1% grasa, Dragone Lite Ricotta | 1/4 taza |
| Axelrod, sin grasa, sin azúcar, con piña | 1/2 taza= 2 carne magra + 1/2 fruta |
| *Lite-Line,*Nuform, Weight Watchers, Laughling Cow, Smartbeat Singles, Light n'Lively Free | 30 gr |
| Frijoles (judías) cocidos | 1/2 taza= 1 carne + 1 pan |
| Sustituto de huevo con menos de 55 calorías por 1/4 taza | 1/2 taza |
| Claras | 3 |
| Pescados y mariscos: | |
| Fresco o congelado | 30 gr |
| Conservas: | |
| Arenque, sin crema o *ahumado | 30 gr |
| Imitación cangrejo | 30 gr |
| Sardinas, sin aceite | 3 |
| Almejas, ostiones, pechinas, **camarones enlatados con agua | 30 gr |
| Salmón, atún, cangrejo, **langosta enlatados con agua | 1/4 taza |
| Carne molida 96% sin grasa, Healthy Choice | 30 gr |
| Salchichas 97% sin grasa | 1 (60 gr)= 2 carnes magras |
| *Carnes frías, 95% sin grasa, jamón de pavo | 30 gr |
| Aves: pollo, pavo sin pellejo | 30 gr |
| Carne molida de pollo o pavo | 30 gr |

| | |
|---|---|
| *Tocino canadiense | 30 gr |
| Tofu | 90 gr |
| Salchicha de pavo | 30 gr |

*Rico en sodio.

**Las personas que tratan de reducir el colesterol en la dieta deben limitar el consumo de esos productos. Para mayor información, consulte a su dietista.

## SELECCIONES CON CONTENIDO MEDIO DE GRASA

*Un equivalente contiene:*

| | |
|---|---|
| Calorías: 75 | Carbohidratos: 0 gramos |
| Proteínas: 7 gramos | Grasa: 5 gramos |

| PRODUCTO | PORCIÓN |
|---|---|
| Ternera, salvo pecho | 30 gr |
| Cerdo, salvo jamón endiablado, carne molida y chuletas | 30 gr |
| Res, picada, diezmillo, bistec de falda; hamburguesa con 15% grasa, costilla, filete con cordón y cuete | 30 gr |
| Cordero, salvo pecho | 30 gr |
| Queso: | |
| Mozzarella y ricotta parcialmente descremados, campesino, Neufchatel, Velveeta de dieta, queso cheddar para untar Tasty-Lo, Jarlsberg Light, Dormans Slim Jack bajo en grasa, Cracker Barrel Light, Cabot Light Vitalait, Kraft Light | 30 gr |
| *Parmesano, *Romano | 3 cdas. |
| ***Huevo | 1 |
| Sustituto de huevo con 50 a 80 calorías por 1/4 taza | 1/4 taza |
| *Carnes frías, pavo sin grasa, salami de pavo | 30 gr |

| | |
|---|---|
| Tocino de pavo | 2 rebanadas |
| Crema de cacahuate | 1 cda= 1 carne + 1 grasa |
| Salchicha de pavo | 1 (30 gr)= 1 1/2 mediana |

*Rico en sodio.
***El huevo tiene un alto contenido de colesterol. Limite el consumo a 3 o 4 piezas por semana.

*Recomendación:*
Restringir el consumo de los equivalentes de carne con grasa que se señalan a continuación por su alto contenido de grasa saturada y colesterol.

## SELECCIONES CON ALTO CONTENIDO DE GRASA

*Un equivalente contiene:*

| | |
|---|---|
| Calorías: 100 | Carbohidratos: 0 gramos |
| Proteínas: 7 gramos | Grasa: 8 gramos |

| PRODUCTO | PORCIÓN |
|---|---|
| Res: | |
| pecho, costilla, | |
| *corned beef, hamburguesa | |
| regular con 20% grasa, rosbif | 30 gr |
| Cordero: pecho | 30 gr |
| | |
| Cerdo: | |
| *jamón endiablado, carne molida, | |
| chuletas, *salchichas | 30 gr |
| Ternera: pecho | 30 gr |
| Aves: | |
| capón, pato, ganso | 30 gr |
| Quesos regulares: | |
| *Roquefort (azul), Brie, cheddar, | |
| Colby, *feta, Monterey Jack, | |
| Muenster, provolone, suizo, | |
| *pasteurizados | 30 gr |
| *Carnes frías: | |
| salchichón, bratwurst, | |
| barunschweiger, knockwurst, | |

|                                               |        |
|-----------------------------------------------|--------|
| liverwurst, pastrami, salchicha polaca, salami | 30 gr  |
| Vísceras:                                      |        |
| hígado, corazón, riñón                         | 30 gr  |
| Pescado frito                                  | 30 gr  |

*Rico en sodio.

## GRASAS

*Mejores equivalentes:*
Selecciones con menor contenido de grasas insaturadas.

*Recomendación:*
Cuando consuma equivalentes de grasa bajos en calorías, sírvase porciones de 45 calorías.

*Un equivalente contiene:*

| Calorías: 45       | Carbohidratos: 0 gramos |
|--------------------|-------------------------|
| Proteínas: 0 gramos | Grasa: 5 gramos         |

## GRASAS MÁS INSATURADAS

| PRODUCTO | PORCIÓN |
|----------|---------|
| Aguacate, 10 cm de diámetro | 1/8 |
| D-Zerta, cubierta batida | 5 cdas. |
| Margarina | 1 cdita. |
| Baja en calorías: Promise Ultra, Promise Extralite, Mazola Extralite, Fleischmann's Extralite, Promise Light, Latta | 1 cda. |
| **Mayonesa | 1cdita. |
| Baja en calorías | 1 cda. |
| Crema sin leche, líquida | 2 cdas. |
| Crema sin leche, dietética, líquida | 5 cdas. |
| Nueces | |
| Almendras | 6 enteras |
| De Brasil | 2 medianas |
| De acajú | 5-8 enteras |

| | |
|---|---|
| Avellanas | 5 enteras |
| Australianas | 3 enteras |
| Cacahuates | |
|     españoles | 20 enteros |
|     Virginia | 10 enteros |
| Lisas | 2 enteras |
| Piñones | 1 cda |
| Pistaches | 12 enteros |
| Nuez | 2 enteras |
| Otras | 1 cda |

Aceites:

| | |
|---|---|
| Maíz, algodón, cártamo, soya, girasol, oliva, cacahuate (monoinstarurados) | 1 cdita |

Aceitunas:

| | |
|---|---|
| verdes | 5 pequeñas |
| negras | 2 grandes |

Aderezos de ensalada:

| | |
|---|---|
| **Francés, | 1 cda. |
| mayonesa tipo italiano | 2 cditas. |

*Granos (sin cáscara)

| | |
|---|---|
| ajonjolí, girasol | 1 cda. |
| calabaza | 2 cditas. |

*Rico en sodio.
**Pueden incluirse en una dieta para reducir el colesterol si su ingrediente base es aceite de maíz, algodón, cártamo, soya o girasol.

## GRASAS MÁS SATURADAS

| PRODUCTO | PORCIÓN |
|---|---|
| Tocino, dorado | 1 tira |
| Mantequilla | 1 cdita |
| Menudencias | 15 gr |
| Coco, rayado | 2 cdas. |
| Crema para café, líquida | 2 cdas. |
| Crema para café, en polvo | 4 cdas. |
| Cool Whip | 3 cdas |
| Crema | |

| | |
|---|---|
| Mitad leche y mitad crema | 2 cdas |
| Espesa | 1 cda |
| Ligera | 1 1/2 cdas. |
| Agria | 2 cdas. |
| Hood Light | 4 cdas. |
| Batida, líquida | 1 cda. |
| Batida, cubierta a presión | 1/3 taza |
| Queso crema: Philadelphia Light | 1 cda. |
| Batida | 2 cdas. |
| Grasa de cerdo (lardo) | 1 cdita. |
| Margarina, barra | |
| (el aceite no es su principal ingrediente) | 1 cdita. |
| Aceites: | |
| palma, coco | 1 cdita. |
| Aderezos de ensalada: | |
| (el aceite no es su principal ingrediente) | |
| *Francés, italiano | 1 cdita. |
| Seven Seas Light Italian con Aceite de Oliva | 2 cdas. |
| Tipo mayonesa | 2 cditas. |
| Cecina | 7 gr |

*Rico en sodio.

## SUSTITUTOS DE LA GRASA Y CONDIMENTOS PARA LAS DIETAS CON BAJO CONTENIDO DE GRASA

Muchos sustitutos sin grasa contienen 1 o más tipos de azúcar. Aunque la cantidad de edulcorantes es pequeña, es importante no consumir más de 1 cucharada de mermelada o no más de 20 calorías de un condimento.

*Un equivalente contiene:*
Un intercambio al gusto

| PRODUCTO | PORCIÓN |
|---|---|
| Crema agria | |
| Light n' Lively Free | 2 cdas. |
| Margarina y mayonesa | |

| | |
|---|---|
| Mayonesa Cain's sin grasa | 1 cda. |
| Mayonesa Kraft sin grasa | 1 cda. |
| Kraft Miracle Whip Free | 1 cda. |
| Butter Buds | 1/2 cdita. |
| Molly McButter | 1/2 cdita. |

**Queso crema**

| | |
|---|---|
| Philadelphia | 2 cdas. |

**Gravy**

| | |
|---|---|
| Pepperidge Farm 98% sin grasa | 2 cdas. |

**Aderezos para ensalada**

| | |
|---|---|
| Kraft Free | 1 cda. |
| Italiano | 1 cda. |
| Rancho | 1 cda. |
| Catalina | 1 cda. |
| Roquefort | 1 cda. |

**Good Seasons Free**

| | |
|---|---|
| Zesty Herb | 1 cda. |
| Italiano | 1 cda. |
| Italiano cremoso | 1 cda. |

**Seven Seas Free**

| | |
|---|---|
| Italiano | 1 cda. |
| Vinagre de vino tinto | 1 cda. |

**Wishbone Healthy Sensation**

| | |
|---|---|
| Chunky Blue Cheese | 1 cda |
| Honey Dijon | 1 cda. |

**Wishbone Lite**

| | |
|---|---|
| Italiano | 1 cda. |

**Pritikin**

| | |
|---|---|
| Ajo y hierbas | 1 cda. |

**Mermeladas**

| | |
|---|---|
| Smuckers Simply Fruit | 1 cdita. |
| Smuckers sin azúcar | 1 cdita. |
| Polaner All Fruit | 1 cdita. |
| Polaner Lite | 1 cdita. |

# VARIOS

Muchos alimentos preparados con ingredientes de varios grupos pueden incluir-se en el plan de alimentación en lugar de equivalentes de más de un grupo.

## *SOPAS DE LATA

| PRODUCTO | PORCIÓN | EQUIVALENTE |
|---|---|---|
| Arroz o fideos con caldo de pollo preparado con agua | 2 tazas | 1/2 pan, 1/2 grasa |
| Healthy Request Chowder de Campbell's | 2 tazas | 1 pan |
| Lista para servirse | 2 tazas | 1 pan, 1 carne, 1 verdura |
| Cremas | | |
| Hecha con agua | 2 tazas | 1/2 pan, 1 1/2 grasa |
| Hecha con leche con 1% de grasa | 2 tazas | 1/2 pan, 1/2 leche, 1 1/2 grasa |
| Sopa de almeja, estilo Nueva Inglaterra, preparada con leche con 1% de grasa | 2 tazas | 1/2 pan, 1 leche, 1 grasa |
| Lentejas con jamón, lista para servirse | 2 tazas | 1 pan, 1 leche, 1 verdura |
| Chícharo (guisantes) con jamón | 2 tazas | 2 panes, 1 1/2 carne |
| Sopa de verduras, lista para servirse | 2 tazas | 1 pan, 1 verduras |
| Jitomate, preparada con agua | 2 tazas | 1 pan |

*Ricas en sodio a menos que se preparen sin sal.

## ALIMENTOS PREPARADOS

| PRODUCTO | PORCIÓN | EQUIVALENTE |
| --- | --- | --- |
| Pastel Angel Food preparada Betty Crocker | 1/6 de harina | 1 pan |
| Bisquet | 5 cm diámetro (30 gr) | 1 pan + 1 grasa |
| Pan de centeno | 5 x 5 x 2.5 cm | 1 pan + 1 grasa |
| Muffin de salvado o maíz | 5 cm diámetro (45 gr) | 1 1/2 pan + 1 grasa |
| Granola | 1/4 taza | 1 pan + 1 grasa |
| Hot cakes (pancakes) | 10 cm diámetro | 2= 1 pan + 1 grasa |
| Waffles | 10 cm diámetro | 1 pan + 1 grasa |
| Eggowaffle Special K | 10 cm diámetro | 1 pan |
| Tostadas | 2 | 1 pan + 1 grasa |
| Taco | 1 | 2 carne, 1 pan, 1 grasa |
| Tortilla | | |
| maíz | 15 cm diámetro | 2= 1 pan + 1 grasa |
| harina | 17 cm diámetro | 1 pan + 1 grasa |
| *Pizza de queso | 1/8 de 36 cm diámetro | 1 pan, 1 carne, 1 verdura, 1 grasa |
| Lasaña, hecha en casa | 7 x 7 x 3 cm | 1 pan, 1 carne, 2 verdura, 1 grasa |
| *Ravioles, de lata | 1 taza 1 verdura | 1 pan, 1 carne, |
| Asado de res, hecho en casa | 1 taza 1 verdura | 3 carne, 1 pan |

| | | |
|---|---|---|
| Chili con carne y frijoles, hecho en casa | 1 taza | 3 carne, 2 pan |
| *Espagueti con carne, de lata | 1 taza | 1 1/2 pan, 1 verdura, 1 carne, 1 grasa |
| Palomitas de maíz, dietéticas, para horno de microondas | 3 tazas | 1 pan, 1 grasa |

*Ricos en sodio a menos que se preparen sin sal.

## POSTRES/DULCES

| PRODUCTO | PORCIÓN | EQUIVALENTE |
|---|---|---|
| Leche congelada | 1/2 taza | 1 pan + 1 grasa |
| Pudín, sin azúcar, hecho con leche descremada o con leche con 1% de grasa | 1/2 taza | 1/2 leche + 1/2 pan |
| Chunks O'Fruit All Fruit | 1 barra | 1 fruta |
| Miel para hotcakes | | |
| Regular | 1 cda. | 1 pan |
| Dietética | 2 cdas. | 1 pan |
| Sin azúcar | 2 cdas. | al gusto |
| Azúcar | 1 cda. | 1 pan |
| Miel | 1 cda. | 1 pan |
| Mermelada | 1 cda. | 1 pan |
| De frutas | 1 cda. | 1 pan |
| Baja en azúcar | 1 cda. | 1 pan |

## POSTRES CONGELADOS

*El mejor equivalente:*
Se recomiendan los productos con bajo contenido de grasa y azúcar

| PRODUCTO | PORCIÓN | EQUIVALENTE |
|---|---|---|
| Paleta helada sin azúcar Fudgesicle | 1 pieza | al gusto |
| Fudgesicle sin azúcar Weight Watchers | 1 pieza | 1/2 pan |
| Mousse de chocolate Weight Watchers Orange | 1 pieza | 1/2 pan |
| Vanilla Treat | 1 pieza | 1/2 pan |
| Hendries Fudge Stix | 1 pieza | 1/2 pan |

## POSTRES SIN GRASA, SIN AZÚCAR

| | | |
|---|---|---|
| Freshens, Honey Hill Farms, I Can't Believe It's Yogurt, TCBY, helado sin azúcar Baskin-Robbins, postre Simple Pleasures Light | 1/2 taza | 1 pan |
| Columbo bajo en grasa, Dannon Light sin grasa, helado de yogurt Everything Yogurt sin grasa y bajo en grasa, Honey Hill Farms sin grasa, I Can't Believe It's Yogurt sin grasa | 1/2 taza | 1 pan |
| Columbo sin grasa, vainilla sin grasa de Dairy Queen, Dannon bajo en grasa y sin grasa, McDonald's, TCBY sin grasa | 1/2 taza | 1 1/2 pan |

## ALIMENTOS PARA OCASIONES ESPECIALES

*Recomendación:*
Consumo restringido de los siguientes productos por su alto contenido de grasa y/o calorías. No comer más de una o dos veces por semana. Contar los intercambios de grasa en el plan de alimentación.

| PRODUCTO | PORCIÓN | EQUIVALENTE |
|---|---|---|
| Cuernito | 5 x 5 x 3.5 cm | 2 pan + 2 grasas |
| Helado | 1/2 taza | 1 pan + 2 grasas |
| Papas, a la francesa, de 5 a 8 cm. largo | 10 | 1 pan + 2 grasas |
| Papas fritas o tostaditas | 15 | 1 pan + 2 grasas |
| Relleno en polvo, cocido | 1/3 taza | 1 pan + 2 grasas |
| Ensalada de papa o macarrones con mayonesa | 1/2 taza | 1 pan + 2 grasas |
| Hot dog | 1 | 1 carne con alto contenido de grasa + 1 pan |

## ALIMENTOS DE CONSUMO LIBRE

Los siguientes alimentos contienen muy pocas calorías y pueden incluirse libremente en el plan de alimentación. Sin embargo, los productos marcados con asterisco (*) no deben consumirse si su dieta es hiposódica (sal restringida).

### GENERAL

Cubos de consomé concentrado
Salvado, sin procesar (1 cda)

*Caldo de pollo
Refrescos (sodas) sin calorías

*Catsup (1 cda. diaria, calculada como parte de las calorías totales diarias)

Café

*Consomé

Arándano (sin endulzar)

Café descafeinado

Extractos (consulte lista)

Hierbas (consulte lista)

Rábano

Jugo de lima

Cáscara de limón/lima

*Mostaza (preparada)

Sustituto del azúcar no calórico

Cáscara de naranja

*Pepinillos (sin endulzar)

Postum (limitado a 3 tazas diarias a menos que se calcule como parte de las calorías totales diarias)

Tabletas de Rennet

Aderezos y condimentos (consulte lista)

*Salsa de soya

Especies (consulte lista)

*Salsa para carnes

Salsa Tabasco

Salsa para tacos

Té

Vinagre (sidra, blanco, manzana, vino)

Levadura (seca o pastel

## ESPECIES, HIERBAS Y EXTRACTOS

Pimienta inglesa

Extracto de almendras

Extracto de anís

Polvo de hornear

*Bicarbonato de soda

Alcaravea

Laurel

Extracto de cereza negra

*Cubo de consomé

Saborizante de mantequilla

*Sal de mantequilla

Semillas de albahaca

Cardamomo

*Sal de apio (semillas, hojas)

Cebollino

Extracto de chocolate

Cilantro

Canela

Clavos

Cremor tártaro

Comino

Curry

Eneldo

Hinojo

Ajo

Gengibre

Extracto de limón

Macia

Extracto de maple

Menta

Mostaza (seca)

Nuez moscada

Cebolla ( 1 cda.)

Extracto de naranja

Orégano

Paprika

Perejil

Pimienta

Extracto de yerbabuena

Pimiento

Amapola

Condimentos para aves

Azafrán

Salvia

*Sal

Ajedrea

# ÍNDICE

Numeros *italizados* se refieren a ilustraciones y tablas.

ÍNDICE